Reinhard Plassmann (Hg.)

Im eigenen Rhythmus

Forschung Psychosozial

Reinhard Plassmann (Hg.)

Im eigenen Rhythmus

Die EMDR-Behandlung von Essstörungen, Bindungsstörungen, Allergien, Schmerz, Angststörungen, Tinnitus und Süchten

Mit Beiträgen von Thomas Burkart, Claudia Erdmann, Michael Hase, Reinhard Plassmann, Christine Rost, Martin Sack, Michael Schütz, Marion Seidel und Fikret Zengin

Psychosozial-Verlag

Bibliografische Information der Deutschen Nationalbibliothek
Die Deutsche Nationalbibliothek verzeichnet diese Publikation
in der Deutschen Nationalbibliografie; detaillierte bibliografische Daten
sind im Internet über http://dnb.d-nb.de abrufbar.

2. Auflage 2013

Walltorstr. 10, D-35390 Gießen
Fon: 06 41 - 96 99 78 - 18; Fax: 06 41 - 96 99 78 - 19
E-Mail: info@psychosozial-verlag.de
www.psychosozial-verlag.de

Umschlagabbildung: Ulrike Körbitz: »Wind im Geäst I«, 1998
(Acryl auf Leinwand/Holz, 250 x 74 cm) © Ulrike Körbitz
Umschlaggestaltung & Satz: Hanspeter Ludwig, Wetzlar
www.imaginary-world.de
ISBN 978-3-89806-753-9

Inhalt

Kapitel 1: Was wissen wir über Heilungsprozesse?

Reinhard Plassmann

1.1 Einleitung

Die gesamte moderne Traumatherapie ist aus der Beobachtung kreativer selbstorganisatorischer mentaler Prozesse entstanden. Die moderne Traumatherapie tut nichts anderes, als diese Prozesse zu nutzen und zu beforschen.

Alles begann mit Francine Shapiros legendärem Spaziergang im Park im Jahr 1987. Sie hatte unter einer starken emotionalen Belastung stehend bei diesem Spaziergang spontane Augenbewegungen bei sich selbst wahrgenommen, die zu einem Verschwinden der emotionalen Belastung geführt hatten. Sie hat dann in der Folgezeit sofort begonnen – zunächst im Selbstversuch, dann mit Freunden – die Wirksamkeit von Augenbewegungen auf emotionale Belastung zu überprüfen.

Nachdem damit die methodischen Grundlagen gelegt waren, kann man den Beginn der modernen Traumatherapie etwa auf das Jahr 1989 datieren, als Shapiro in der Arbeit vor allem mit Kriegstraumatisierten erstmals EMDR einsetzte und in der Folge Heilungsprozesse sah, die vorher unbekannt waren.

Dieser Prozess, seine Eigenschaften, seine Steuerung und seine Nutzung ist Gegenstand dieses Buches. Auch die stationäre Psychotherapie ist eine solche Nutzungsform. Wir haben in den letzten Jahren aufgrund der fortschreitenden Kenntnisse über die Natur seelischer Heilungsprozesse die stationäre Psychotherapie komplett umorganisiert und in der Folge eine drastische Verbesserung der Behandlungsergebnisse gesehen (Plassmann 2007).

Lassen Sie uns aber nicht ausruhen auf dem, was wir bereits können, sondern immer wieder zurückkehren zu jener Energie, die in der Therapie alles antreibt, gerade weil wir mentale Reorganisationsprozesse zwar eindeutig und unbestreitbar beobachten können, aber über ihre Natur noch zu wenig wissen.

Vor einer ähnlichen Herausforderung stand die klassische Physik am Anfang des 20. Jahrhunderts. Es gab ein einfaches physikalisches Experiment, das sogenannte Hohlraumlicht, was mit den Gesetzen der klassischen Physik definitiv nicht erklärbar war. Max Planck hat daraufhin 1925 in einem Akt der Verzweiflung, wie er selbst schreibt, das nach ihm benannte Planck'sche Wirkungsquantum eingeführt, weil nur mit dieser Konstruktion das Verhalten von schwachem Licht im Hohlraum erklärbar war (Zeilinger 2005). Aus diesem ersten Schritt ist die gesamte moderne Quantenphysik entstanden und ich erwähne das deshalb, weil es zwischen der Quantenphysik und der modernen Traumatherapie Parallelen gibt. Die Quantenphysik sagt aus, dass die Welt, mit der wir in Kontakt treten, Muster bildet, und zwar erst in dem Moment, wo wir Beziehung zu ihr aufnehmen. Vor diesem Zeitpunkt der Beziehungsaufnahme existieren diese Muster nicht. Die Dinge entstehen im Moment der Begegnung (Capra 2000). Das gilt in der Quantenphysik – gilt das auch in der Psychotherapie? Was geschieht, wenn sich die Welt der Patienten und unsere therapeutische Welt begegnen? Wir müssen definitiv damit leben, dass wir fast nichts darüber wissen, was eine Beziehung zwischen zwei Menschen ist. [1]

Vielleicht wissen wir aber doch ein wenig mehr als nichts. Das Wissen vermehrt sich, wenn wir immer wieder zurückkehren zu jener Energie, die alles antreibt.

Wie nennen wir jenen Prozess, in dem ein krankmachendes, dysfunktionales mentales Material in einem kreativen, selbstorganisatorischen Vorgang in ein anderes gesünderes Muster übergeht? Shapiro spricht von *AIP (Accelerated Information Processing):* Irgendetwas, was wir Information nennen können, wird beschleunigt verarbeitet. Der Begriff der *mentalen Reorganisation* ist ebenso neutral und ich verwende ihn gerne, er nimmt in seiner Neutralität nichts vorweg, das wir noch nicht wissen. In der klinischen Situation der Arbeit mit unseren Patientinnen schlage ich vor, von *Heilungsprozess* zu sprechen: ein Begriff, der den Vorteil intuitiver Verständlichkeit hat.

In der Begriffswahl kommt ein Charakteristikum der modernen Traumatherapie zum Ausdruck, bei dem wir einen Moment verharren sollten: *Die moderne Traumatherapie ist prozessorientiert.* Sie definiert sich nicht über die Beschäftigung mit dem Problem des Patienten, sondern ihr Gegenstand

1 Daniel Stern hat kürzlich ein zu sich geschlossenes Modell über die »intersubjektive Matrix« vorgelegt (Stern 2005).

ist der Heilungsprozess selbst. Klassische Psychotherapie ist hingegen inhaltsorientiert.

Systematische Beschäftigung mit moderner Traumatherapie heißt also, sich in jeder Therapiestunde innerlich auf die Arbeitsweise des Heilungsprozesses zu fokussieren und aus sehr vielen solcher Beobachtungen Eigenschaften dieses Prozesses zu abstrahieren. Der mentale Reorganisationsprozess ist kein Mysterium, sondern offenbar eine natürliche Fähigkeit. Sie wurde evolutionär entwickelt, weil der menschliche Organismus – der tierische natürlich auch – sie zum Überleben benötigt. Keine Psychotherapieschule darf sich zum Inhaber dieses Prozesses erklären. Ganz im Gegenteil sollte man die klinischen Beobachtungen in den verschiedenen Therapieformen miteinander und mit den neurobiologischen Forschungsergebnissen vergleichen.

Was wir auch benötigen, sind Objektivierungsverfahren, die im klinischen Alltag eingesetzt werden können. Die Möglichkeiten, mentale Reorganisationsprozesse zu erfassen, sind noch in Entwicklung begriffen. Eine sehr einfache Methode ist die Messung der Herzschlagvariabilität. Wir wissen heute, dass das Herz ein hervorragender Indikator für Biorhythmen ist. Außer dem normalen Pulsschlag, den jeder kennt, gibt es mindestens einen, sehr wahrscheinlich mehrere überlagerte Rhythmen. Der wichtigste ist die sogenannte Herzschlagvariabilität, sie bildet eine Art Metarhythmus, der die Verfassung des Herzens und der emotionalen Systeme anzeigt (Servan-Schreiber 2004).

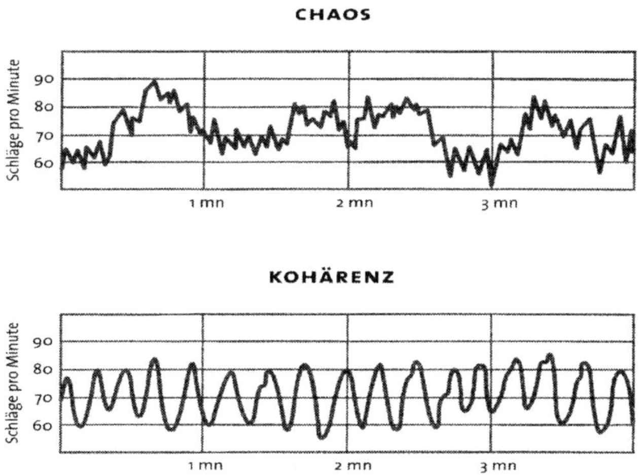

Abb. 1: Chaos und Kohärenz (aus: Servan-Schreiber 2004)

Im normalen, also im *kohärenten* Zustand finden wir einen langsamen 4–5/min-Rhythmus, der anzeigt, dass es dem Herzen, dem emotionalen System und dem gesamten Organismus gut geht. Überschreitet die emotionale Belastung ein bestimmtes Maß, so wechselt das Herz in den sogenannten *chaotischen* Zustand.

Eine technisch wesentlich aufwendigere Messmethode für Veränderungsprozesse in der Psychotherapie wurde von Günter Schiepek (2004) entwickelt. Er misst nicht nur *Faktoren erster Ordnung*, also Inhalte, sondern auch *Faktoren zweiter Ordnung*, mit denen sich Wandlungs- und Veränderungsprozesse abbilden lassen. Die damit erhobenen Prozessdaten setzt Schiepek nun originell in eine sichtbare und hörbare Partitur um. Er nennt das *Sonifikation.*

All diese Hilfsmittel stehen uns in der konkreten Psychotherapiestunde nicht zur Verfügung, sondern nur unsere systematisch geschulten Fähigkeiten zur Wahrnehmung. Interessanterweise ist bis heute weitgehend unbekannt, mit welchen Sinnen wir eigentlich in der Psychotherapie arbeiten, wie wir Kohärenz und Chaos in uns selbst und im Gegenüber während des psychotherapeutischen Geschehens wahrnehmen, kurz um: wie unser eigener *Heilungsinstinkt* arbeitet. Dass er existiert, ist keine Frage. Wir merken es auf nicht bekannten Wegen, wenn sich das blockierte emotionale Belastungsmaterial in der Patientin beginnt in Bewegung zu setzen, wenn die mentale Reorganisation einsetzt und die Patientin danach in einer qualitativ anderen Verfassung als vorher ist.

Prinzipien mentaler Reorganisation

- das Prinzip Selbstorganisation
- das Prinzip Gegenwärtigkeit
- das emotiozentrische Prinzip
- das bipolare Prinzip
- das Prinzip Körperlichkeit
- das Prinzip Fokussierung

Wir können mittlerweile die sechs wichtigsten Eigenschaften dieses mentalen Reorganisationsprozesses, auf dem seelische Heilung beruht, aufgrund der sorgfältigen Beobachtung zahlreicher traumatherapeutischer Sitzungen klar benennen: Der Reorganisationsprozess geht als selbstgesteuertes Geschehen vor sich (Prinzip Selbstorganisation). Es ist dabei ein gesunder Persönlichkeitsanteil im Spiel, der blockiert gewesen war (das bipolare Prinzip). Der Heilungsvorgang vollzieht sich als Umorganisation negativer belastender Emotionen (das emotiozentrische Prinzip). Die emotionale Belastung ist immer mit Körperreaktionen verbunden (das Prinzip Körperlichkeit), das Belastende muss auf kontrollierte Weise in der gegenwärtigen Therapiestunde emotional präsent sein (das Prinzip der Gegenwärtigkeit) und der Heilungsprozess kommt am besten in Gang, wenn der Moment mit der höchsten emotionalen Belastung genau fokussiert wird (das Prinzip Fokussierung).

Wenn wir uns nun auf mentale Reorganisationsprozesse systematisch konzentrieren, so ergeben sich aus den Prozesseigenschaften, die wir eben besprochen haben, einige grundlegende behandlungstechnische Prinzipien, die für die Arbeit mit EMDR und für den Bereich der modernen Traumatherapie gelten. Ich vermute, dass sie allgemeingültig sind.

1.2 Prozessfokussierung: Vom Was zum Wie

1. Grundregel

Prozessfokussierung:
Vom *Was* zum *Wie*

Es interessiert in der prozessorientierten modernen Traumatherapie nicht zuerst das Was, der Inhalt, mit dem man sich in der Stunde beschäftigt, noch wichtiger ist das Wie, der Prozess. Wir postulieren, dass sich die Blockierung von emotionalem Material unter bestimmten Umständen in der Therapiestunde lösen kann, indem ein Prozess beginnt, der dieses blockierte Material in einen qualitativ anderen Zustand überführt, der dann weniger oder nicht mehr krankmachend wirkt. Dies ist unter anderem deshalb der Fall, weil die Energie, die für das Aufrechterhalten der Blockierung erforderlich war, nicht mehr aufgebracht werden muss.

Im Standardprotokoll des EMDR laufen vor unseren Augen oft mit großer Geschwindigkeit solche Prozesse ab, danach ist das reprozessierte Material nicht mehr im gleichen Zustand wie vorher, es fühlt sich für die Patientin völlig anders an. Das EMDR hat natürlich diesen Reorganisationsprozess weder erfunden noch geschaffen, noch entdeckt, sondern lediglich diesen Prozess als Ziel unserer Arbeit definiert und eine Technik beschrieben, die den Reorganisationsprozess induzieren kann.

In der klinischen Situation sind wir auf unser eigenes Beobachtungsvermögen angewiesen und auf unseren Instinkt oder besser: Therapeutin und Patientin beobachten inwiefern im Geschehen der Stunde der Reorganisationsprozess beginnt oder nicht. Die Fähigkeiten der Patienten, diesen Prozess zu beobachten, wahrzunehmen und zu erkennen, sind keineswegs geringer als unsere eigenen. Was wir als Therapeuten besser können, ist die Konstruktion des therapeutischen Rahmens, weil das unser Beruf ist. Wir wissen mehr über notwendige Rahmenbedingungen und können den Therapierahmen in seinen Strukturen und im augenblicklichen Moment so gestalten, dass der Reorganisationsprozess induziert wird oder besser: von selbst beginnen kann. Die Rahmenstrukturen der stationären Psychotherapie sind mittlerweile sehr weit entwickelt, hierüber ist schon einiges publiziert (siehe Abb. 2 und Plassmann 2007).

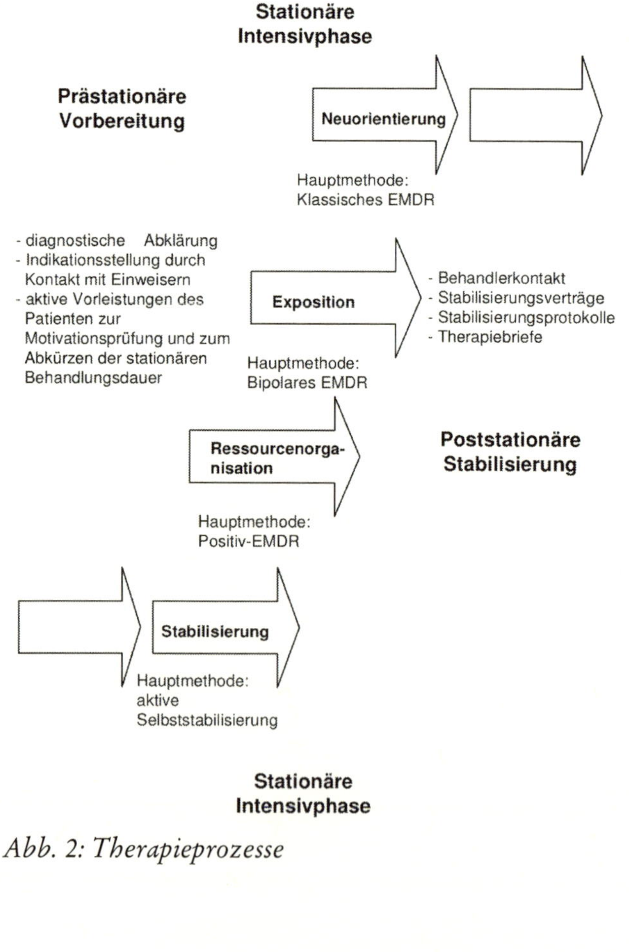

Abb. 2: Therapieprozesse

Wie aber geht die Prozesssteuerung in der einzelnen Therapiestunde? Man lernt Bescheidenheit. Nachdem Patienten verstanden haben, und das geht meist sehr schnell, dass es darum geht, in der Stunde einen Arbeitsstil zu finden, der den Heilungsprozess ermöglicht, sind sie mir oft voraus. Sie wählen in der Stunde eine bestimmte Vorgehensweise oder schlagen eine Vorgehensweise explizit vor. Mag sein, eine Patientin beginnt die Stunde so: »Ich möchte Ihnen heute eine Sache, die mich beschäftigt, gerne in allen Einzelheiten erzählen, ich muss da offenbar noch mal durch. Sind Sie einverstanden und können Sie ein bisschen auf mich aufpassen?« Vielleicht hatte ich gedacht, ein ganz anderes Thema wäre dran, vielleicht wollte ich auch methodisch nicht mit narrativer Traumatherapie, wie es die Patientin vorschlägt, sondern mit EMDR oder mit einer anderen Technik arbeiten. Wenn ich nun aber das Gefühl habe, es könnte so gehen, wie sie es vorschlägt, dann ist meine Antwort in der Regel: »Probieren wir es aus, ob der Heilungsprozess in Gang kommt.« Dies ist die *Kunst des Lassens* (Plassmann 2007) und natürlich benötigen wir Erkennungszeichen, anhand derer wir und die Patienten einschätzen können, ob der Prozess beginnt.

Die erste und wichtigste behandlungstechnische Regel lautet also *Prozessfokussierung:* Die Hauptaufmerksamkeit des Therapeuten richtet sich zu jedem Moment auf den mentalen Reorganisationsprozess, die Neben-Aufmerksamkeit auf dessen Inhalte. Die Orientierung an dieser Grundregel erzeugt ein neues behandlungstechnisches Repertoire. Die Therapeutin beginnt immer wieder während der Stunde mit bestimmten Techniken den Prozess zu fokussieren und zu überprüfen.

Jeder wird hier sein eigenes Repertoire entwickeln. Sehr geeignet sind fokussierende Fragen: »Wie ist es Ihnen ergangen in den letzten Minuten, als Sie von dieser Thematik sprachen? Stimmt das Tempo, mit dem Sie sich durch das Material bewegen? Fühlen Sie, dass es gut so ist oder ist die Belastung zu hoch?«

Wir können auch nach Prozessdetails fragen, wobei *Fragen* stets ein Fokussierungsvorgang ist: »In welcher Gestalt taucht das Material gerade auf, bildhaft oder als Körpergefühl oder als Sprache in Gestalt von Worten oder Sätzen?« Jede dieser eingeschalteten Prozessfokussierungen bringt nicht nur wichtige Information, sondern ist auch eine Ruhepause, ein Anhalten und Nachdenken. Die Prozessfokussierung ist deshalb auch eine der wirksamsten Stabilisierungstechniken, die es gibt. Sie holt den Patienten jeder Zeit aus dem Material. Wenn das Material heftig ist wie ein Wildwasser, dann ist die Prozessfokussierung, das Außerhalb, der Schritt ans Ufer. Es hat für beide Beteiligten sehr befreiende Wirkung zu wissen, dass dies jederzeit möglich ist.

Die Therapiestunde, sei sie mit EMDR oder mit modifizierter Technik geführt, endet deshalb auch immer mit einer *Prozessreflexion:* »Was war das für eine Stunde? Wie sieht sie im Rückblick aus? Was hatte sie für ein emotionales Profil? Was war der belastendste Moment? Wann haben Sie sich am besten gefühlt, wie fühlen Sie sich jetzt? Wie beurteilen Sie unsere Arbeitsweise in dieser Stunde?« In der abschließenden Prozessreflexion tritt der Patient ans Ufer des Alltags und beendet die Stunde.

Wenn wir für uns und mit den Patienten den Verarbeitungsprozess in der Stunde fokussieren, was sehen wir dann? Welche klinischen Eigenschaften sind beobachtbar? Aus diesen Eigenschaften werden sich dann zwanglos alle weiteren behandlungstechnischen Regeln abstrahieren lassen.

1.3 Ein Feuer wird im Jetzt gelöscht: Das Prinzip Gegenwärtigkeit

2. Grundregel

Ein Feuer wird im Jetzt gelöscht:
Das Prinzip Gegenwärtigkeit

Der häufigste erkenntnistheoretische Irrtum der Psychotherapie ist die Vorstellung, es gäbe mehrere Zeiten: das Jetzt, das Damals und das Morgen. Schon flüchtiges Überdenken lehrt, dass dem nicht so ist, es gibt nur eine Zeit: das Jetzt. Wir können im Jetzt an die Zukunft denken, dann werden wir im Jetzt die zugehörigen negativen und positiven Emotionen bekommen und die eventuell zugehörigen Symptome. Das Gleiche gilt für die Beschäftigung mit der Vergangenheit. Gedanken über Vergangenes werden im Jetzt gedacht, sie sind mit jetzt entstehenden Bildern, Emotionen, Symptomen verknüpft. Der Mensch hat evolutionär die Fähigkeit entwickelt, Repräsentanzen für Vergangenes und Antizipiertes zu bilden, dennoch gibt es keine Reise in die Vergangenheit und auch keine Reise in die Zukunft, alles Leben findet immer und ausschließlich jetzt in der Gegenwart statt. Wir verwenden Erinnerungen, um früher Erlebtes im Jetzt zu integrieren zu einem autobiografischen Narrativ.
Die moderne Traumatherapie hat nach meinem Kenntnisstand erstmals klar gestellt, dass sich deshalb alle mentale Reorganisation im Jetzt vollzieht.

Warum aber lösen wir uns in der Psychotherapie so leicht aus der Gegenwart und meinen uns in der Vergangenheit oder der Zukunft zu bewegen? Der Grund ist die problemorientierte Technik. Man nimmt in der Gegenwart emotionales

Belastungsmaterial wahr, also ein *Problem,* man folgt dessen Fährte bis zu einem Dann und Dort, an dem das Problem lokalisiert wird, und wähnt sich am Ziel. Unaufgelöstes emotionales Belastungsmaterial, ganz gleich, wann es entstanden ist, taucht aber immer in der Gegenwart der Therapiestunde auf, und zwar solange, bis es sich im Jetzt des Reorganisationsprozesses auflöst.

Ganz gleich wann es angezündet wurde, wird ein Feuer im Jetzt gelöscht, niemals im Damals. Der mentale Reorganisationsprozess findet im Jetzt statt oder er findet nicht statt.

1.4 Die richtige emotionale Temperatur finden: Die Arbeit im Toleranzfenster

3. Grundregel

Die richtige emotionale Temperatur finden:
Die Arbeit im Toleranzfenster

Das EMDR und die moderne Traumatherapie haben uns mit größter Eindringlichkeit gezeigt, dass im Kern des Belastungsmaterials *negative Emotionen* stehen.

Es scheint sich hier um ein generelles Phänomen zu handeln. Überstarke negative Emotionen, wodurch auch immer entstanden, sind bis in die Gegenwart von der normalen seelischen Verarbeitung ausgeschlossen. Stattdessen sind andere, provisorische Verarbeitungsformen entstanden, die wir Krankheiten nennen: PTBS, Essstörungen, Süchte, alle Formen psychosomatischer Erkrankung. Es sind *traumareaktive Schemata*, die dazu gebraucht werden, überstarke negative Emotionen einzukapseln. Diese klinischen Beobachtungen über die zentrale Rolle von Emotionen bei der Organisation mentaler Vorgänge lassen sich mittlerweile neurobiologisch so sicher belegen, dass wir beginnen müssen, das *emotiozentrische Prinzip* in unsere Krankheitsmodelle aufzunehmen.

Was lehrt uns die neurobiologische Grundlagenforschung über Emotionen?

Die einzelnen Emotionen haben sich in der Evolution der Arten nacheinander und deshalb prinzipiell unabhängig voneinander entwickelt. Darüber, welches die Kern-Emotionen und welches die zusammengesetzten Emotionen sind, gibt es bislang wenig Übereinstimmung. Als Kern-Emotionen gelten bei LeDoux (2001): Furcht, Zorn, Ekel, Freude. In der Forschung wurde fast ausschließlich mit der Emotion Furcht gearbeitet, weil sie bei Versuchstieren und auch bei Menschen leicht erzeugt werden kann und am Verhalten leicht ablesbar ist. Die Folge ist, dass wir viel über negative Emotionen (Furcht) und sehr wenig über positive Emotionen (Freude, Sicherheit) wissen.

LeDoux betont, dass die einzelnen Emotionen, weil sie sich evolutionär nacheinander entwickelt haben, durchaus Verschiedenheiten aufweisen können. Insbesondere dürfen wir nicht annehmen, dass sie alle gleich lokalisiert seien. Wie begründet diese Warnung ist, hat sich bestätigt. Positive Emotionen scheinen vom Striatum organisiert zu werden, nicht vom Mandelkern, obwohl fälschlicherweise häufig angenommen wird, der Mandelkern sei für alle Arten von Emotionen zuständig (Kandel 2006). Die Emotionsbahnen der positiven Emotionen, zu denen das Striatum anscheinend gehört, wurden aber bislang so gut wie nicht untersucht.

In der Reaktion auf beliebige Ereignisse geht die *emotionale Reaktion* sowohl dem Bewusstsein wie auch der Handlung voraus. Dies ist in zahllosen, teils sehr originellen Experimenten nachgewiesen (Gazzaniga/LeDoux 1978; Spitzer 2006a). Bei Split-Brain-Patienten mit einer Schädigung der Verbindung zwischen rechter und linker Hirnhälfte wurde beobachtet, dass sie emotionale Reaktionen zwar haben, diese aber nicht bewusst wahrnehmen können. Damit sind sie auch nicht im Stande, ihre eigenen Verhaltensweisen zu erklären, weil sie ja nicht wissen, warum sie es tun. Fragt man sie nach einer Erklärung, warum sie lachen, sich freuen, sich fürchten, so denken sie sich eine Erklärung aus: Sie konfabulieren (Spitzer 2006b). Nachgewiesen ist die immer gleiche Reihenfolge: Eine unbewusste emotionale Reaktion wird in einem zweiten Schritt vom Bewusstsein integriert, d. h. mit explizitem Wissen verknüpft, in das Selbstbild der Person eingefügt und zu einem mehr oder weniger komplizierten, noch unbewussten Plan entwickelt, der dann noch mit einer Erklärung versehen wird. Die Willensfreiheit des Menschen ist dadurch nicht aufgehoben. Gerade die evolutionäre Neuheit von »Bewusstsein« als Entscheidungsinstanz schafft die Freiheit, einem primär unbewussten emotionalen Impuls zu folgen oder nicht (Kandel 2006, S. 417).

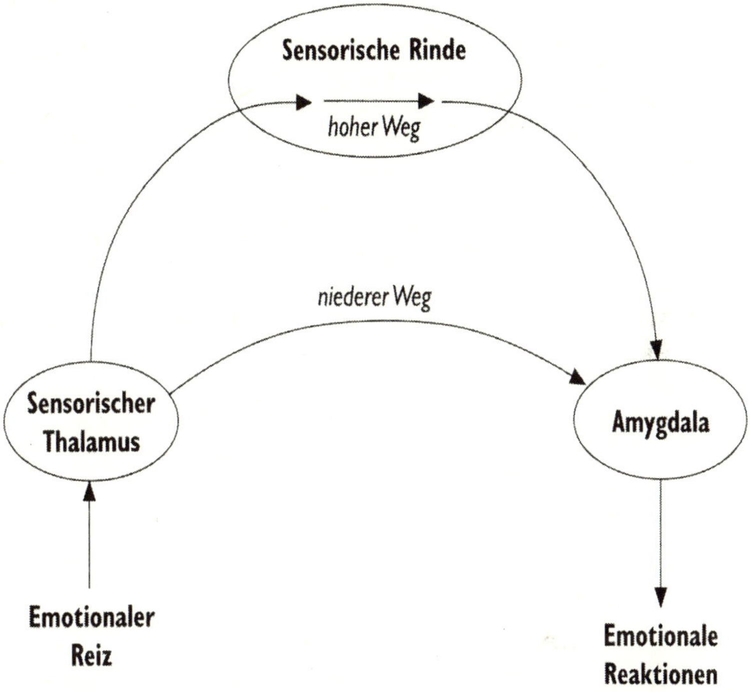

Abb. 3: Der niedere und der hohe Weg (aus LeDoux 2001)

Man sieht das in jeder Therapiestunde. In der Annäherung an emotionales Material tauchen Sätze, Geschichten, Argumente auf. Es ist wichtig zu wissen, dass sie etwas Sekundäres sind. Erst wird gefühlt, dann gedacht. Auch der Körper hat bis dahin längst reagiert.

Irgendein Ereignis löst auf direktem Weg in sehr kurzer Zeit (bei einer Ratte sind es zwölf Millisekunden) eine emotionale Reaktion aus, die sofort auf eine sehr mächtige Weise den Körper verändert: motorische Abwehrbewegung, Herzklopfen, Blutdruckanstieg und vieles mehr. Dieser kurze, direkte, schnelle, aber ungenaue Weg (der direkte oder niedere Weg) wird in einem langsameren komplexeren Geschehen (der *indirekte oder hohe Weg* nach LeDoux) verknüpft mit Bewusstsein, Wissen und Sprache (Abb. 3).

Informationen über äußere Reize gelangen auf zwei Wegen zur Amygdala; einmal durch direkte Bahnen vom Thalamus (dem niederen Weg), zum anderen durch Bahnen, die vom Thalamus zur Rinde und von dort zur Amygdala verlaufen. Die direkte Bahn vom Thalamus zur Amygdala ist ein kürzerer und deshalb schnellerer Übertragungsweg als die Bahn vom Thalamus über die Rinde zur Amygdala. Die direkte Bahn kann aber, da sie die Rinde auslässt, nicht von der kortikalen Verarbeitung profitieren. Deshalb kann sie der Amygdala nur eine grobe Repräsentation des Reizes liefern. Sie ist daher eine *schnelle und ungenaue* Verarbeitungsbahn. Dank der direkten Bahn können wir auf potenziell gefährliche Reize schon reagieren, bevor wir nachgedacht haben. In gefährlichen Situationen kann das sehr nützlich sein. Mithilfe der direkten Bahn zieht man beispielsweise innerhalb von Millisekunden den Fuß weg, wenn einem ein Messer aus der Hand fällt, oder fängt etwas Zerbrechliches in der Luft wieder auf. Das Nutzen hängt jedoch davon ab, dass die kortikale Bahn die direkte Bahn korrigieren kann (LeDoux 2001, S. 175).

Das Wechselspiel von niederem und hohem Weg scheint ein wesentlicher Bestandteil der Integration von emotionalen Erfahrungen zu sein.

Zur Frage der Lokalisation von Emotionen im Gehirn äußert LeDoux (2001) sich ausführlich und dezidiert. Er bestreitet, dass es ein limbisches System gäbe. Dies ist auch für den Psychotherapeuten von Bedeutung, da man diesen Begriff häufig und selbstverständlich verwendet.

Der Begriff des limbischen Systems wurde 1952 von McLean eingeführt. Er verstand darunter Areale des sogenannten Papez-Kreises, die Amygdala, den präfrontalen Kortex und das Septum. Es bestehe aus phylogenetisch altem Kortex und angrenzenden subkortikalen Bereichen. LeDoux argumentiert hingegen, dass die Annahmen von McLean über die Phylogenese des Säugetiergehirns sich nicht mit den neueren Befunden decken, ebenso wenig seine Annahmen über Verbindungsbahnen und vegetative Steuerungsfunktion als Eigenschaften, die ein »limbisches System« definieren könnten. Er kommt deshalb zu Schluss, dass es nicht existiere. Nach seiner konträren Auffassung gibt es nicht nur *ein* emotionales System im Gehirn, sondern mehrere (LeDoux 2001, S. 111f.). Bis diese Frage geklärt ist, wäre es also besser, von *emotionalen Systemen* statt vom »limbischen System« zu sprechen. Die klinisch beobachtbare Bipolarität von negativen und positiven Emotionen entspricht deshalb wahrscheinlich auch unterscheidbaren Lokalisationen (Kandel 2006, S. 377f.).

Negative Emotionen werden von der Amygdala sofort in Körperreaktionen umgesetzt. Die Amygdala mit ihrem starken Einfluss auf den Körper darf man sich aber nicht als homogenes Kerngebiet mit einer einzelnen Funktion vorstellen. Die Amygdala (Mandelkern) ist vielmehr eine Kerngruppe (Abb. 4).

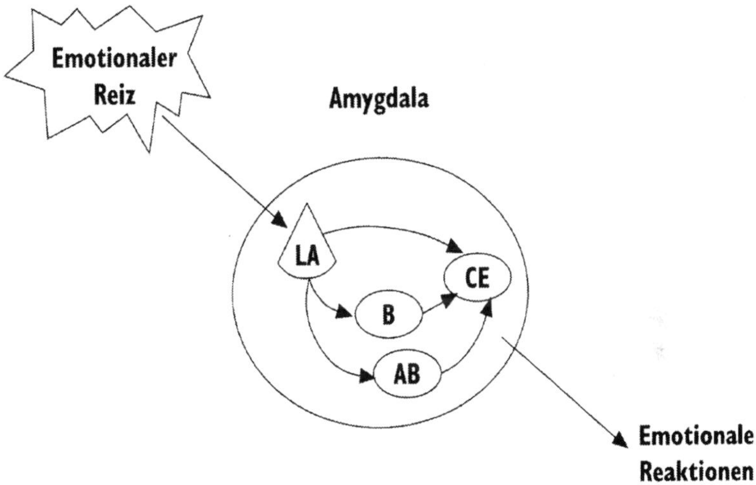

Abb. 4: Die Amygdala (aus: LeDoux 2001)

Aus den Sinnesorganen, beispielsweise dem Gehör, gelangen Impulse über den Thalamus zum lateralen Kern der Amygdala, von dort zu deren zentralem Kern, der seinerseits innerhalb von Millisekunden auf vom Bewusstsein völlig unbeeinflussbare Weise vielfältige Körperreaktionen auslöst. Negative emotionale Bewertung von Sinneseindrücken im lateralen Amygdalakern bewirkt direkt körperliche Reaktionen (Abb. 5).

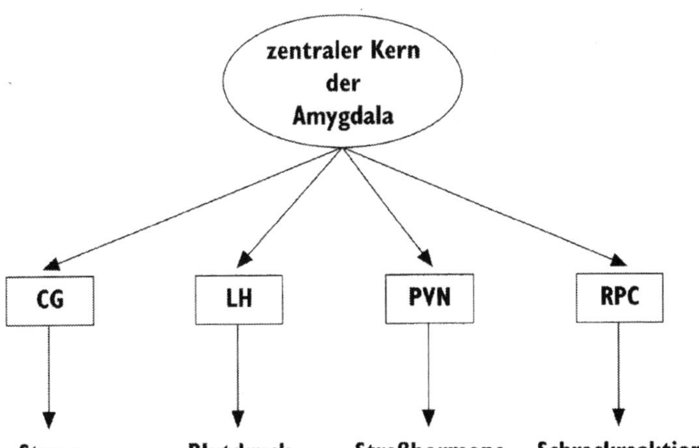

Abb. 5: Outputs des zentralen Amygdalakerns (aus: LeDoux 2001)

Emotionen, diese mächtigen Organisatoren sowohl des Körpers als auch der mentalen Vorgänge müssen deshalb, wie der Motor im Auto, *reguliert* werden, sonst schaden sie. Um verarbeiten zu können, braucht der Mensch eine auf ein verträgliches Maß gebremste emotionale Erregung. Diese Funktion übernimmt, soweit wir wissen, der *mediale präfrontale Kortex.* Er scheint eine Art emotionale Bremse, ein Regular zu sein, der die Erregung des Mandelkerns in einen Bereich bringt, der zum Denken geeignet ist. Wir nennen diesen Bereich das *Toleranzfenster* (Ogden/Minton 2000). Im *Window of Tolerance* läuft der Verarbeitungsprozess meist ohne viel Zutun des Therapeuten ab, wird aber bei Übererregung sofort stagnieren.

Wenn wir realisieren, dass Psychotherapie bedeutet, mit dem emotionalen System des Patienten zu arbeiten, dann kommen wir zur dritten behandlungstechnischen Grundregel: *stets im Toleranzfenster bleiben.*

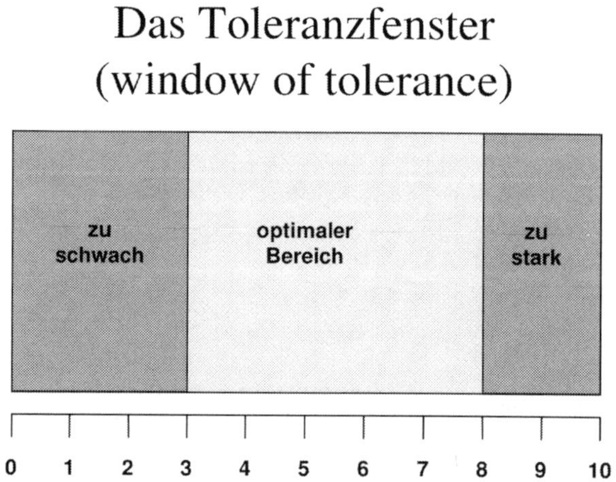

Abb. 6: Optimale Fokussierung

Zur Ressourcenaktivierung und damit zum Fortschreiten der Verarbeitungs- und Entwicklungsprozesse kommt es innerhalb dieses Bereiches, in dem die gefühlte emotionale Belastung weder zu schwach noch zu stark ist. Anders ausgedrückt: Jenen Belastungsbereich, in dem es zur Ressourcenaktivierung kommt, nennen wir *Toleranzfenster*. In der Abbildung (Abb. 6) ist dies unter zur Hilfenahme der SUD-Skala (»subjective units of disturbance«), die aus dem EMDR vertraut ist, dargestellt.

Ein SUD von 3 entspricht etwa einem deutlich fühlbaren Unbehagen mit beginnenden vegetativen Reaktionen (z. B. Herzklopfen) und ersten negativen

Kognitionen (z. B. »Ich kann nichts tun«). Ein SUD von 8 bedeutet stark fühlbare Belastung, starke vegetative Reaktionen (Schwitzen, Brustdruck, Zittern), starke negative Emotionen (Angst, Hass, Ekel etc.), kognitive Einengung auf negative Kognitionen. Gegenregulation ist nicht deshalb notwendig, weil der Zustand unangenehm ist, sondern weil ab einer bestimmten Belastungsstärke der mentale Transfomationsprozess stagniert. Die Beschäftigung mit dem emotionalen Belastungsmaterial erzeugt dann keinen Fortschritt mehr und braucht deshalb auch nicht ertragen zu werden. Den oberen Rand des Toleranzfensters nennen wir klinisch *das Limit.*

Das Limit zu überschreiten hat Folgen. Jedes sensorische Neuron hat nach Bailey, Chen und Kandel (1993) ungefähr 1.300 Synapsen, über die es mit etwa 25 anderen Neuronen kommuniziert. Von diesen 1.300 Synapsen sind, bevor die Zelle ein neues Muster speichert, nur ca. 40% aktiv, also zur Ausschüttung von Neurotransmittern imstande. Nachdem die Nervenzelle ein Erregungsmuster dauerhaft gespeichert hat, findet man mehr als doppelt so viele Synapsen (ca. 2.700), von denen etwa 60% aktiv sind. Wird dieses neu gebildete Erinnerungsmuster über längere Zeit nicht benutzt, so verblasst es gleichsam, jedoch nicht völlig: Die Zahl der Synapsen geht auf ca. 1.500 zurück. Dieser Befund ist sehr aufregend. Wir sehen hier zum einen, dass die Zelle sich erinnert, indem sie sich verändert. Das Psychische ist kein körperloses Abstraktum, sondern bedarf der *physischen Plastizität* aller beteiligten Zellen. Wir verstehen zum Zweiten, warum es falsch ist, wenn in einer Psychotherapie belastende Erinnerungen nur *aktiviert*, jedoch nicht *reorganisiert* werden. Das Erinnerungsmuster wird dadurch jedes Mal gestärkt, die Patientin wird kränker, das emotionale Belastungsmaterial *wächst physisch* durch Steigerung der Zahl aktiver Synapsen. Das emotionale Aktivieren von Erinnerung ist deshalb nur dann sinnvoll, wenn es in den Vorgang der mentalen Reorganisation einmündet, also in das, was wir Heilungsprozess nennen.

Wir Therapeuten müssen die Arbeit mit diesem Prinzip trainieren. Wenn wir das Toleranzfenster nach oben verlassen, erzeugen wir in der einzelnen Therapiestunde eine Stagnation[2]. Auch eine phobische Scheu von Therapeuten vor dem emotionalen Traumaschema ist unangebracht. Sie verlassen dabei das Toleranzfenster nach unten. Weder sie selbst noch die Patientinnen lernen dann angemessenen, d. h. heilsam, starken Kontakt zum Traumaschema aktiv herzustellen und aktiv zu begrenzen.

2 Das »Sprechen über Probleme« würden wir aus psychotraumatologischer Sicht als *unsystematische Exposition* bezeichnen. Diese Arbeitsweise ist nur bei nicht traumatisierten Patienten mit ausgeprägten Ressourcen, die keiner weiteren Organisation bedürfen, möglich. Bei traumatisierten Patienten ist dies ein Kunstfehler.

1.5 Das Pendel zum Schwingen bringen: Das bipolare Prinzip

4. Grundregel

Das Pendel zum Schwingen bringen:
Das bipolare Prinzip

Regelmäßig und unvermeidlich wird es in einer Psychotherapie zum Kontakt mit emotionalen Belastungsschemata kommen.

Stets beginnt die emotionale Selbstregulation auch in der konkreten Therapiesituation mit einer *aktiven Entscheidung* der Patienten, in das *Window of Tolerance* zurückzukehren.

Dies geschieht durch *aktive Umfokussierung* auf Ressourcen, also durch bipolare Arbeitsweise. Der Ressourcenkontakt ermöglicht eine Musterunterbrechung, die Ausbreitung des emotionalen Belastungsmusters wird dadurch in einem selbstregulatorischen Prozess begrenzt. Musterunterbrechungen durch Ressourcenkontakt sind keine abstrakten, sondern sehr konkret fühlbare Dinge, da es sich um emotionale Vorgänge handelt.

Nützlich und wirksam sind insbesondere folgende allgemein bekannte Standardressourcen:

Standardressourcen

- kognitive Musterunterbrechung durch Prozessfokussierung
- die Innerer-Helfer-Technik
- die Tresor- oder Bildschirmtechnik
- die Sicherer-Ort-Übung

Bei der Arbeit mit Stabilisierungsübungen wie dem Sicheren Ort oder der Tresorübung sind es aber nicht die jeweils vorgestellten visuellen Elemente dieser Ressourcenübungen, sondern die dabei aktivierten *eigenen* positiven emotionalen Muster. In der Sicherer-Ort-Übung ist es also das im Moment der Übung gespürte Sicherheitsgefühl. Gerade der Verweis auf dieses Wirkprinzip der Kontaktaufnahme mit eigenem positiv-emotionalen Material verdeutlicht den Patienten auch das Prinzip der Selbstregulation. Es sind die Elemente der *eigenen* inneren Gesundheit, mit denen Kontakt aufgenommen wird, nichts Äußeres.

Genaue Beobachtung der mentalen Transformationsprozesse zeigt dann Folgendes: Jedem Belastungsschema steht spontan ein *Heilungsschema* gegenüber, es zeigt sich in spontan auftauchenden Ressourcen. Wir nennen sie *Spontanressourcen* oder *spezifische Ressourcen.* Die spezifischen Ressourcen tauchen regelmäßig in folgender Reihenfolge und Gestalt auf:

Spezifische Ressourcen

- Körperrepräsentanzen
- Erinnerung an positive Situation
- positive Kognition

Auch hier gilt das emotiozentrische Prinzip: Es ist nur das wirksam, was *jetzt* gefühlt wird. Am wirksamsten sind deshalb diejenigen Ressourcen, die von selbst auftauchen wollen. Die Kunst des Lassens.

Ein typischer Ablauf der emotionalen Selbstregulation in einer Therapiestunde wäre also bei deutlich ansteigender, kritisch intensiver emotionaler Belastung eine Prozessfokussierung mit der Bitte an den Patienten, die aktuelle Belastungsstärke mit der SUD-Skala einzuschätzen und dann zu entscheiden, ob eine Regulation der Erregung wünschenswert wäre, weil die Grenzen des Window of Tolerance erreicht sind. Falls dem so ist, wäre die nächste Frage, was der Patient schon an Regulierungsmöglichkeiten kennt, also an *vorhandenen* Ressourcen. Selbstverständlich verfügt jeder Mensch über ein entsprechendes Repertoire, da ja die Emotionsregulation ein lebenslanges, nicht erst in der Psychotherapie begonnenes Geschehen ist. Allerdings werden solche Fähigkeiten erst in der Therapie systematisch geübt.

Ein Patient wird über diese Frage, was jetzt im Moment zu einer besseren Verfassung beitrüge, kurz nachdenken. Das Nachdenken als Solches ist bereits eine Distanzierungstechnik durch Musterunterbrechung. Der Patient wird sich umfokussieren und innerlich mit entsprechenden Fähigkeiten, die er von sich kennt, Kontakt aufnehmen. Das Nachdenken, Umfokussieren und der entstehende Ressourcenkontakt werden bis hierhin vielleicht eine bis zwei Minuten gedauert haben. Ganz regelmäßig beginnen dann subtile Veränderungen im Bereich der Körperrepräsentanzen: als Erstes meist ein gelöster Atemzug, dann ein etwas anderes freieres Sitzen, eine leicht aufgerichtete Haltung, ein Blick, der seine Freiheit wieder gewinnt und das Starre verliert.

Die Patientinnen bemerken diese subtilen Veränderungen meist nicht. Wird die Aufmerksamkeit darauf gelenkt, so kann das mit der Frage verbunden sein, wie sich diese Spontanressourcen in der Körperrepräsentanz auf die Verfassung ausgewirkt haben. Erfahrungsgemäß tauchen dann spontan weitere Ressourcen auf, sie sind ohne besonderes Zutun einfach da, ganz wie freie Assoziationen in der Psychoanalyse. Sie müssen lediglich bemerkt werden. Es könnte sein, dass ein Patient vor sich hin sagt: »Langsam wird mir klar, wie das bei mir immer abläuft.« Hier wäre also der *beobachtende, ordnende Verstand* aktiv geworden. Es könnte auch sein, dass ein Patient sich streckt und dehnt und dabei die Spannung gleichsam körperlich abschüttelt. Dies wäre ein *motorisches Ressourcenmuster* der Reorganisation und Selbstregulation. Tiere machen das übrigens ständig. Ein anderer Patient wird vielleicht etwas lächeln und dabei bemerken »Ich finde, ich habe das gerade ganz gut gemacht« und kann dann auf seine *positive Emotion* des Stolzes und auf seine *positive Kognition*, die spontan entstanden ist, angesprochen werden. *Ansprechen* bedeutet auch in diesem Zusammenhang behandlungstechnisch stets *Fokussierung auf die Ressource.*

In der Regel wird eine solche aktive Selbstregulation auch bei sehr hohen Belastungsgraden nicht länger als wenige Minuten dauern. Der ganze Ablauf und das Ensemble von Ressourcen stehen dem Patienten dann in jeder künftigen Situation zur selbstständigen Nutzung ebenso zur Verfügung.

Über den Kompetenzerwerb hinaus hat die Gewissheit der Patienten, zur emotionalen Selbstregulation imstande zu sein, weit reichende Auswirkungen auf das Selbstbild. An die Stelle der Opferidentifikation tritt das Vertrauen in die selbstorganisatorischen Fähigkeiten, welches der modernen Traumatherapie zugrunde liegt.

1.6 Von unten auf den Berg steigen: Im Kleinen beginnen

5. Grundregel

Den Berg von unten besteigen:
Im Kleinen beginnen

Heilungsprozesse – dies ist das selbstorganisatorische Modell komplexer Systeme – beginnen im Kleinen, im Gegenwärtigen und im Möglichen. Diese *kleinen Musterveränderungen* werden zum *Attraktor*, sie werden wirksamer, verbinden sich miteinander, breiten sich aus wie nachwachsendes Gewebe in einer Wunde. *Nachdem* das geschehen ist, können diese neuen *Muster von Gesundheit* systematisch auf noch vorhandenes inkohärentes, traumatisches Material angewandt werden und auch dort Reorganisation, d.h. dauerhafte Musterveränderung bewirken.

Im gegenwärtigen Alltag, sei es in einer Klinik, in der Therapiestunde oder im Lebensalltag, begegnen unsere Patienten unausweichlich ständig emotionalen Belastungssituationen. Beispielsweise fühlt die Bulimiepatientin ein schwer erträgliches Leeregefühl, wenn sie alleine ist, ein Anorexie-Patient schaut sich gleichsam selbst beim Essen zu und fühlt eine schwer erträgliche Scham über das Primitive, Unsaubere, Triebhafte. Eine Selbstverletzungspatientin fühlt einen eigenen Hass in sich aufsteigen, wann immer sie bei anderen Hass wahrnimmt. Die Patienten leiden unter diesen Zuständen und dieses Leiden bildet den klinischen Alltag ihres Elends. Die emotionale Belastungsstärke solcher Alltagssituationen ist mittelgroß, nicht im traumatischen Bereich. Diese Feststellung ist von größter Bedeutung und sie bildet den Grund, warum wir hier von *Mini-PTBS*[3] (Plassmann 2007) sprechen. Viele Elemente einer klassischen PTBS sind vorhanden, jedoch in schwächerer Ausprägung, im nicht-traumatischen Bereich: die emotionale Belastung, die vegetativen Reaktionen, die negativen Kognitionen, Übererregung und in der Folge Vermeidungsverhalten. Diese Mini-PTBS bilden das Alltagsmaterial, mit dem wir die Arbeit beginnen.

Dies entspricht einem tiefen und sehr berechtigten Interesse der Patienten. Sie wollen nicht mit Gewalt zu den Wurzeln ihrer Störung vordringen, sie wollen, dass es ihnen jetzt besser geht.

Die Induktion der Heilungsprozesse beginnt also mit der Auswahl von emotionalem Belastungsmaterial von geeigneter Stärke, in der stationären Arbeit werden das immer die Mini-PTBS sein, wichtig ist die strikte Fokussierung auf *eine nach Ort und Zeit genau bestimmbare Situation*, die zur Reorganisation ansteht. Jedes Ausweichen auf anderes, irgendwie damit verwandtes Material stört und verhindert das vollständige Reprozessieren (Pesso 2006).

Da wir uns im Bereich *nicht-traumatischen Materials* bewegen, ist die Fähigkeit zur *kontrollierten Fokussierung* bei den Patientinnen vorhanden. Es genügt also, wenn die Therapeutin die Notwendigkeit erklärt, ausschließlich

3 PTBS=posttraumatische Belastungsstörung

beim ausgewählten Material zu bleiben, und wenn die Therapeutin sich natürlich auch selbst daran hält.

Bei der Fokussierung sieht das EMDR-Standardprotokoll die Konzentration auf den schlimmsten Moment vor, z. B. auf den schlimmsten Teil des vorgestellten Bildes. Diese Fokussierung kann bei den Mini-PTBS gleichsam wie unter dem Mikroskop verstärkt werden. Es tritt dann ein ganz bestimmter Moment hervor von vielleicht nur Sekundendauer, in dem der Patient die emotionale Belastung maximal fühlt. Die Technik *der mikroskopischen Fokussierung* macht das Belastungsschema mit maximaler Deutlichkeit klar. Das Reprozessieren wird durch diese präzise Fokussierung sehr erleichtert. Darüber hinaus ist sie für den Therapeuten wertvoll, der mit größter Plastizität wahrnimmt, woran der Patient in der Gegenwart am meisten leidet. Die Mini-PTBS können sehr gut mit EMDR aufgelöst werden.

Die einzelnen Schritte der Arbeit mit kleinen Belastungen folgen meist dem EMDR-Standardprotokoll. Ziel ist die *vollständige Reorganisation des Materials*, erkennbar an einem SUD von 0 und an einem VoC von 7. Da es sich hier um nicht-traumatisches Material handelt, ist dieses Ziel in einer Therapiestunde von normaler Länge gut zu erreichen. Die einzelnen »Kanäle« sind eher kurz, d. h. es genügen oft wenige Sets von Augenbewegungen oder taktilen bilateralen Stimulationen, und die Anzahl der Kanäle ist eher klein. Häufig ist die Reorganisation des Materials nach drei bis vier eher kurzen Kanälen vollständig abgeschlossen. Das komplette EMDR-Standardprotokoll an einer Mini-PTBS wird dann vielleicht 30–50 Minuten gedauert haben. Die Patienten fühlen sich am Ende jeder dieser Sitzungen emotional und körperlich wesentlich besser, was natürlich die Motivation stark fördert.

1.7 Wasser findet immer seinen Weg: Die Kunst des Lassens

6. Grundregel

Die Kunst des Lassens

Jede Therapiestunde für sich ist ein neu zu schaffendes kleines Kunstwerk, welches es vor der Stunde noch nicht gab. Also werden ständig Situationen auftreten, in denen der Therapeut nicht genau weiß, was als Nächstes kommt, der Patient ebenso wenig. Wir erleben *Momente kritischer Instabilität,* wie die Selbstorganisationsforschung sagt (Haken/Schiepek 2005). Müssen wir nun von uns selbst erwarten, dass wir in jedem Moment schon wissen, was wir als Nächstes tun werden? Ich meine nicht. Solche Momente, in denen der Heilungsprozess seinen nächsten Schritt sucht, sind Momente von großer Kostbarkeit. Es ist, als wenn ein Starenschwarm einen Moment am Himmel innehält, erst hier hin, dann dort hin strömt, dann seine Richtung nach Süden findet und kraftvoll Tempo aufnimmt oder wie Wasser, was bergab fließt, sich staut, überläuft und selbst seinen Weg bestimmt. Wir wissen niemals vorher welchen.

Wenn wir also solche Momente des Suchens wahrnehmen, dann können wir vertrauen, dass sich in Momenten kritischer Instabilität, in denen die mentale Reorganisation angelaufen ist, die Richtung zu einem Mehr an Ganzheit von selbst finden wird. Diese Richtung ist in der Patientin, genauer gesagt im Reorganisationsprozess, selbst enthalten als immanentes Wissen. Man kann die Patientin, die ein Gefühl dafür entwickelt hat, direkt fragen, wo der Heilungsprozess hin will. Bemerkenswerterweise haben die wenigsten Patienten Schwierigkeiten mit dieser Frage, einfach deshalb, weil ihnen fast sofort eine Antwort einfällt. Die Frage hat Raum gegeben für das Wissen, was schon da war. Für dieses Vertrauen in die Selbstorganisation brauchen wir auch geeignete Formen der Selbsterfahrung. Hat man Heilungsprozesse bei sich selbst erzeugt, weiß man nicht nur, sondern fühlt auch, wie das geht. Ich rate sehr dazu EMDR auch zur Lösung eigener Probleme zu verwenden.

1.8 Schluss

Ich fasse zusammen. Moderne Traumatherapie arbeitet prozessorientiert. Der Prozess, den wir mentalen Transformationsprozess oder Heilungsprozess nennen können, arbeitet – soweit wir heute wissen – selbstorganisatorisch, emotiozentrisch und bipolar. Daraus folgen einige behandlungstechnische Regeln, die uns helfen, mentale Reorganisationsprozesse zu induzieren, zu fokussieren und zu steuern.

Kapitel 2: Psychotraumatologie der Essstörung

Reinhard Plassmann

2.1 Einleitung

Essstörungen sind paradigmatisch für kritische Entwicklungsstillstände. Keine andere Krankheit als die Magersucht zeigt augenfälliger, wie die Entwicklung des Weiblichen zum Stillstand kommt. Wir haben beispielsweise kürzlich eine Patientin stationär aufgenommen, 20 Jahre alt, seit acht Jahren magersüchtig, also seit ihrem zwölften Lebensjahr. Sie war seither nicht nur seelisch, sondern auch körperlich nicht gewachsen. Die damalige Größe von 1,49m war gleichsam eingefroren, ebenso ihr Gewicht, sodass sie als Zwanzigjährige bis auf einen manchmal fast greisenhaft wirkenden Gesichtsausdruck noch aussah wie die damalige Zwölfjährige. Eine Pubertät, eine Periode, hat sie nie erlebt.

Während bei Magersucht der Entwicklungsstillstand so beunruhigend offensichtlich geschieht, bleibt dies bei Bulimie geheim. Alle Energie geht in die Entwicklung einer Fassade, die den Konventionen des Weiblichen entsprechen soll, während die Bulimie zugleich die innere Leere zu unterdrücken versucht.

Beide Essstörungen zeigen uns mit sehr beunruhigender Klarheit, wann das Weibliche in unserer Gesellschaft keinen entwicklungsförderlichen Rahmen mehr findet. Etwa 5% der Mädchen und Frauen sehen deshalb zu dieser essgestörten Entwicklungsblockade keine Alternative (Reich/Cierpka 1997).

Aus alledem ergibt sich ohne jede Frage eine starke Herausforderung, Strategien zu finden, mit denen menschliches Wachstum gefördert werden kann – das des Individuums und das der Gesellschaft. Hyperindustrialisierte moderne Gesellschaften können nicht mehr darauf vertrauen, dass die spontanen Lebensbedingungen auch wachstumsförderlich sind. Solche Industriegesellschaften müssen vielmehr einen wachstumsförderlichen Rahmen für sich selbst aktiv und professionell schaffen.

Für diese Neukonzeption brauchen wir Modelle, Vorstellungen davon, wann Lebendiges wächst, wann etwas stagniert, wann jemand erkrankt und wann es zur Emergenz neuer Muster von Selbstorganisation mit Zuwachs an Vitalität kommt und wann zur Submergenz, also einem Verlust von Ordnung und Vitalität (Schmid-Schönbein 1999, S. 151). Ich möchte näher ausführen, welche Impulse von der modernen Traumatherapie ausgegangen sind, wie wir dies auf die Behandlung der Essstörungen anwenden und zu welchen Therapieergebnissen wir dadurch kommen.

2.2 Paradigmenwechsel in der Psychotherapie

Wie wirksam die psychischen Selbstheilungssysteme sind, haben uns neuere Entwicklungen der Traumatherapie nachdrücklich gezeigt.

Das EMDR, 1989 von Shapiro zufällig entdeckt, ist mittlerweile das bestuntersuchte traumatherapeutische Verfahren. Es beruht ausschließlich auf selbstorganisatorischen Prozessen, also dem Unterstützen innerer Energiequellen, um neue, funktionale, gesunde Muster der Selbstorganisation zu finden.

Shapiro hatte an sich selbst beobachtet, dass schnelle Augenbewegungen ihre emotionale Belastung – sie hatte selbst eine Krebserkrankung durchgemacht – drastisch verringerten. Sie hat dann diese zunächst völlig theoriefreie Beobachtung an einigen Freunden erprobt, und nachdem sich der Effekt reproduzieren ließ, begonnen mit schwer traumatisierten Patienten, insbesondere Vietnam-Veteranen zu arbeiten.

Die erste kontrollierte Studie zu EMDR (Shapiro 1998a) ergab Erstaunliches. Die Teilnehmer waren 22 Patienten zwischen 11 und 53 Jahren, schwer traumatisiert durch Vergewaltigungen, sexuellen Missbrauch und Kriegserlebnisse in Vietnam. Die Traumata lagen im Mittel 23 Jahre zurück und alle Patienten hatten erfolglose Vorbehandlungen von im Mittel sechs Jahren Dauer absolviert, alle litten an einem oder mehreren typischen Symptomen der posttraumatischen Belastungsstörung wie Flashbacks, Alpträumen, Schlafstörungen, Arbeits- und Beziehungsstörungen. Nach einer einzigen EMDR-Sitzung ergab sich folgendes Resultat.

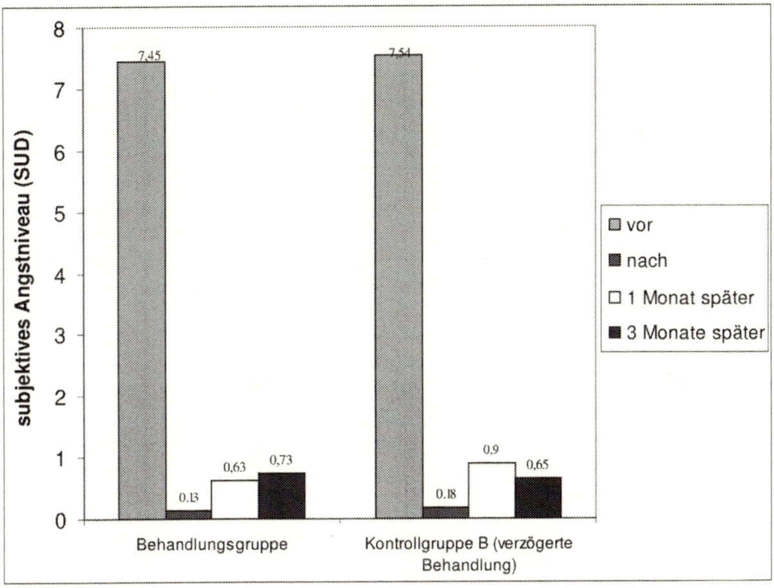

Abb. 7: Subjektives Angstniveau (SUD) der Behandlungsgruppe und der Kontrollgruppe B in der ersten Sitzung, bei der Überprüfung nach einem Monat und bei der Überprüfung nach drei Monaten

Die Belastung war auf Werte unter 1 abgesunken, war also praktisch nicht mehr fühlbar.

Die Ein- und Dreimonatskatamnese zeigt ein weitgehend stabiles Verschwinden des subjektiven Angst- und Belastungsniveaus sowie der klinischen Symptomatik. Dies gilt auch für die Sechsmonatskatamnese, die hier allerdings in der Grafik nicht dargestellt ist. Die posttraumatische Belastungsstörung war praktisch ausgeheilt.

Es hatte sich also gezeigt, dass die Patienten, was niemand geglaubt hatte, imstande waren, ihre Traumata zu verarbeiten, sodass die emotionale Belastung verschwand.

Ich verwende bewusst die Formulierung »die Patienten waren imstande«. Es war deren eigene, bislang blockierte und ungenutzte Selbstheilungskompetenz, die vom EMDR reaktiviert worden war. Dies macht nachdenklich. Wie können wir uns dieses psychische Selbstheilungssystem vorstellen?

2.3 Das bipolare Prinzip der Psychotherapie

Folgende Erkenntnis beginnt sich durchzusetzen:

Den selbstorganisatorischen Prozessen im Patienten liegt im Kern ein bipolares Prinzip zugrunde (Plassmann/Seidel 2003).

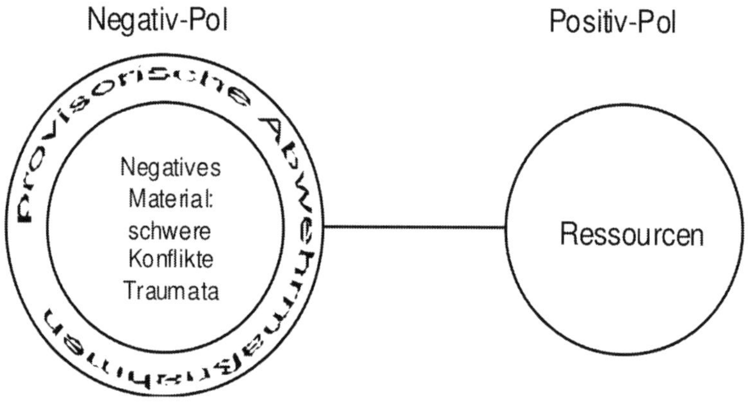

Abb. 8: Das bipolare Prinzip der Psychotherapie

Den negativen Pol bilden das unverarbeitete emotionale Belastungsmaterial, bestehend aus schweren Konflikten oder traumatischen Erfahrungen oder, wie meist, einer Mischung aus beidem. Wir finden im Kern des negativen Materials überstarke negative Affekte, fragmentierte Sinneseindrücke, eine zerstörte Zeitordnung und eine zerstörte Fähigkeit zur Versprachlichung. Die damit verbundenen kognitiven Selbstaspekte sind ebenfalls durchweg negativ: Ich bin inkompetent, hilflos, wertlos, schutzlos, schuldig. Dieses Material hat sich im sogenannten heißen, sprachlosen Gedächtnis gleichsam eingebrannt und sich niemals mit den natürlichen, gesunden Verarbeitungsressourcen verbinden können.

Stattdessen ist um dieses Negativ-Material herum gleichsam ein Ring provisorischer Bewältigungstechniken entstanden, die häufig exzessiv praktiziert werden, weil sie immer nur kurzfristig helfen: Dissoziation, Selbstverletzung, Sucht, Essstörung.

Diese lauten, vordergründigen Symptome und Manöver haben reparativen Charakter, sie sollen das negative Material bewältigen helfen. Sie sind aber dessen direkte Abkömmlinge und sind deshalb niemals zur Heilung, also zur vollständigen Verarbeitung des negativen Materials, geeignet.

Im positiven Pol, den sogenannten Ressourcen, versammeln sich die salutogenetischen, zur Selbstorganisation befähigten Persönlichkeitsanteile, kurz gesagt: die inneren Helfer. Dass diese inneren Helfer existieren, auch beim kränksten Patienten, ist offensichtlich, sie sind aber desorganisiert. In deren Kern stehen wiederum Emotionen, allerdings von positiver Färbung, sie sind gut moduliert, sie sind verknüpft mit Körpergefühlen und bildhaften Fantasien. Es gibt ein klares Zeitgefühl mit einem Vorher, Während und Nachher und einer Freude an der Versprachlichung, d.h. die Symbolisierungsfähigkeit ist nicht beeinträchtigt. Zu diesem positiven Material zählen auch durchweg positive Selbstaspekte: Ich fühle mich sicher, wertvoll, ich habe ein Lebensrecht und eine Zukunft. Vielleicht kann man sagen, dass diese positiven Komplexe eine ästhetische, eine rhythmische, vielleicht auch eine poetische Natur haben. Wir werden später noch sehen, welche erstaunlich große Bedeutung das Wiederfinden innerer Rhythmen für die Heilungsprozesse hat.

Das EMDR als konsequent bipolar aufgebaute Methode hat uns nun gelehrt, dass die Heilungsvorgänge auf der Interaktion des heilungs- und verarbeitungskompetenten Ressourcenpols mit dem negativen Material des Belastungspols beruhen. Das Standardprotokoll der EMDR-Traumatherapie fokussiert deshalb zum einen die emotional am belastendsten empfundene Situation einschließlich der damit verbundenen negativen Kognition und zum anderen den positiven Pol durch Fokussierung auf die sogenannte positive Kognition. Was zu den oft erstaunlichen Heilungsprozessen führt, ist nicht etwa der Therapeut oder die Methode, sondern die Heilungskompetenz eines gut organisierten, präsenten und verfügbaren Ressourcenpols, also diese Konstellation:

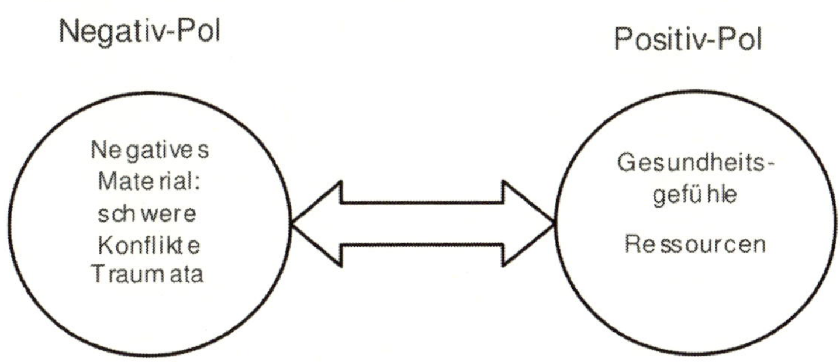

Abb. 9: Die Interaktion von negativem und positivem Pol

Im sogenannten Prozessieren scheinen die rhythmischen Stimulationen, Augenbewegung o.Ä., den selbstorganisatorischen Heilungsprozess zu fördern, möglicherweise deshalb, weil dieser Heilungsprozess immer als schwingende Oszillation zwischen Problem und Lösung geschieht.

Damit kommen wir zum folgenden Modell von Traumatherapie, wahrscheinlich sogar von Psychotherapie schlechthin.

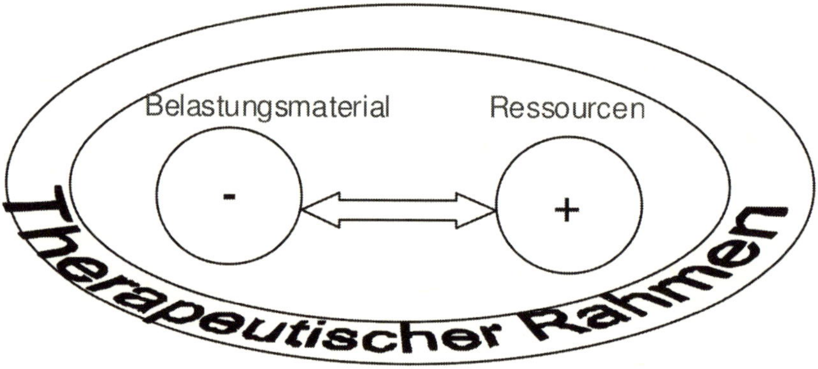

Abb. 10: Das selbstorganisatorische Prozessmodell

Auf der einen Seite das verkapselte emotionale Belastungsmaterial, auf der anderen Seite die Ressourcen.

Alles, was die Therapeutin macht, ist, dem stagnierenden Heilungsprozess einen entwicklungsförderlichen Rahmen zu bilden. Es ist nicht die Therapeutin oder die Methode, was heilt, sondern die Heilungskompetenz der Person. Wir sind lediglich Intendanten des Geschehens.

Wie sieht nun diese Intendanz aus, welche Eigenschaften und Strukturen hat ein entwicklungsförderlicher Rahmen? Gibt es in den essgestörten Patientinnen selbst Heilungsenergien, die imstande sind, die blockierte seelische und körperliche Entwicklung wieder in Fluss zu bringen? Und wie wird aus dem selbstorganisatorischen Prozessmodell der Traumatherapie ein entwicklungsförderlicher Rahmen für die essgestörten Patientinnen?

2.4 Psychotherapie der Essstörungen

2.4.1 Die Ausgangssituation

Schauen wir uns die Ausgangssituation an.

Die gegenwärtigen Behandlungsergebnisse der stationären Essstörungstherapie hat die Stuttgarter multizentrische Essstörungsstudie gut dargestellt.

Die Ergebnisse einiger ausgewählter deutscher Kliniken zeigt diese Grafik (Wietersheim et al. 2004):

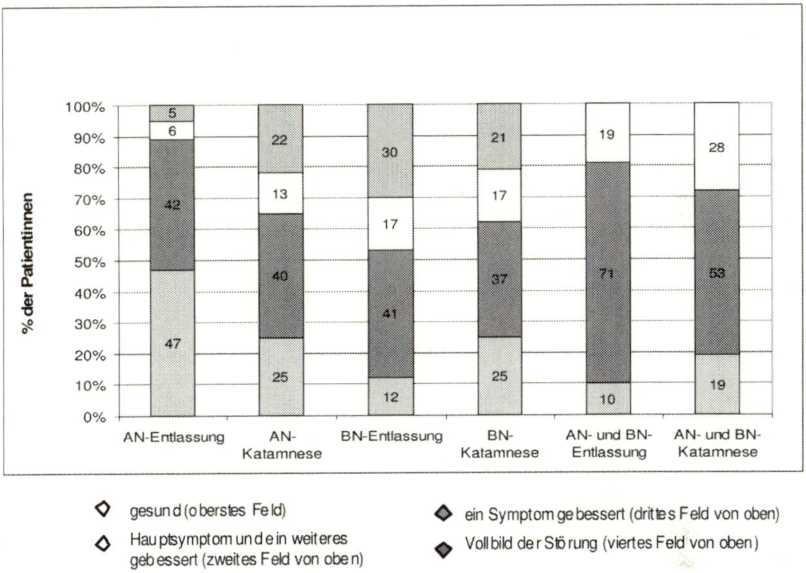

Abb. 11: Ergebnisse stationärer Essstörungstherapie in Deutschland

Man sieht (1. Säule) etwa 11% erfolgreiche Behandlungen bei Magersucht und (3. Säule) etwa 47% bei Bulimie.

Es wird evident, dass wir mit solchen Ergebnissen nicht recht zufrieden sein können. Wäre es möglich, statt weiter gesteigertem Einwirken *auf* die Patientinnen die Energiequellen *in* der Patientin zu erschließen? Es ist möglich.

2.4.2 Die Therapiephasen

Zunächst benötigen wir einen therapeutischen Rahmen. Grundlage ist das traumatherapeutische 3-Phasen-Modell, welches noch von Janet (1889) stammt. Wir ergänzen es um die Ressourcenorganisation und kommen somit zum 4-Phasen-Modell der stationären Psychotherapie.

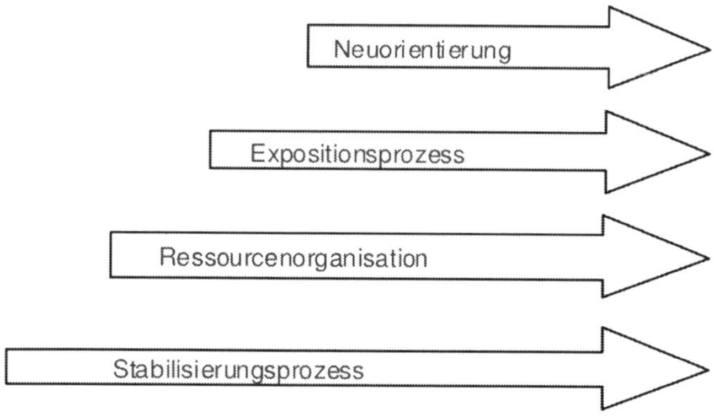

Abb. 12: Therapieprozesse 1

Dieser allgemeine Therapierahmen hat sich mittlerweile als Grundstruktur stationärer Psychotherapie sehr bewährt.

Therapieprozesse 2

1. Stabilisierung:
   - aktive Selbststabilisierung
   - kontrollierter Umgang mit emotionalem Belastungsmaterial
2. Ressourcenorganisation:
   - Kontakt zu den salutogenetischen Kräften der Persönlichkeit
3. Exposition:
   - systematisches Durchprozessieren des emotionalen Belastungsmaterials
   - EMDR-Standardprotokoll
4. Neuorientierung
   - wagen, was Sinn macht

Stabilisierung bedeutet dabei das Beendigen der Selbsttraumatisierung sowie den Erwerb der Fähigkeit zum kontrollierten Umgang mit dem emotionalen Belastungsmaterial. Dies gilt sowohl für die Patientinnen wie auch für die Therapeuten. Beide Beteiligten dürfen in der Annäherung an das emotionale Belastungsmaterial die jeweiligen Grenzen der Verarbeitungsfähigkeit nicht überschreiten.

Im Prozess der Ressourcenorganisation wird die Fähigkeit zum kontrollierten und steuerbaren Umgang mit dem emotionalen Belastungsmaterial aktiv gefördert durch Aufsuchen, Unterstützen und Integrieren der in der Person vorhandenen Verarbeitungsfähigkeiten, z. B. mithilfe der mittlerweile weit verbreiteten imaginativen Verfahren, dem Sicheren Ort, den inneren Helfern. Unterstützt man die Ressourcenorganisation durch bipolares EMDR, so kommen erstaunlich häufig Selbstheilungsprozesse in Gang, die große Teile der Expositionsphase überflüssig machen.

Die Expositionsphase, sofern noch erforderlich, dient dem systematischen Durchprozessieren des noch bestehenden und krankmachenden emotionalen Belastungsmaterials, im Leben und in der Therapie.

Die Neuorientierungsphase dient dem Finden der eigenen Entwicklungsziele und der notwendigen Entscheidungen. Kurzum: Wagen, was Sinn macht.

Die einzelnen Phasen dieses Therapierahmens vollziehen sich nicht von selbst, sondern bedürfen krankheitsspezifischer Unterstützungsprotokolle, welche die Selbstheilungsprozesse wie Katalysatoren intensivieren. Sie bilden den entwicklungsförderlichen Rahmen für das Selbstheilungspotential der Patientinnen.

Auf diesem Gebiet ist eine lebhafte Entwicklung im Gange, die bei Weitem noch nicht abgeschlossen ist. Ich kann Ihnen nun zeigen, welche Unterstützungsprotokolle wir derzeit verwenden, und welche Behandlungsergebnisse die Patientinnen mit deren Hilfe erreichen.

2.4.3 Die Stabilisierungsphase

An der magersüchtigen Lebensform fällt als Haupteigenschaft die strikte Kontrolle über jedes fremde Eindringen in die eigene Person auf, wahrscheinlich als Abwehr gegen erfahrene traumatische Eingriffe in die Integrität der eigenen, weiblichen Persönlichkeit. Die Magersucht ist als Notlösung eine krankhafte Form der Selbstorganisation, sie ist Hilfspersönlichkeit und sie ist doch auch eine Form der Selbsttraumatisierung: Die eigene Entwicklung wird mit Gewalt zum Stillstand gebracht. Wir dürfen die Patientinnen deshalb nicht nur als die Opfer sehen, die sie waren oder bis heute sind, sie bleiben in der Magersucht im Traumaschema, sie kontrollieren, beherrschen, brechen mit Gewalt in die Integrität ihres eigenen Körpers ein.

Wie uns die Erfahrung mit Magersüchtigen, aber auch mit selbst verletzenden Patienten oder Borderlinepatienten gelehrt hat, beginnt die Stabilisierungsphase des psychotherapeutischen Prozesses mit einer Entscheidung: Sind die Patientinnen bereit, Verantwortung für ihre Selbsttraumatisierung zu übernehmen und ihre vorhandenen Fähigkeiten zu deren Begrenzung zu nutzen, um sich selbst in der Gegenwart einen stabilen entwicklungsförderlichen Raum zu schaffen, von dem aus weiteres traumatisches Material durchgearbeitet werden kann?

Stabilisierung, so viel wird hier deutlich, ist von Beginn an ein aktiv vollzogener, selbst verantworteter Prozess, für den die Patientinnen sich aktiv entscheiden. Wir haben hierfür den Begriff der *aktiven Selbststabilisierung* eingeführt.

Der aktiven Selbststabilisierung bei Magersucht liegt eine Fähigkeit zugrunde, die meist als Gegnerin, selten als Verbündete betrachtet wird: Magersüchtige Patientinnen steuern ihr Gewicht sehr exakt, je nach ihren Zielen.

Magersuchtprotokolle wie dieses zeigen das sehr deutlich:

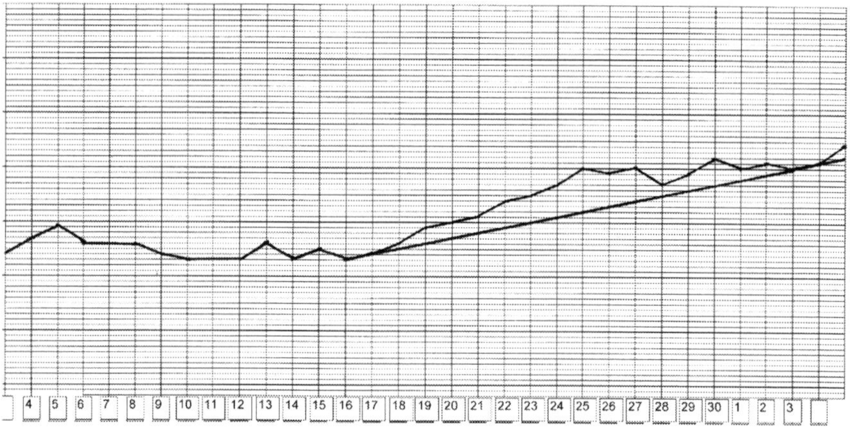

Abb. 13: Magersuchtprotokoll

Die 16-jährige Patientin war ein Jahr fast durchgehend in einer kinderpsychiatrischen Klinik gewesen, wo sie ihr Gewicht bei Entlassung auf 100g genau auf der Höhe des Aufnahmegewichtes gehalten hatte. Nach der Verlegung hat sie zwei Wochen nachgedacht, ob sie die Stabilisierungsphase beginnen will und hat sich dafür entschieden. Sie sagte zu ihrem Therapeuten: »Es ist genug. Es reicht jetzt mit Magersucht.«

Weiterhin steuert sie ihr Gewicht aber so exakt, wie das kein Gesunder könnte, aber man beginnt zu ahnen, wie viel Vitalität in diesem Mädchen wartet. Mich berühren solche Entscheidungen für das Leben jedes Mal sehr.

Die Stabilisierungskompetenz wird allerdings mit fortschreitender Kachexie schwächer und kollabiert nach klinischer Erfahrung etwa unterhalb eines BMI von 12. Das wären bei einer Patientin von 1,65m Größe etwa 32kg.

Diese Fähigkeit zur Gewichtsregulation haben die Patientinnen im Magersuchtsverlauf erworben, es war geradezu das Ziel der Patientinnen, die Fähigkeit zur Gewichtskontrolle zu perfektionieren. Wer diese Fähigkeit zum Gegner hat, weiß von deren Kraft zu berichten. Es ist nicht möglich, den Willen der Patientinnen zu brechen, und es gibt nach meiner Ansicht auch keinen Grund, es zu versuchen.

Die Stabilisierung beginnt also mit der Frage, ob die Patientin diese Kraft für die eigene Entwicklung nutzen möchte. Das Stabilisierungsprotokoll besteht deshalb aus einem knappen Regelsystem, welches von den Patientinnen nur verlangt, sich für oder gegen Selbsttraumatisierung zu entscheiden.

Stabilisierungsprotokoll

Umgang mit meiner Erfolgslinie

- Jeder Tag oberhalb der Erfolgslinie ist ein guter Tag. Ich werde mich dafür mit etwas belohnen, was mir Freude macht.
- Jeder Tag unterhalb der Erfolgslinie ist ein schlechter Tag, den ich bis auf Therapien und Mahlzeiten in Zimmerklausur verbringe. Wenn ich sieben Tage hintereinander im roten Bereich war, habe ich mich entschieden, bis auf weiteres magersüchtig zu bleiben, die Behandlung wird beendet. Bei einem BMI von 18 bin ich am vereinbarten Ziel. Der Magersuchtsvertrag gilt weiter, die Erfolgslinie verläuft horizontal.

Die Akzeptanz dieses Stabilisierungsprotokolls ist gut, es hat psychoanalytisch betrachtet eher väterliche Eigenschaften, indem es zunächst mehr die Orientierung an einem Regelsystem als die emotionale Nähe enthält. Es trägt damit dem Autonomiebedürfnis der Patientinnen Rechnung, es fordert lediglich eine Entscheidung und greift ansonsten nicht in die Selbstbestimmung ein.

Äußerer Druck oder Kontrolle vonseiten der Therapeuten findet nicht statt, ebenso wenig Gegendruck vonseiten der Patientinnen in Gestalt unendlicher Debatten oder kunstvoller Tricks.

Es bewährt sich nicht, die Regeln dieses Rahmens den eigenen emotionalen Bedürfnissen folgend, situationsweise außer Kraft zu setzen. Die Entscheidung einer Patientin auch gegen Therapie zum gegebenen Zeitpunkt muss respektiert werden.

2.4.4 Ressourcenorganisation

Bipolares EMDR als Einzel- und Gruppentherapie kann als spezielles Verfahren in der Ressourcenorganisation und in der Exposition verwendet werden.

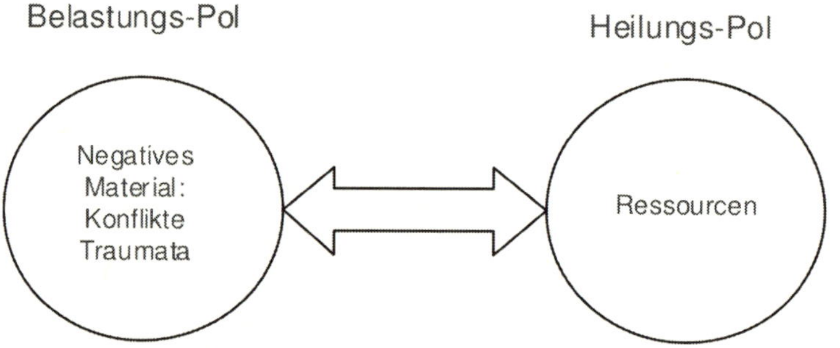

Abb. 14: Ressourcenorganisation: Bipolares EMDR

Bipolares EMDR (Plassmann 2004) ist eine Weiterentwicklung des bekannten EMDR-Standardprotokolls (Shapiro 1998a). Die einleitende Fokussierung auf das Belastungsmaterial ergibt bei Magersüchtigen erstaunlich häufig infantile Erfahrungen körperlich repräsentierter Todesangst als traumatischem Kernaffekt, reaktiviert in der Pubertät, bei Bulimiepatientinnen meist eine unerträgliche emotionale Leere. Die Begegnung mit diesem emotionalen Material, welches von großer Heftigkeit ist, muss sehr sorgfältig dosiert werden. Das bipolare EMDR erlaubt dies durch eine oszillierende Arbeitsweise zwischen Traumamaterial und Ressourcen. Im Ressourcenbereich finden wir die Elemente des psychischen Selbstheilungssystems, sie sind vorhanden, aber desorganisiert. Sehr häufig sind dies ebenfalls körperliche Repräsentanzen mit positiver Affektfärbung. Der oft pathologische Bewegungsdrang magersüchtiger Patientinnen hat hier eine positive Wurzel. Bewegung, bevor sie unter den Einfluss der Magersucht geriet, war eine lebendige Erfahrung, eine Begabung, die das kindliche Selbst stärkte.

Sorgfältige Ressourcenorganisation bringt die Patientinnen mit ihren eigenen Kraftquellen in Verbindung. Allein deren Wahrnehmung, das Gefühl, dass es sie gibt, hat enormen positiven Einfluss auf die Patientinnen, die sich praktisch alle im Zustand der Hilf- und Hoffnungslosigkeit ihrem emotionalen Belastungsmaterial gegenüber befunden haben. Zu unserer Überraschung, wir hatten das nicht erwartet, kommen durch sorgfältige Ressourcenorganisation – insbesondere mit der Methodik des bipolaren EMDR – erstaunlich intensive Selbstheilungsprozesse in Gang. Der natürliche Verarbeitungsprozess, über den jeder Mensch verfügt, scheint gleichsam seine Arbeit wieder aufzunehmen. Erhebliche Teile der eigentlichen Expositionsphase werden dadurch überflüssig, weil die emotionale Belastung so stark absinkt, dass sie von den Patientinnen nicht mehr als krankmachend empfunden wird. Es handelt sich in der Terminologie des EMDR um den sogenannten Absorptionsprozess (Hofmann 2004; Plassmann 2005).

Die folgenden sechs Schritte zeigen ein typisches Therapieprotokoll mit der bipolaren Technik. Der Ablauf ist darauf ausgerichtet, das Absorptionsphänomen optimal zu nutzen. Hierzu dienen die Techniken der *optimalen Fokussierung* und der *dynamischen Ressourcenorganisation.*

Bipolare EMDR-Technik

1. Schritt: bipolare Technik erklären
2. Schritt: Aufbau des therapeutischen Bipols und Auswahl des Materials
3. Schritt: Optimale Fokussierung
4. Schritt: Dynamische Ressourcenorganisation
5. Schritt: Positiv-EMDR
6. Schritt: Auswertung

Der erste Schritt des Standardprotokolls (Anamneseerhebung) wird vorausgesetzt und ist deshalb hier nicht aufgeführt.

1. Schritt

Die Behandlung erklären

»Nach meiner Erfahrung vollziehen sich seelische Heilungsvorgänge als eine Art Schwingung zwischen dem emotionalen Belastungsmaterial und dem psychischen Heilungssystem. Damit diese Schwingung in Gang kommt, ist wichtig, dass der positive Bereich, also alles, was Sie stärker macht, in der Therapie mindestens genauso viel Berücksichtigung findet wie der Belastungsbereich. Die Kraftquellen müssen den Problemen gewachsen sein. Für die Beschäftigung mit dem Belastungsmaterial gilt deshalb der Grundsatz: Niemals über das Belastungslimit gehen. Lernen Sie deshalb Ihr Belastungslimit kennen und beachten.«

Der zweite Schritt dient dem Aufbau der bipolaren Fokussierung.

2. Schritt

Der Aufbau der bipolaren Fokussierung
»Welches Belastungsmaterial
und welche positiven Dinge sind heute präsent?
Welches Belastungsmaterial ist für die Arbeit heute geeignet?«

Es kann sich um Material aus der Vergangenheit, also bereits Geschehenes, aus der Gegenwart und aus der Zukunft handeln, also Ereignisse, deren Erwartung eine deutliche Belastung auslöst. Auch intratherapeutisches Material kann ausgewählt werden, also Belastungen, die durch die Therapie selbst ausgelöst worden sind.

Bei der Auswahl gilt das Prinzip der *emotionalen Präsenz*. Wir erleben es sehr häufig, dass Patientinnen glauben, sie müssten mit ganz bestimmtem Traumamaterial arbeiten, was sie selbst für das Krankmachende halten oder was ihnen als das Wichtigste erklärt wurde. Dann erweist sich, dass dieses Traumamaterial in der konkreten Therapiestunde oder im gesamten aktuellen Therapieabschnitt emotional nicht präsent ist. Es handelt sich bei diesem Material deshalb um einen *Pseudofokus*. Bei der Fokussierungsarbeit ist deshalb ausschließlich die aktuelle emotionale Präsenz maßgeblich, nicht die Vorannahmen von Patientin oder Therapeut.

Nach der Auswahl des Belastungsmaterials folgt als nächster Schritt die optimale Fokussierung.

3. Schritt

Optimale Fokussierung auf:
- emotional präsente belastende Situation
- schlimmster Moment
- Körpergefühl
- Negative Kognition
- SUD bestimmen
- *Ziel:* Finden des Fokussierungsoptimums

Die Vorgehensweise bei der Fokussierung entspricht der Technik des Standardprotokolls, allerdings nach dem Prinzip der optimalen Fokussierung, d. h. die subjektiv gefühlte emotionale Belastung bleibt in jenem Intensitätsbereich, der den aktuell zur Verfügung stehenden Verarbeitungsressourcen angemessen ist. Anderenfalls würde eine Retraumatisierung durch unverarbeitbar starkes Belastungsmaterial entstehen. Der Fokussierungsprozess kann deshalb jederzeit angehalten werden, wenn die subjektiv wahrgenommene Belastung zu hoch wird. Zu niedrige SUD-Werte regen den Verarbeitungsprozess nicht an, zu hohe SUD-Werte blockieren ihn. Erfahrungsgemäß liegt das Fokussierungsoptimum zwischen SUD-Werten von 6 bis 9.

In der Entwicklungsphase der bipolaren Technik zeigte sich nun, dass die optimale Fokussierung offenbar spontan spezifische Ressourcen aktiviert. Es scheint sich hier um einen selbstorganisatorischen Prozess zu handeln, der den natürlichen Heilungsprozessen entspricht. Mit diesen dynamischen Ressourcen wird im nächsten Schritt gearbeitet.

4. Schritt

Dynamische Ressourcenorganisation
- Beginn der Ressourcenorganisation mit spontan auftretenden Ressourcen (Veränderungen der Körperhaltung, Atmung, Mimik)
- Fokussierung auf positive Situation
- Positive Kognition
- Bestimmen des VoC

Wir können also annehmen, dass dem Traumaschema ein spezifisches Heilungsschema gegenüber steht, welches aber noch desorganisiert ist. Dieses Heilungsschema zeigt sich ganz regelmäßig zuerst in subtilen Körperrepräsentanzen wie Körperhaltung, Atmung, Mimik, dann in zugehörigen kohärenten Emotionen. Zu diesen Spontanressourcen werden die zugehörige positive Situation und die positive Kognition gesucht. Weitere Elemente des Heilungsschemas können in allen Repräsentanzsystemen auftauchen: Heilungsfarbe, Töne, Rhythmus, symbolische Gestalten.

Auch hier gilt das Prinzip der emotionalen Präsenz. Es ist nur das wirksam, was *jetzt* gefühlt wird. Im 5. Schritt wird das Heilungsschema prozessiert:

5. Schritt

Positiv-EMDR

Organisation und Spezialisierung des spezifischen Heilungsschemas mit langsamen bilateralen Stimulationen.

Anleitung des Patienten zum Positiv-EMDR

»Wir haben gelernt, dass Rhythmen das Heilungssystem unterstützen können. Sie können den für sie passenden Heilungsrhythmus bestimmen und dann schauen, wie er sich mit all dem verbindet, was an Kraftquellen präsent ist.«

Es bewährt sich, die Patientinnen ihren eigenen, als passend empfundenen Rhythmus finden zu lassen, der häufig auch während des Positiv-EMDR noch nachkorrigiert wird. Dasselbe gilt für die Aufteilung in einzelne Sets. Einige Patientinnen lernen nach wenigen Sitzungen, den richtigen Zeitpunkt für Unterbrechungen selbst zu bestimmen. Andere bevorzugen eine durch den Therapeuten vorgegebene Unterteilung in einzelne Sets. Wenn keine weitere Veränderung in der Reorganisation des Heilungsschemas eintritt, kann der Prozess beendet werden.

6. Schritt

Abschluss des bipolaren EMDR

- Bestimmung des intensivsten Ressourcenkontaktes
- Bestimmung des VoC
- Gegenprobe: Betrachtung des initial fokussierten Belastungsmaterials
- Bestimmung des Rest-SUD
- Nachbesprechung: »Was halten Sie von der Vorgehensweise dieser Stunde, wie geht es Ihnen an deren Ende?«

Der Körpertest des Standardprotokolls ist in der bipolaren Technik nicht erforderlich. Die Nachbesprechung dient vor allem der inneren Distanzierung von dem intensiven Geschehen der Therapiestunde, aber auch der Information des Therapeuten.

In der Entwicklungsphase des bipolaren EMDR hatten wir angenommen, das Prozessieren des dynamischen Heilungsschemas sei die Vorbereitung auf später folgende Exposition mit dem Standardprotokoll. Zu unserer Überraschung beobachten wir jedoch erstaunlich intensive *Absorptionsphänomene.* Die Überprüfung des Belastungsmaterials in der Neubewertung zu Beginn der folgenden Stunde ergab regelmäßig so stark abgesunkene SUD-Werte, dass eine weitere Arbeit daran – sei sie bipolar oder mit dem Standardprotokoll – nicht mehr erforderlich war, auch nach Einschätzung der Patientinnen, die unter diesem Material nicht mehr litten.

Bipolares EMDR in der Gruppe
Die bipolare Technik des EMDR wird in der Gruppe als Einzeltherapie vor der Gruppe praktiziert. Die Gruppensitzung beginnt mit der Rückschau auf die letzte Gruppensitzung. Pro Gruppensitzung von 100min Dauer können ca. zwei bis drei Patientinnen mit bipolarem EMDR arbeiten. Während der kontrollierten Fokussierung auf das emotionale Belastungsmaterial erleben die übrigen Teilnehmerinnen der Gruppe durch die Präsenz der Emotionen und der Themen eine gewisse Aktivierung ihrer eigenen Traumaschemata. Die Teilnehmerinnen reflektieren ihre eigene emotionale Belastung und können die weitere Fokussierungsarbeit stoppen, wenn eine übermäßige eigene Triggerung geschieht. Das Optimum des Belastungsgrades liegt in der Gruppentherapie erfahrungsgemäß bei einem SUD zwischen 4 und 7.

Es folgt die dynamische Ressourcenorganisation mit der Protagonistin. Auch hieran nimmt die Gesamtgruppe beobachtend teil, es kommt zur *Ressourcentriggerung.* Die aufgetauchten dynamischen Ressourcen (visuelle Vorstellung, Körperrepräsentanz, positive Kognition, Zukunftsvision und anderes) werden gemeinsam besprochen.

Die Gruppe wird abgeschlossen mit einer gemeinschaftlich durchgeführten Stabilisierungsübung. Alle Teilnehmerinnen fokussieren auf die von ihnen selbst am stärksten wahrgenommene Ressource, die jede Teilnehmerin mit taktilen bilateralen Stimulationen unterstützt. Abgeschlossen wird die Gruppensitzung mit einer gemeinsamen Reflexion des bipolaren Verarbeitungsprozesses.

2.4.5 Expositionsphase

In der Expositionsphase von emotionalem Belastungsmaterial, welches sich nicht in der Ressourcenorganisation spontan aufgelöst hat, stoßen wir beunruhigend häufig auf konkrete Erfahrungen von innerfamiliären sexuellen Übergriffen. Die zugehörigen Emotionen sind ebenfalls stark körperlich repräsentiert als Ekel vor dem eigenen Körper, meist lokalisiert im Bauchbereich oder als Erfahrung des Selbstverlustes mit Dissoziation vom eigenen Körper und Verlust der Körperwahrnehmungen.

Die Patientinnen können nach erfolgreicher Stabilisierung und Ressourcenorganisation frei entscheiden, ob sie an diesem Traumamaterial mit einer der Expositionsmethoden arbeiten wollen, was meist der Fall ist.

2.5 Ergebnisse

Insgesamt wurde im Zeitraum von September 2003 bis März 2006 124 Patientinnen mit *Magersucht* stationär behandelt. 11,3% dieser Patientinnen verließen die Klinik nach wenigen Tagen wieder, ohne an der Behandlung teilzunehmen. Dies hat verschiedene Gründe. Sehr häufig befinden sich die Patientinnen in einem eskalierten Machtkampf mit ihren Familien, sie lassen sich widerwillig ins Krankenhaus transportieren und setzen nach wenigen Tagen den Behandlungsabbruch durch. In anderen Fällen verweigern magersüchtige Patientinnen vom Tag der Aufnahme an jeglichen eigenen aktiven Beitrag zur Stabilisierung des Ess- und Trinkverhaltens und erzwingen auf diese Weise einen Wechsel von der psychotherapeutischen in die medizinische Klinik.

Von denjenigen Patientinnen, die ihre Behandlung tatsächlich begonnen haben, schlossen 82,7% die Behandlung auch erfolgreich, d. h. mit einem BMI von über 17,5 bei Therapieende, ab. 17,3% der Patientinnen beendeten ihre Behandlung mit einem BMI von unter 17,5 und wurden deshalb als Misserfolg klassifiziert. In dieser Misserfolgsquote enthalten sind auch alle Behandlungen, die knapp unterhalb der Schwelle von BMI 17,5 beendet wurden, beispielsweise weil die Patientinnen bestimmte Ausbildungstermine wie Einschreibung an der Universität und Ähnliches nicht versäumen wollten. Die Behandlungen werden dennoch zu Recht als Misserfolge gewertet, auch wenn sich Körpergewicht, Essverhalten, typische Formen magersüchtigen Denkens und Körpererlebens weitgehend gebessert haben. Wir erklären unseren Patientinnen nachdrücklich, dass nicht irgendwelche Besserungen von Teilsymptomen einen Behandlungserfolg ausmachen, sondern die eindeutige und umgesetzte Entscheidung für ein magersuchtfreies Leben. Der Beschluss der Patientinnen, die Behandlung knapp vor dem vereinbarten Therapieziel zu beenden, enthält deshalb mit hoher Wahrscheinlichkeit auch die bewusste oder vorbewusste Entscheidung, sich noch einen Rest von Magersucht zu bewahren.

Was durch die hier beschriebene Arbeitsweise niemals vorkommt, sind wochen- oder monatelang hingezogene Stagnationen, mit denen die Patientinnen eine eindeutige Entscheidung für oder gegen Magersucht vermeiden.

Die Quote der erfolgreichen Behandlungen (siehe Abb. 15) liegt mit 82,7% deutlich höher als in der multizentrischen Essstörungsstudie (Wietersheim/Kordy/Kächele 2004), wo sich in tiefenpsychologisch orientierten Kliniken 11% erfolgreiche Behandlungen fanden.

Auch bei *bulimischen Patientinnen* gibt es eine kleinere Anzahl (11%), die nach wenigen Tagen die Klinik wieder verlassen. Es handelt sich hier meistens um Patientinnen mit einer Mehrfacherkrankung, die neben der Bulimie noch andere Suchtformen entwickelt haben und deren süchtiger Persönlichkeits- und Lebensstil derart ausgeprägt ist, dass sie sich ein Leben ohne ihre Suchtformen nicht vorstellen können. Es muss sehr bezweifelt werden, ob diese Patientinnen in irgendeiner Form von Psychotherapie erfolgreich behandelbar sind.

Von den insgesamt 145 bulimischen Patientinnen des betrachteten Zeitraums haben 130 die stationäre Psychotherapie begonnen und von diesen haben 92,3% die Behandlung erfolgreich beendet (Abb. 15). Als Erfolgskriterium wurde hier nicht das übliche Forschungskriterium verwendet, welches lediglich eine einwöchige Symptomfreiheit verlangt. Es wäre absurd zu glauben, dass eine Patientin, welche die ICD-10-Kriterien der Bulimie nicht mehr erfüllt, tatsächlich geheilt wäre. Wir haben deshalb eine vollständige Symptomfreiheit in den letzten drei Behandlungswochen verwendet.

Diese Erfolgsquote ist fast doppelt so hoch wie in der multizentrischen Essstörungsstudie, wo die Quote der erfolgreich abgeschlossenen stationären Bulimiebehandlungen bei 47% liegt.

Aus der Sicht der Patientinnen fällt ihnen die Stabilisierung im hier beschriebenen Behandlungskontext von Beginn an deshalb sehr viel leichter, weil schon in den ersten Behandlungstagen eindeutige Entscheidungen getroffen werden. Bei herkömmlicher Behandlungsweise wird die bulimische Patientin immer in einer Gruppe von Mitpatientinnen sein, die lange Zeit ihr bulimisches Verhalten weiter praktizieren. Die Versuchung, sich dem anzuschließen, ist gewaltig. Es wäre vergleichsweise so, als wenn in einer suchttherapeutischen Klinik keine eindeutige Entscheidung gegen Alkohol verlangt würde und deshalb jeder alkoholkranke Patient ständig mit trinkenden Mitpatienten zu tun hätte. Dies ist in der hier beschriebenen Strategie der modernen Traumatherapie nicht der Fall. Die bulimiekranke Patientin begegnet nur anderen Patientinnen, die ebenso wie sie selbst eine eindeutige Entscheidung getroffen haben und bis auf die seltenen Rückfälle von Anfang an kein bulimisches Verhalten mehr praktizieren. Dies erleichtert die erfolgreiche Stabilisierung enorm.

Rückfälle während der Therapie kommen gelegentlich vor, meist im Zusammenhang mit derart starken emotionalen Belastungen, dass die Patientin zeitweilig in ihrer Steuerungsfähigkeit überfordert war. Die Patientinnen beschreiben dann allerdings, dass trotz Rückfall das bulimische Verhalten zunehmend ich-dysthon geworden ist. Sie fühlen und sehen sich nicht mehr als Bulimikerin. »Ich bin das nicht mehr!« ist ein häufig gehörter Satz. Die Entfernung der bulimischen Identität aus dem eigenen Selbstbild hat außerordentlich starke stabilisierende Wirkung.

Die 7,7% erfolglos abgebrochenen Bulimie-Behandlungen betreffen ganz überwiegend Patientinnen, die sich schon zu Beginn der Behandlung entschieden haben, nur scheinbar mitzuarbeiten. Sie gehören in Wirklichkeit zur Gruppe der Ablehnerinnen, haben dies jedoch kaschiert. Von der Persönlichkeitsstruktur sind das Patientinnen vom ausgeprägt süchtigen Pol, sie tragen eine fassadäre Maske von Angepasstheit und Kooperation in der Therapie, während sie weiterhin bulimisches Verhalten so geheim wie möglich praktizieren. Nach einem Zeitraum von in der Regel wenigen Wochen lässt sich dieses Verleugnungsgebäude nicht mehr aufrechterhalten und die Behandlung wird als Misserfolg beendet. Eine Strategie der zweiten Chance ist durchaus möglich, allerdings nicht als nahtlose Fortsetzung der stationären Behandlung, vielmehr wird den Patientinnen eine Stabilisierungsphase zuhause vorgeschlagen, in der sie ihr bulimisches Verhalten aktiv verändern unter kontinuierlicher Zusammenarbeit mit der Klinik im Sinne einer poststationären und zugleich prästationären (bezogen auf die geplante Wiederaufnahme) Stabilisierung, sodass bei einem Teil der Behandlungsmisserfolge die Therapie in einem zweiten Abschnitt schließlich erfolgreich beendet werden kann.

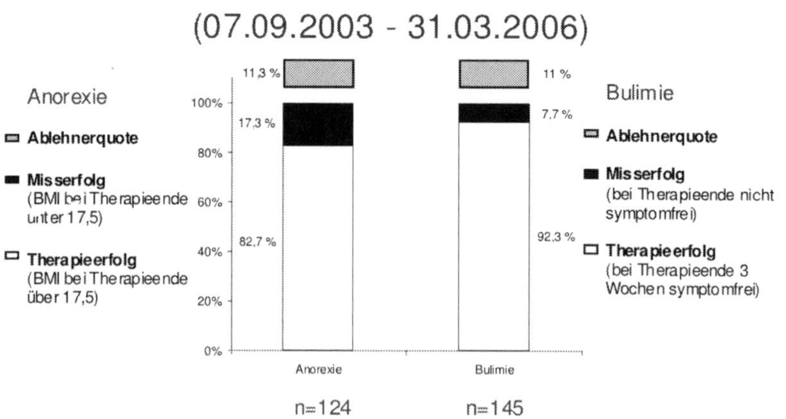

Abb. 15: Ergebnisse stationärer Anorexie- und Bulimiebehandlung 2003–2006

Die Behandlungsergebnisse sind ausführlich dargestellt in Plassmann (2007).

2.6 Fallbeispiel

Die 18-jährige Katja war seit Jahren Bulimie krank und war sich dessen völlig bewusst. Es hatte mit 15 Jahren begonnen, mit Angst vor dem Dickwerden. Sie ist ein hoch gewachsenes, sehr schlankes Mädchen, ausgesprochen hübsch, trotzdem hat ihr gutes Aussehen etwas Steriles.

Sie beschreibt ihr Leben als ein Gefängnis von Zwängen, an denen sie sich orientierte: für die Schule nach der Uhr und ohne Pause lernen, ihre Gewichtsgrenze exakt einhalten, nach Plan alle Freizeitverpflichtungen absolvieren, essen, was ihre bizarren Vorschriften ihr sagten.

In ihrer mehrjährigen ambulanten Therapie hatte sie, wie sie erzählt, viel verstanden von ihren Blockaden, sie schätzte ihren Therapeuten, ein Analytiker, aber: Sie verzweifelte, weil sich an der Essstörung nichts änderte. Einige Zeit nach Beginn ihrer stationären Therapie erklärte sie das im Rückblick so: »Ich habe alles verstanden, ich habe aber nicht gefühlt, warum ich diese Bulimie habe und wie ich da raus komme.«

Mein Eindruck in den Einzelstunden mit ihr war: Genau so ist es. Sie konnte kaum wahrnehmen, wie es ihr jeweils in der Stunde ging, ob gut oder schlecht, die Verbindung zu ihrem Gefühlsleben und zu ihrem Körper war wie abgeschnitten. Wenn sie von Situationen sprach, von denen sie wusste, dass es ihr damals gut oder schlecht gegangen war, dann wusste sie es, sie fühlte es aber nicht. Sie war chronisch von sich selbst dissoziiert.

Was tun? Sicher nicht noch mehr sprechen.

Die Veränderung begann, wie meist, im Kleinen. Sie, die so gerne tanzt, fühlte, wann der Rhythmus der Stunde gut für sie war und wann nicht. Meist war ihr Rhythmus von Denken, Sprechen und Interaktion mit mir viel zu schnell. Sie nahm diesen Rhythmus zunächst in ihren Gedanken war und beobachtete dann – ich auch –, wie sich im Verlauf nahezu jeder Therapiestunde Denk- und Sprechtempo verlangsamten. Zwischen den Sätzen entstanden kleine, nachdenkliche Lücken, in denen sie, mir war, als ob ich das sehen könnte, in sich hinein fühlte.

Ich schlug ihr vor, diese Wahrnehmung ihrer selbst mit einem langsamen EMDR-Rhythmus zu unterstützen. Am besten ging es, wenn sie, die Pads mit dem langsamen Rhythmus in den Händen, weiter sprach, von sich und ihrer Mutter, von sich und ihrer Bulimie, mal von Belastendem, mal von Positivem. Die Gedanken, die vorher eher eine Rekapitulation von Wissen gewesen waren, begannen sich nun im Moment der Stunde aus sich heraus zu entwickeln. Der Heilungsprozess war offenbar im Entstehen.

In einer der nächsten Stunden lief Folgendes ab:

Sie erzählte, wie sie am Wochenende auf einem Messegelände die richtige

Tür nicht gefunden hatte, sie erzählte von ihrem Panikgefühl, ihrer Hilflosigkeit und ihrer negativen Kognition: Ich bin zu spät.[4] *Sie hatte also zu Stundenbeginn auf emotionales Belastungsmaterial fokussiert, auch auf den schlimmsten Moment (die Tür nicht finden) und ihre negative Kognition war ihr spontan eingefallen.*

»Diese Gefühle hätte ich früher mit absoluter Gewissheit durch einen oder mehrere Bulimieanfälle ausgelöscht«, meinte sie ruhig und nachdenklich.

Dann ein positiver Gedanke: »Die Bulimie in mir denkt, glaube ich, mein Körper könnte nichts allein, ich müsste ihn steuern, kontrollieren. Wenn ich etwas gegessen hatte, durfte ich meinen Bauch nicht berühren, ich war mir sicher, dass alles, was ich hinein gegessen hatte, dort wie ein Stein unverändert auf immer bleiben würde.«

Sie bat mich, ihr die Pads herüberzureichen und stellte einen sehr langsamen Rhythmus ein, während sie weiter sprach: »Wissen Sie, was ich jetzt anders mache? Bevor ich aus dem Haus gehe, esse und trinke ich etwas. Dann ist der Bauch nicht mehr flach, sondern rund, das ist nämlich normal. Bis zur nächsten Mahlzeit ist der Bauch wieder flach. Ich mag ihn, wie er das macht, ganz in seinem Rhythmus, ich vertraue ihm.« Ganz ohne mein aktives Zutun war das negative Material in Positives übergegangen. Es waren spontane Ressourcen aufgetaucht, wahrscheinlich beginnend mit einer Emotion von Selbstvertrauen in dem Moment, als sie sicher wusste, wann der richtige Zeitpunkt war, die Pads zu nehmen, und als sie wusste, dass sie das Belastungsmaterial würde gleichsam verdauen können. Dann kam die positive Wahrnehmung eines lebendigen gesunden eigenen Rhythmus hinzu, also eine Körperwahrnehmung, und schließlich einige Gedanken, in denen der Verstand das ausformulierte, was gerade stattgefunden hatte: Vertrauen in die lebendigen normalen Fähigkeiten ihres Bauches.

Die Stimmigkeit dieser positiven Kognition bezifferte sie auf der 1-bis-7-Skala mit fünf, also noch steigerungsfähig.

Der spontane Prozess dieser Stunde hat sich (wie immer) von Emotionen und Körperrepräsentanzen her aufgebaut, der Prozess hatte bipolare Struktur mit einem anfänglichen Belastungspol (die Szene der nicht gefundenen Tür) und einem anschließenden Positiv-Pol: das Vertrauen in die lebendigen Fähigkeiten ihres Körpers. Der Prozess lief selbstorganisatorisch, d. h. aus sich heraus ohne mein Zutun ab, und zwar in der Gegenwart der Stunde. Was immer sie sprach, auch wenn es sich mit Früherem und Vergangenem beschäftigte, waren stets Gedanken über das Jetzt des Geschehens in der Stunde (Präsenzprinzip).

---

4 Ob die Szene der nicht gefundenen Tür, die Panik, die Hilflosigkeit, das Zuspätkommen vielleicht im innersten Kern eine Geburtssituation symbolisieren? Wir wissen es nicht. Der Gedanke entstand in mir, nicht in der Patientin.

Dieses Zulassen und Fördern von bipolaren selbstorganisatorischen Spontanprozessen ist nach meinem Dafürhalten eine sehr effektive Form von EMDR, weil von Mal zu Mal die Kompetenz des natürlichen Heilungsprozesses wächst, er beginnt erst zwischen den Stunden und dann ganz ohne Therapiestunden seine Arbeit zu machen. Die Patientinnen teilen im Übrigen diese Einschätzung.

2.7 Schluss

Ich fasse zusammen. Die Beschäftigung mit essgestörten Patientinnen war schon immer geeignet, nachdenklich zu machen über Negativschicksale des Weiblichen in der Gesellschaft. Krankmachend sind in zunehmendem Maß Gewalterfahrungen von offener oder subtiler Art, körperlich oder verbal. Die Essstörungen sind die Antwort der Patientinnen darauf. Modifizierte Traumatherapie wird aus diesem Grund zum notwendigen Bestandteil der Psychotherapie.

Gerade die Traumatherapie hat uns aber auch gelehrt, dass sich seelische Heilungsvorgänge selbstorganisatorisch vollziehen. Das natürliche Heilungspotential wartet gleichsam darauf, die blockierte Verarbeitung und Persönlichkeitsentwicklung wieder in Gang zu setzen. Unsere Aufgabe ist es, für diesen selbstorganisatorischen Heilungsprozess günstige Rahmenbedingungen zu schaffen.

Eines soll nicht unerwähnt bleiben: Es macht Freude, Wachstum zu erleben.

Kapitel 3: Bindungstherapie – EMDR mit Müttern und Kindern

Marion Seidel

3.1 Einleitung

Stationäre Therapie mit Eltern und Kindern ermöglicht es, gemeinsam traumatisches Belastungsmaterial zu bearbeiten und so Eltern wie Kindern eine heilende Erfahrung zu vermitteln. Das kann auch schon der Start ins Leben durch traumatische Geburten sein.

Ein Beispiel:
Die vierjährige Maya kam mit ihrer Mutter und der zwei Jahre jüngeren Schwester zur stationären Aufnahme. Sie litt unter schweren Depressionen und gelegentlichen Flashbacks von Kindheitstraumata. Maya war aufs Heftigste eifersüchtig auf die jüngere Schwester, wirkte zeitweise distanzlos und brauchte starke Stimuli, um sich selbst spüren zu können. Die Schwester war in ihrer Entwicklung unauffällig. Unter der Geburt Mayas litt die Mutter unter Todesängsten wie ihre Mutter bereits bei ihrer Geburt.

Maya kam unter sehr gewaltvollen Umständen zur Welt. Die Mutter beschrieb, dass die Ärzte mit viel Gewalt das Kind aus dem Bauch zu treiben versuchten. Nach der Geburt war der Vater der erste, der Maya im Arm hielt. Die besondere Verbindung zum Vater und männlichen Objekten hielt bis zum Zeitpunkt der stationären Aufnahme bei uns an. Nach ausreichender Stabilisierung konnte mit Mutter und Maya mithilfe von EMDR an dem Trauma gearbeitet werden. Der durch den Geburtsvorgang unterbrochene Dialog zwischen der Mutter und Maya wurde wieder aufgenommen, erstmals konnte die Mutter ihr Kind wie auch das zweite willkommen heißen. Maya veränderte ihr gesamtes Verhalten nach erfolgreicher Traumabearbeitung. Sie spielte mit anderen Kindern in angemessener Weise, reagierte weniger eifersüchtig und spürte sich selbst mehr im Kontakt mit anderen. Der Vorteil des kombinierten Mutter-Kind-Settings ist, dass gleichzeitig mit dem Heilen des Kindstraumas auch die Mutter Teile des eigenen Traumas bearbeiten kann, ebenfalls unterstützt durch den Heilungsrhythmus. Da ich für meine Arbeit mit den Kindern die Pads verwende, wird gleichzeitig auch die Mutter stimuliert, die in aller Regel die Pads hält oder das rhythmische Klopfen beim Kind übernimmt.

Durch solche dramatischen Ereignisse gleich nach der Geburt wird die intrauterin entstandene und noch recht irritierbare Beziehung zwischen Mutter und Kind nachhaltig erschüttert und Mutter und Kind – oder auch beide Eltern und das Kind – können keine sichere Bindung mehr zueinander aufbauen. Ein Schwerpunkt meiner Arbeit besteht nun darin, dieses frühe Mismatching innerhalb der Bindung durch korrigierende neue Erfahrungen zu verändern. Besonders in der Therapie mit EMDR werden Heilungsprozesse unmittelbar beobachtbar. Ich erlebe als Therapeutin innerhalb kurzer Zeit eine Veränderung in der Mimik, Körperhaltung und im Ausdruck des Kindes, parallel dazu oftmals auch bei der Mutter. Das rasche Durchprozessieren von Monotraumata bei Kindern ist oft ein so beeindruckender Prozess auch für die Eltern, dass deren Nichtbeteiligung an einer derartigen Behandlung eine verpasste Chance für eine verbesserte Bindung zwischen Eltern und Kind wäre. Mitzuerleben, wie sich das Kind verändert, sich neugierig der Welt zuwendet und oft perinatale positive Erfahrungen, die es gebraucht hätte und die nur begrenzt erlebt werden konnten, nachholt, ist ein für Behandelnden und Eltern gleichermaßen anrührendes Erlebnis. Bis auf wenige Ausnahmen behandele ich die Kinder immer im Beisein der Eltern.

Auch komplex traumatisierte Kinder können im stationären Setting mit den vielen unterschiedlichen Settingbedingungen und Stabilisierungsmöglichkeiten für Mütter und Kinder gleichermaßen gut behandelt werden; auch hier sind die Prozesse sehr eindrucksvoll und zutiefst anrührend.

3.2 Mütter und Kinder gemeinsam

Schwerpunkt meiner Arbeit ist die Behandlung von Bindungsstörungen nicht nur der Kinder, sondern auch der Eltern. Meines Erachtens können Kinder, die bei ihren Eltern leben, nur dann behandelt werden, wenn die Eltern über ein Entwicklungs- und Ressourcenpotential verfügen, was ihnen eine Anpassung an die Verhaltensveränderungen der Kinder Entwicklungsschritte ermöglicht, wiederum den Kindern Impulse gibt und eigen dadurch ein befruchtendes Miteinander entwickelt.

In ähnlichen Behandlungen wie der oben beschriebenen beobachte ich, wie die Kinder den Dialog mit den Eltern wieder aufnehmen, der durch die Umstände der Geburt oder äußere belastende Situationen unterbrochen war. Die Kinder beginnen sich in Kleinkindhaltung auf dem Schoß der Mutter einzurollen und mit Fingern und Händen das Gesicht der Mutter zu berühren. Verfügen Eltern nicht über die notwendigen Fähigkeiten, die eigenen Affekte und die der Kinder zu regulieren, so wird jede Veränderung in den Verhaltensmustern der Kinder zu Irritationen bei den Eltern führen und die Beziehungslosigkeit verstärken. Im stationären Bereich erleben wir häufig, dass die Kinder während ihrer Therapie neue Formen der Beziehungsgestaltung ausprobieren, dazu gehören vermehrte Lebendigkeit mit allen Emotionen wie Freude, Weinen, Trotzen etc., aber Freude an Neuem ohne die Eltern, was zu Kränkungen bei den Eltern führen kann. Kinder können auf unangemessene Ansprüche der Eltern zornig reagieren. In solchen Situationen haben die Mütter oft das Gefühl, die Kinder würden im stationären Setting viel auffälliger und schwieriger werden. Sie werden aber normaler. Was wir aus therapeutischer Sicht begrüßen, ist noch lange nicht mit den elterlichen Möglichkeiten oder Vorstellungen kompatibel und erfordert im stationären Setting eine intensive und äußerst sensible Führung und Begleitung der Mütter.

Ich teile nicht die Auffassung von Shapiro (1998b) oder auch Tinker (2000), dass die Anwesenheit der Eltern das Kind vom Fokussieren und Prozessieren ablenken würde. Aus meiner Erfahrung ist das Gegenteil sowohl im stationären als auch ambulanten Setting der Fall. Die Kinder und auch Jugendlichen lassen sich ganz anders auf den Prozess ein, wenn sie wissen, dass die Eltern die Emotionen aushalten und sie begleiten. Der Prozess, dessen Intensität durch Veränderungen in Mimik, Haltung und Sprache in besonderer Weise das Erleben des Kindes widerspiegelt, rührt mich immer wieder an. Die zum Teil sehr heftigen Abreaktionen sind ergreifende und – wie ich finde – auch kostbare Momente, die man Eltern nicht vorenthalten sollte, zumal sie die Verbundenheit und Gemeinsamkeit fördern. Außerdem ermöglicht die gemeinsame Arbeit das Prozessieren an den ganz frühen Traumata, die sich meines Erachtens sonst nicht entwickeln würde. Zum Prozessieren dieser frühen Interaktionsstörungen mit zum Teil sehr schweren Belastungen braucht das Kind die körperliche Nähe der Mutter.

3.2.1 Die Angst vor Gefühlen

Der stationäre Rahmen hat unter anderem die Aufgabe, den Kindern und ihren Müttern den Zustand der sicheren Bindung zu ermöglichen (Greenspan/Shenker 2007). Das klinische Setting bietet durch den Gesamtrahmen die Möglichkeit, sowohl Halt gebende Elternobjekte als auch durch eine Vielzahl von therapeutischen und pädagogischen Übertragungsmöglichkeiten einen umfassenderen Entwicklungsrahmen zur Verfügung zu stellen, als dies im ambulanten Setting der Fall wäre. Die gruppentherapeutischen Prozesse und die Beziehungen der Patienten untereinander führen zu größerer Objektsicherheit und tragen entscheidend zur Stabilisierung der Patienten bei. Alles zusammen schafft, wenn es gut geht, die Erfahrung sicherer Bindung bzw. ermöglicht dadurch die Verinnerlichung konstanter, sicherer Objektrepräsentanzen.

Die Mütter sind durch den sehr engen Kontakt mit den Kindern leicht zu labilisieren. Im Kontakt zu den Kindern werden eigene Bindungstraumata reaktiviert und führen nicht selten zu heftigen affektiven, teilweise gewaltvollen Impulsdurchbrüchen. Die eigenen Kindheitstraumata werden durch die Affekte der Kinder getriggert, sodass die Mütter teilweise ängstlich oder zur Abwehr eigener Affektüberflutung aggressiv oder dissoziativ reagieren und das Kind nicht angemessen Halt gebend begrenzen oder versorgen können (Lyons-Ruth/Block 1996; Beebe/Jaffe et al. 2002; Jaffe et al. 2001). Der Dialog mit dem Kind ist oft schon in den ersten Lebenstagen unterbrochen wie beim eingangs erwähnten Beispiel.

Für die Therapie bei traumatisierten Kindern, dazu zähle ich auch Bindungstraumata, wähle ich ein Setting, das nach Möglichkeit die Bezugspersonen, aber auch die Geschwister miteinbezieht. Gerade weil die Bindungen oft unsicher sind und das Kind die Erfahrung gemacht hat, dass seine Affekte nicht ausgehalten werden, kann das Einbeziehen der Eltern und Geschwister eine Veränderung in den Beziehungsmustern bewirken. Beide, sowohl der Erwachsene als auch das Kind, können bei Trauerarbeit, Entsetzen und Hilflosigkeit begleitet werden. Anders als früher erlebt das Kind die Erwachsenen als betroffen und als bemüht zu verstehen und zu begleiten. Auch den Eltern ist es in einem solchermaßen gestalteten Setting möglich, sich dem eigenen Kummer, aber auch dem Kummer des Kindes zuzuwenden, da sie sich ebenfalls gehalten und unterstützt fühlen. Gleichzeitig wird über das gemeinsame Erleben die Rivalität unter Geschwistern für den Moment der Belastungsarbeit aufgehoben und ein gemeinsamer Erlebnisraum geschaffen, der Verstehen und solidarisches Miteinander fördert. Bei bindungsunsicheren Eltern führt die Arbeit mit den Affekten durch Benennen, Spiegeln und Halten zu größerer Sicherheit in der therapeutischen Situation. Sie sind ebenso wie die Kinder entlastet und machen manchmal zum ersten Mal die Erfahrung, ihrerseits mit ihren Emotionen ausgehalten und gehalten zu werden. Eine ausreichend lange Warming-up-Phase dient dem Ziel, das Kind und seine Eltern bzw. seine Mutter mit allen ihren Gefühlen, Stärken und Schwächen anzunehmen und ernst zu nehmen. Außerdem dient sie dazu, die Kinder sich auf die Arbeit mit

Belastungsmaterial einzulassen, wenn sie die Ruhe der Mutter spüren können, andernfalls wird ihre Aufmerksamkeit immer wieder abgelenkt. Kinder sind zutiefst loyal und bemüht, den Eltern nicht mehr zuzumuten als diese verkraften können. Dies gilt es bei der Arbeit mit Belastungsmaterial unter Einbeziehung der Eltern zu berücksichtigen.

Desorganisierte Bindungen, d.h. fehlende Passungsvorgänge im Kommunikationsverhalten, führen zu Stressreaktionen, die wiederum zu massiven Verhaltensstörungen führen, wenn die Ausnahmezustände nicht aufgelöst werden durch Sicherheit gebende Interventionen vonseiten der Erwachsenen (Brisch 2002). Solche oder ähnliche Bindungsmuster finden wir relativ häufig bei unseren Patienten.

Ein Beispiel:

Die dreijährige Jenny ist mit ihrer größeren Schwester und ihrer Mutter stationär zur Therapie aufgenommen worden. Nach entsprechender Eingewöhnungszeit im Kinderzentrum[5], wo sie mich durch wöchentliche Visiten mit gemeinsamen Spielsequenzen bereits kennenlernen konnte, kam sie mit ihrer Mutter zu einer Therapiestunde mit EMDR. In den Fokus genommen werden sollten die Schmerzzustände Jennys, verursacht durch ein »Kiss-Syndrom« unter der Geburt. Jenny machte zu Beginn ihres Aufenthaltes einen etwas retardierten Eindruck, sie war leicht sprachverzögert und nahm nur sehr vorsichtig Kontakt auf. Die Eltern und die Tochter hatten unter der damaligen Situation sehr gelitten. Als die Mutter begann, Jenny davon zu erzählen, war deutlich spürbar, dass auch die Mutter stark traumatisiert war, da sie dem Kind nicht hatte helfen können. Sie hatte das Kind kaum anfassen können, weil es sofort weinte und sichtlich unter Schmerzen litt, insbesondere bei Berührung des Kopfes. Unter EMDR mit den Pads, später auch mit bilateraler Stimulation durch die Mutter, regredierte Jenny immer mehr. Sie kuschelte sich an die Mutter und nahm intensiv Körperkontakt auf. Die Mutter war zu Tränen gerührt, da ihre Tochter zuvor nie geschmust oder von sich aus Körperkontakt aufgenommen hatte. Bereits nach der ersten Stunde war eine deutliche Veränderung im Verhalten von Jenny sichtbar. Sie wirkte altersentsprechender in ihrem Kontaktverhalten und nahm offener und verbal angemessener Kontakt auf. Die Mutter berichtete von anhaltenden Schmusesequenzen. In der nächsten Stunde nutzte Jenny die Pads, um den noch verbliebenen Rest an Belastung durchzuarbeiten, wobei sie bald anstelle der Pads die Trommel nahm, um ihrer Wut einen entsprechenden Ausdruck zu verleihen. Sie ging sichtlich gestärkt und zufrieden aus dieser Stunde.

Während der Stunde kam die Mutter an eigene Kindheitstraumata, ange-

5 Einer großen Villa, in der die Tagesstätte für Kinder und Jugendliche, die Kindertherapieräume, die Schule und einige Arbeitsräume untergebracht sind.

regt durch die Arbeit mit dem Kind, sodass wir, während das Kind mit ihrer anwesenden Therapeutin ein Buch las, mit der Mutter die EMDR-Arbeit fortsetzten. Das Kind schaute gelegentlich zu uns hinüber, war aber durch die eigene Begleitung und durch die Begleitung der Mutter durch mich nicht weiter beunruhigt. Ich saß dicht bei Mutter und Kind, da ich den Eindruck hatte, dass beide diese Art der zusätzlichen Begleitung brauchten, um ihre Affektive regulieren zu können. Die Mutter meinte am Ende der Stunde, der relativ dichte Kontakt zu mir wäre für sie ganz wichtig gewesen, sie hätte sich sonst nicht steuern können. Eine solche Halt gebende Unterstützung habe sie noch nie erfahren, das habe ihr ermöglicht sowohl die damalige Situation mit dem Säugling als auch die eigene schmerzvolle Erfahrung durcharbeiten zu können. Über diese Erfahrung konnte sie sich klar machen, in der jüngsten Vergangenheit auf körperliche Symptome der Kinder überbesorgt und unangemessen reagiert zu haben.

In diesem Beispiel machte die Mutter die Erfahrung, dass das behandelnde Team die affektive Belastung des Kindes aushalten kann, und konnte sich ihrerseits den Behandelnden mit ihren Affekten anvertrauen. Das Kind konnte die Erfahrung machen, dass bestimmte affektive Reaktionen zur Mutter gehören und es selbst dafür nicht verantwortlich ist. In Untersuchungen verschiedener Forschungsgruppen fanden sich bei den Müttern von desorganisierten Einjährigen in durchschnittlich belasteten Familien Bindungstraumata der Mütter vor dem siebten Lebensjahr durch Tod eines nahen Angehörigen, körperliche Bestrafungen, lange einsame Krankenhausaufenthalte der Mütter (K.E. Grossmann 2000). Zahlreiche Forscher vermuten, dass die Mütter in ihrem Umgang mit den Kindern entweder unvermittelt aggressiv sind oder vor dem Kind Anzeichen von Angst zeigen (K.E. Grossmamm/K. Grossmann 2004) und damit die sichere Bindung verloren geht.

Ein weiteres Beispiel:

Die 15-jährige Lisa kam zur stationären Aufnahme wegen einer anorektischen Entwicklung, die ambulant zu entgleisen drohte. Lisa wuchs zusammen mit ihrer jüngeren Schwester in einem Geschäftshaushalt auf. Die Kinder wurden tagsüber durch eine Tagesmutter betreut, waren aber auch oft bei der Großmutter, zu der eine liebevolle Beziehung bestand. Lisa war sehr motiviert, an der Behandlung mitzuwirken und nahm rasch an Gewicht zu. Mit Annäherung an ihr Normalgewicht traten ihre anorektischen Denkmuster verstärkt auf. Sie hielt zwar ihr Gewicht, wurde aber zunehmend wieder von zwanghaften Denkmustern, die allesamt um das Gewicht kreisten, beherrscht. Erst in einem gemeinsamen Gespräch mit der Mutter konnte der Sinn von Lisas Gedankenkreisläufen verstanden werden. Die Mutter ging bei Streits aus dem Kontakt und ließ ihre Tochter mit ihren wütenden, ängstlichen und traurigen Affekten allein, sodass Lisa Panik bekam, die Mutter würde nicht mehr zurückkommen. Die Mutter war im Kleinkindalter im Krankenhaus zurückgelassen worden und erlebte dieses Verlassenwerden als Reaktion auf ihre Verzweiflung. Lisa spürte instinktiv, dass die Mutter in der eigenen Belastungssituation gefangen war. Die Angst der Mutter wurde zu ihrer eigenen, der sie mithilfe der zwanghaften Beschäftigung mit dem Gewicht und ihren Mahlzeiten zu begegnen versuchte. Die anschließende Behandlung Lisas mit EMDR brachte sichtliche Erleichterung, sie konnte flexibler mit ihren Mahlzeiten umgehen und es gelang ihr zunehmend. sich anderen Dingen zuzuwenden als sich mit dem Essen und Gewicht zu beschäftigen. Gleichzeitig konnte sie mit der Mutter einen guten Umgang vereinbaren, wenn sie wieder in Streit miteinander gerieten.

Main (2002) hat in ihren Untersuchungen festgestellt, dass ein Kleinkind in der Lage ist, sich auf Eltern, die zwar nicht feinfühlig, aber auch nicht direkt beängstigend sind, einzustellen und »bedingte Strategien« entwickeln kann, um mit dem defizitären Verhalten der Eltern umgehen zu können. Manchmal führen diese Strategien zu behandlungsbedürftigen Symptomen.

Die Untersuchungen von Ainsworth (1978) konnten nachweisen, dass eine feinfühlig reagierende Bindungsperson auch in Zeiten von Furcht und Belastung als Quelle von Trost und Zuwendung erlebt werden kann. Nach Main (2002) scheint das zurückgewiesene Kind, besonders in der fremden Situation, »Anzeichen für kleinere Gefahren zu ignorieren, indem es seine Selbstorganisation durch beharrliche Ausrichtung seiner Aufmerksamkeit auf unbelebte Objekte aufrecht erhält. Wie spiegelbildlich dazu verhalten sich Kleinkinder, deren Mütter sich ihnen gegenüber auf eine unvorhersehbare Weise verhalten: Sie übertreiben ihre Reaktion auf die allerkleinsten Gefahren (wie etwas Neuem) und sind im Verlauf der Episode nahezu ausschließlich mit der Bindungsperson beschäftigt; sie richten also ihre ganze Aufmerksamkeit auf sie.«

Für das obige Beispiel könnte das bedeuten, dass Lisa durch das Abmagern in Übertreibung eigener Bedürftigkeit die Aufmerksamkeit der Mutter auf sich zu lenken versuchte, jedoch die eigentliche Auseinandersetzung mit Wut, Trauer und Verzweiflung nicht führen konnte, da die Mutter sich durch aktives Weggehen in einen anderen Raum entzog. Die Mutter wiederholte ihre eigene Belastungssituation, diesmal in der Rolle der Eltern, ihre Tochter blieb in der Position des hilflosen Kindes verhaftet und stellte die eigenen Bedürfnisse hintan bis zur anorektischen Verleugnung von Bedürfnissen. Die Chance einer Veränderung der verschiedenen Erlebniswelten in der beginnenden Pubertät der Tochter mit den dazugehörigen Auseinandersetzungen konnte aufgrund der Schwere der Traumatisierung und der Habituation der negativen

Verhaltensmuster (räumlicher Rückzug der Mutter, emotionaler Rückzug der Tochter) nicht ausreichend genutzt werden.

Im stationären Setting arbeiten wir vorwiegend mit Müttern, die selbst traumatisiert sind und demzufolge in ihren eigenen Bindungsmustern eine defizitäre Entwicklung hatten. Die Chance besteht darin, unter professioneller Anleitung und Begleitung den Umgang mit den Kindern zu erproben. Oftmals bedarf es nicht viel an Unterstützung, auch wenn es zunächst scheint als würde eine Situation entgleisen. Meine Erfahrung ist, dass sich sowohl Mutter oder Vater als auch das Kind sofort beruhigen, wenn sie fühlen, dass der therapeutische Rahmen ihnen Emotionen gewachsen ist.

Ein Beispiel:

Ich komme in das Kinderzentrum. Eine Mutter steht im Flur mit ihrer zweijährigen Tochter, die vor sich hin weint und kaum Kontakt zur Umgebung aufnimmt. Ein für sie ungewöhnliches Verhalten, da sie sonst ein fröhliches kontaktfreudiges Kind ist. Ich frage die Mutter, was das Kind habe, sie antwortet mir, das Kind habe Geburtstag, der Vater war gerade zu Besuch und sie habe ganz viele Geschenke bekommen und ein Dreirad. In dem Moment, wo mir die Mutter erklärt, was ihre Tochter beschäftigt, hebt diese das Köpfchen, nimmt zu mir Kontakt auf und die eben noch bestandene Überforderung scheint vorbei. Die Fähigkeit der Mutter, die Gefühle zu verbalisieren und auszuhalten, hat genügt.

3.2.2 Von einer Generation zur nächsten

Ich beobachte immer wieder, dass Mütter kaum in der Lage sind, für das Kind eine Verbalisierung der augenblicklichen Gefühle zu übernehmen, sie beobachten stumm das Verhalten des Kindes oder versuchen alle möglichen Tricks, um das Kind zu beruhigen, aber sprechen nicht mit dem Kind. Meines Erachtens ist ein solches Verhalten Ausdruck entweder eigener Sprachlosigkeit durch erlebte Traumata oder eine mehrgenerationale Auswirkung von blockierten Entwicklungsmöglichkeiten durch Traumata. Insbesondere die Kriegsgeneration konnte eigene Verletzungen, Wünsche und Bedürfnisse nicht verbalisieren, was sich auch auf den Umgang mit den Kindern auswirkte und von Generation zu Generation weitergegeben wurde (Bode 2005).

Ein Beispiel:

Im Rahmen einer Zimmervisite besuche ich den 9 Monate alten Jan mit seiner Mutter auf dem Zimmer. Jan ist auf dem Arm der Mutter und lächelt mich an beim Betreten des Zimmers. Die Mutter lächelt mich ebenfalls an, der Dialog wird freundlich geführt. Unvermittelt fängt der Junge an zu weinen und haut die Mutter auf den Arm. Da ich wusste, dass die Mutter noch einen ungelösten Konflikt mit mir hatte, frage ich, was los sei. Sie lächelte weiter, Jans Verhalten verstärkt sich. Ich erinnere sie an den Konflikt, sie bestätigt, dass sie die Situation noch weiter beschäftigt, und beginnt mit mir eine Klärung. Sie hatte sich zu Unrecht verdächtigt gefühlt, Klinikregeln nicht eingehalten zu haben. Sie beginnt den Konflikt zu klären und im selben Moment hört das Kind auf zu weinen und beginnt wieder zu lächeln.

Das Mismatching zwischen Eltern und Kindern kann sehr unterschiedlich sein. Nicht immer führt es zu nachhaltigen Störungen in den Bindungsmustern. Nur wenn sich Mismatching häuft und kaum angemessene Interaktionen stattfinden, entwickeln sich Fehlentwicklungen in den Bindungen, die nachhaltige Auswirkungen auf das gesamte Interaktionsverhalten eines Kindes und seiner Eltern haben.

Lyons-Ruth et al. (2002) beschäftigten sich mit Verhalten von Eltern, deren Verhaltensmuster von einem interaktiven, aufeinander abgestimmten Verhalten deutlich abweicht. Mischen beispielsweise die Eltern zurückweisende und verwickelnde Strategien, was kindliche Bindungsaffekte sowohl steigert als auch zurückweist – wie etwa gleichzeitiges Ignorieren des kindlichen Kummers und die Aufforderung der Mutter oder dem Vater einen Kuss zu geben –, dann reagiert das Kind mit einer desorganisierten Bindung. Das Forscherteam schreibt dazu: »In diesem theoretischen Rahmen werden bestimmte negative mütterliche Verhaltensweisen, wie etwa verdeckte Feindseligkeit, Rückzug, übertriebene Selbstbezogenheit oder widersprüchliches Annäherungs- und Vermeidungsverhalten als Anpassungsstrategien betrachtet. Diese sollen verhindern, dass die Mutter von ungelösten, Angst besetzten Affekten überflutet wird, die im Zusammenhang mit Bindung stehen. Bei solchen unberechenbaren Verhaltensweisen vermeidet die Mutter ein Übermaß an empathischem Kontakt zu den angstbesetzten Affekten und der ängstlichen Erregung des Kindes, um dadurch ihren eigenen Erregungszustand in erträglichen Grenzen zu halten. Außerdem verraten ihre Verhaltensweisen den Wunsch, Affekte von sich fernzuhalten, die mit dem Trauma in Verbindung stehen, wie etwa die Wut, die durch eine Identifikation mit ihrem verletzbaren Kind entstehen könnte. Diese Wut wäre überwältigend, wenn sie tatsächlich bewusst wahrgenommen würde.«

Ein Beispiel:

Kevin, knapp zwei Jahre alt, schrie unentwegt, wenn ihn die Mutter im Kinderzentrum abgab. Er hörte erst wieder auf zu weinen, wenn ihn die Mutter mittags wieder abholte. In einer Spielsequenz in meinem Zimmer, wo er unruhig alles Spielmaterial untersuchte, begann ich ein Spiel mit ihm, in dem ich ihm die Wange streichelte. Er reagierte auf diese Berührung sehr erfreut und näherte sich der Mutter an. Er streckte ihr das Gesicht mit geschürzten Lippen zu und wollte augenscheinlich einen Kuss von der Mutter. Diese fasste die Situation aber so auf, dass er ihr einen Kuss geben wollte und forderte ihn dazu auf. Widerstrebend gab er ihr den Kuss, wandte sich aber danach sofort von ihr ab und mir zu, um das vorherige Spiel wieder aufzunehmen. Ich erklärte der Mutter, dass ich die Situation anders verstanden hatte, Kevin hörte aufmerksam zu. Die Mutter wehrte zunächst meine Interpretation ab, ließ sich dann aber auf das Spiel mit ein. Sie gab ihrem Sohn einen Kuss und streichelte ihm über die Wange, wie ich das kurz vorher auch gemacht hatte. Er reagierte hocherfreut und bezog die Mutter für den Rest der Stunde mit in sein Spiel ein. Im biografischen Hintergrund der Mutter gab es sexuelle Traumatisierungen, sodass zu vermuten ist, dass hier Belastungsmaterial direkt wirksam war. Durch das begleitete Interaktionsverhalten im Spiel konnte die Mutter eine neue Lernerfahrung machen – ohne sich mit dem eigenen Belastungsmaterial in direkter Weise auseinandersetzen zu müssen – und die Beziehung zu ihrem Sohn verändern. Nach dieser Stunde weinte Kevin nie wieder und freute sich auf die Zeit im Kinderzentrum, sehr zum Erstaunen der Pädagogen, die mit einer so raschen Verhaltensänderung nicht gerechnet hatten.

In den vorausgegangenen Beispielen war zu sehen, wie sehr die traumatisierenden Ereignisse der mütterlichen Biografie zu Entwicklungsblockaden führen können und ihr Verhalten zum eigenen Kind prägen. Oftmals kehrt sich die Perspektive um und die Mütter wiederholen am eigenen Kind, was sie selbst erlitten haben. Berücksichtigt man die vielschichtigen Traumatisierungen durch zwei Weltkriege, so sind die Bindungsmuster in vielen Familien über die Generationen nachhaltig gestört. Der stationäre Rahmen ermöglicht hier auf unterschiedlichste Weise korrigierende Erfahrungen zu machen.

Lyons-Ruth und Block (1996) konnten in ihren Arbeiten herausfinden, dass es einen Zusammenhang zwischen dem Ausmaß an mütterlichem Rückzugsverhalten und mütterlichem intrusiv-feindseligem Verhalten gegenüber dem Kind und der Schwere und Art der Gewalttätigkeit oder des Missbrauchs in der früheren Familiengeschichte der Mutter gibt. Zu ähnlichen Ergebnissen kommen Solomon und George (1996). Sie fanden heraus, dass desorganisierte Bindung von Kindern mit einem Hilflosigkeitsgefühl der Eltern den Kindern gegenüber zusammenhängt. Sie vermuteten, dass die Eltern das Kind entweder als überlegen empfinden, z. B. besonders intelligent oder begabt, oder als unkontrollierbar. Es scheint so zu sein, dass Mütter – zur Vermeidung einer eigenen Überflutung durch ihre Affekte – entweder aggressiv die Emotionen des Kindes unterdrücken oder ängstlich in Form von Dissoziation und innerem Rückzug auf das Kind reagieren. In einer derartigen Situation, in der die Mutter beschäftigt ist, sich selbst unter Kontrolle zu bekommen, kann sie nicht feinfühlig auf die Bedürfnisse des Kindes eingehen und Missverständnisse in der Kommunikation aufklären oder soviel Abstand zum eigenen, oft nicht bewussten Belastungsmaterial herstellen, dass ein Dialog zwischen ihr und dem Kind entstehen kann. Die Kinder wiederum reagieren mit einer Mischung aus Annäherungs-, Vermeidungs-, erstarrtem bzw. dissoziiertem Verhalten, um mit der Situation umgehen zu können.

Bindung ist kein Vorgang, der mit Beendigung der Kindheit abgeschlossen ist, sondern ist ein sich permanent verändernder Prozess. Die Kinder helfen den Eltern neue Lernerfahrungen zu machen. So haben Untersuchungen ergeben, dass ein Kind mit dem einen Elternteil eine durch sichere Bindung bestimmte Spielsituation gestalten konnte, auch wenn dies mit dem anderen Elternteil nicht möglich war. Gleichzeitig haben die Untersuchungen ergeben, dass die Eltern sich mit der Zeit angleichen und nahezu gleiche Spielmuster und Spielfeinfühligkeit entwickeln konnten. Kinder tragen also auch zur Weiterentwicklung der Eltern und Großeltern bei, helfen Defizite auszugleichen und Wunden zu heilen (K. E. Grossmann/K. Grossmann 2004).

Ähnliche Prozesse erlebe ich bei frühen Bindungsstörungen, die bereits perinatal entstanden waren. Die Kinder versuchen in solchen Momenten immer wieder Blickkontakt zu den Müttern herzustellen, die manchmal aufgefordert werden müssen, dem nachzukommen. Beide, Mutter und Kind, können während des Prozessierens einen Teil gemeinsamer Beziehungserfahrungen nachholen. Bei Müttern, die ihrerseits nicht in der Lage sind, ihren Kleinkindern ein Bindungsangebot zu machen, kann unter EMDR des Kindes und Anleitung der Mutter, wie sie das Kind bei Abreaktionen unterstützen kann, ebenfalls der Bindungsprozess in Gang gesetzt werden. Diese Erfahrungen stärken das Selbstwertgefühl, welches – wie bereits oben beschrieben – erlebte Unfähigkeit bei der Beruhigung des Kindes, die durch die eigene Lieblosigkeit bedingt ist, stark erschüttert wurde.

Ein Beispiel:

Der dreieinhalbjährige Mario hat panische Angst vor allem, was mit Wasser zu tun hat. In einer gemeinsamen Sitzung mit der Mutter wird seine Dusch- und Wasserangst in den Fokus genommen, Mario arbeitet gut mit, wenn sich auch Anzeichen einer Vermeidungshaltung zeigen, als die emotionale Belastung ansteigt. Er orientiert sich weniger an der Mutter als an seiner Kindertherapeutin, die ebenfalls anwesend ist. Im Verlauf dieser Sitzung wird die Haltung der Mutter immer starrer, während Mario mehr und mehr den Raum erobert und unter der rhythmischen Stimulation der Pads auf dem Boden ein »Vor-und-zurück-Spiel« inszeniert, welches stark an den Geburtsvorgang erinnerte, den die Mutter als sehr anstrengend und prolongiert erlebt hatte, es sei nichts vorwärts und rückwärts gegangen. In den folgenden Therapiestunden, in denen Mario sich selbstständig die Pads holte und an verschiedenen Belastungssituationen arbeitete, bezog er zunehmend die Mutter in den Prozess mit ein, bis er schließlich ihr die Pads an die Arme hielt mit der Aufforderung, jetzt sei sie dran. Er hatte gespürt, dass sie durch seine Arbeit am Belastungsmaterial an eigene Traumatisierungen mit sexuellen Übergriffen in der Kindheit kam. Im Verlauf veränderte sich die Symptomatik Marios zusehends, er konnte schließlich ohne Weiteres schwimmen gehen und duschen. Die Mutter konnte ihre starre Haltung lösen und in den offenen Dialog mit dem Kind treten.

Auch in diesem Beispiel traute sich die Mutter mit ihrem Belastungsmaterial zu arbeiten, nachdem ihr Sohn ihr sozusagen vorgemacht hatte, wie man den Prozess steuert, damit man nicht von Affekten überflutet wird und dabei auch gehalten wird von den Erwachsenen. Die Mütter lernen, dass Emotionen aushaltbar sind, entgegen ihrer eigenen Kindheitserfahrung, wo dies nicht möglich war.

2.3 Mutter-Vater-Kind

Jede Belastungserfahrung, die außerhalb des Toleranzfensters liegt, führt zu Entwicklungsblockaden, das gilt für Kinder wie auch für die Erwachsenen gleichermaßen. Nicht jede Belastung führt zu Folgeerscheinungen, dafür bedarf es des Zusammenkommens verschiedener Faktoren. Vulnerable Phasen sind Zeiten, in denen das Kind besonders irritiert auf zusätzliche äußere Veränderungen reagiert. Kommt beispielsweise ein Geschwisterkind zur Welt und ist die Familie vorher umgezogen, so kann die Veränderung der gewohnten Umgebung eine Zusatzbelastung sein. Es wird möglicherweise das Geschwisterkind eifersüchtiger betrachten als ein Kind, welches jederzeit auf die Sicherheit der gewohnten Umgebung zurückgreifen kann, auch wenn es jetzt mehr Platz, ein eigenes Zimmer usw. hat. Wir schauen allzu oft aus der Perspektive des Erwachsenen auf gut gemeinte Veränderungen oder Aktionen, aus der Perspektive eines Kindes sieht es ganz anders aus.

Die Expression von angeborenen und der Erwerb weiterer Selbstregulationsfähigkeiten sind im Wesentlichen von den Beziehungs- und Interaktionsmustern zwischen Kind und Erwachsenem abhängig. Für den Erwerb von Beziehungskompetenz ist eine gute und sichere Bindung entscheidende Voraussetzung, ebenso für die Integration von neuen Erfahrungen und die spätere Beziehungsgestaltung (vgl. auch Brazelton 2008). Dies ist inzwischen allgemein anerkannt. Weniger bekannt sind die Erkenntnisse über bereits pränatal entstehende Bindung und deren Auswirkung auf die weitere Entwicklung des Kindes. Um die Bindung zwischen den Kindern und den Eltern zu stärken, eine unsichere Bindung in eine sichere umzugestalten und Fehlentwicklungen zu korrigieren, ist eine gute Kenntnis der Bedingungen für eine sichere Bindung auch pränatal notwendig. Auch die stationäre Therapie von Müttern und deren Kindern ist am effektivsten, wenn sie diesen Erkenntnissen Rechnung trägt und – wo immer möglich – auch die Väter in die Therapie miteinbezieht. Zu Fehlentwicklungen kommt es immer dann, wenn die bis dahin erworbenen Fähigkeiten des Kindes zur Selbstregulation und Selbstberuhigung nicht ausreichen und zu nachhaltigen Störungen in der eigenen Affekt- und vegetativen Regulation führen und in der Folge die Kommunikation mit der Außenwelt gestört ist. Eine nicht gelungene Bindung stellt eine hochgradig belastende Situation für das Kind, aber auch für die beteiligten Erwachsenen dar, mit erheblichen Folgen für das Bindungs- und Sozialverhalten. Brazelton (2008) konnte bei seinen Untersuchungen die Erfahrung machen, dass Eltern viele Anstrengungen unternehmen, um Kinder, die in ihrem Reifungsgrad noch nicht einem gesunden Neugeborenen entsprechen, zu beruhigen und dabei oftmals negative Kreisläufe verstärken. Sie halten sich für schlechte Eltern, die ihr Kind nicht verstehen. Um sich selbst emotional stabil halten zu können, wird die gefühlte Schuld auf das Kind projiziert. Kinder haben eine enorme Fähigkeit sich den gegebenen Umständen anzupassen. Sie spüren die Labilität der Eltern und versuchen ihnen zu helfen, auch durch übersteigerte Reaktionen.

Gerade die stationäre Therapie von Müttern und Kindern bietet hier viele Möglichkeiten, beiden einen Erfahrungsraum zur Verfügung zu stellen, der anders als in herkömmlichen Therapien vorhandene Entwicklungspotentiale nutzt, die Bindung stärkt und unterstützend beim Aufbau eines interaktiven Dialogs hilft. Das Prozessieren von Belastungsmaterial zwischen den Eltern und dem Kind mithilfe des EMDR ermöglicht neue dialogische Erfahrungen. Die gewonnene Fähigkeit, anders als bisher miteinander in den Dialog zu kommen, ermöglicht beiden Seiten sich zu stabilisieren und eröffnet neue Freiräume sich, wenn es nötig ist, mit weiterem Belastungsmaterial zu befassen.

Bei Prozessierung von aktuellem Material, z. B. Stuhl- oder Harnverhalt, beginnt oft ein Regressionsprozess zu früheren Traumatisierungen und die Kinder beginnen mit der Mutter unter der bipolaren Stimulation den unterbrochenen frühen Dialog mit der Mutter wieder aufzunehmen. Zunehmend häufiger wird dann die Rolle des Vaters in der Kommunikation mit dem Kind thematisiert. Ganz frühe Interaktionen mit dem Vater werden erwähnt und werden oftmals erst dann verstehbar, wenn die Mutter zu erzählen beginnt.

Ein Beispiel:

Der zweijährige Sven hat panische Angst vor Scheren und demzufolge auch vorm Friseur. Sobald die Friseurin mit der Schere kommt, gerät Sven völlig außer sich. Nur mit Mühe gelingt es der Mutter, ihn zu halten. Nach der Prozedur ist er jedes Mal völlig erschöpft und depressiv. Unter EMDR mit diesem Fokus wiederholt er stereotyp »Nich Friseur« und »Will nich«. Dann taucht der Vater in seinen Äußerungen auf. Der Vater soll weggehen. Zu diesem Zeitpunkt wirkt Sven wie ein Neugeborenes, das von der Mutter an der Brust gehalten wird. Er gräbt sein Köpfchen förmlich in die Mutter hinein und schluchzt und weint in der Stimmlage eines Säuglings. Die Mutter erzählt am Ende der Stunde, dass sie eine schwere Geburt hatte, die Ärzte sich zuerst um sie kümmerten und erst dann das Kind aufnahmen mit der Aufforderung, der Vater möge die Nabelschnur mit einer chirurgischen Schere durchschneiden. Sie brachte die Angst Svens vor dem Haareschneiden mit der Geburtssituation in Zusammenhang.

Emerson (2000) fand ähnliche Zusammenhänge, als er Kinder mit Kaiserschnitterfahrungen untersuchte.

Innerhalb des Mutter-Kind-Dialoges finden fein aufeinander abgestimmte Interaktionen statt, die das Lernrepertoire des Kindes erweitern und im Idealfall zu einer sicheren Bindung führen. Nach Murray (1991) entwickelt sich die Mutter-Kind-Interaktion gemeinsam. Brazelton (2008) fand bei seinen Untersuchungen heraus, dass Kinder mit einer verzögerten Entwicklung oder Frühgeborene weniger in der Lage sind, sich an eine wenig strukturierte oder deprivierende Umgebung anzupassen als reife Neugeborene. Mir erscheint wichtig, dass bei intakter Elternkonstellation zum Zeitpunkt der Geburt auch der Vater eine feste Rolle und Aufgabe in der Kommunikation mit dem Kind hat, die nach den gleichen Mustern wie mit der Mutter abläuft (Klaus 2003).

3.3 Behandlungssetting

Für die Entscheidung der Mütter, mit ihren Kindern in die stationäre Behandlung zu kommen, ist oft ausschlaggebend, dass die Kinder Verhaltensauffälligkeiten zeigen und eine hohe traumatische Belastung durch Verluste, körperliche und sexuelle Gewalt in der Vorgeschichte besteht. Viele der Mütter fühlen sich im Alltag sehr beansprucht, oft allein gelassen und sie leiden unter den Folgen ähnlicher Kindheitstraumata wie ihre Kinder. Sie sind oft noch auf die Unterstützung der eigenen Eltern angewiesen, die eigenen Konflikte mit den Eltern sind ungelöst.

Sie erleben das stationäre Setting sowohl entlastend, weil sie sich nicht um die Alltäglichkeiten wie Essen kochen etc. kümmern müssen, als auch als Unterstützung bei den eigenen Anstrengungen, sich mit ihren Heilungsprozessen und denen der Kinder auseinanderzusetzen. Gleichzeitig sind die psychischen Anforderungen an die Mütter hoch, da sie sich in viel direkterer Art und Weise sowohl mit dem eigenen Verhalten als auch mit der unmittelbaren Reaktion des Kindes auf ihr Verhalten konfrontiert sehen.

Zum stationären Setting der Mutter-Kind-Psychotherapie gehören spezielle Psychotherapieformen:

- Spieltherapie
- Spieltherapie nur für das Kind
- Kunsttherapie für Mutter und Kind
- Bewegungstherapie für Mutter und Kind
- Therapiesetting für die Mutter mit Gruppen- und Kreativtherapie
- Bewegungs- und Körperarbeit für die Mutter
- Reiten für Mütter und Kinder
- Hundegruppe für Kinder

Um die ausreichende Stabilität für die Arbeit an Belastungsmaterial zu erreichen, ist eine sorgfältige Therapiegestaltung und -planung notwendig. Zu Beginn der Behandlung wird von den Müttern die Entscheidung gefordert, alles, was Kind und Mutter schadet, zu unterlassen. Nach der Identifizierung der hauptwirksamen Muster – meist Gewalt oder Vernachlässigung, aber auch sehr subtile aggressive Verhaltensmuster – werden mit der Mutter Möglichkeiten der Kontrolle erarbeitet. Die therapeutische Fallführung umfasst dabei Therapien, die ausschließlich die Mutter betreffen und Therapieangebote für Mutter und Kind gemeinsam. Darüber hinaus werden die Mütter pädagogisch begleitet und unterstützt. Der laufende Therapieprozess wird dabei immer wieder überprüft und den jeweiligen Anforderungen angepasst.

Diagnostik in der Stabilisierungsphase

A: Ressourcen
- Ressourcen in der Mutter-Kind-Interaktion
- Ressourcen beim Kind
- Ressourcen bei der Mutter

B: Negativmuster
- Negativ-Muster in der Mutter-Kind-Interaktion
- Negativ-Muster beim Kind
- Negativ-Muster bei der Mutter

Die Bindung zwischen dem Kind und einem Gegenüber wird von beiden aktiv gestaltet und ist ein interkommunikativer Vorgang, der in winzigsten Fragmenten aufeinander abgestimmt sein muss, um eine Passung zu ermöglichen (Sander 1977).

Im stationären Setting versuchen wir sowohl in der Therapie der Mütter als auch in der gemeinsamen Therapie von Mutter und Kind und im pädagogischen Setting diesen Dialog zu fördern, eventuell zu korrigieren und gemeinsame Entwicklungsräume anzubieten. Dabei lernen das Kind und die Mutter von anderen Erwachsenen in der Gruppe, von anderen Kindern und dem therapeutischen und pädagogischen Team. Viel Wert legen wir dabei auf die Selbstwertsteigerung der Mütter, indem wir Verbesserungsvorschläge mit den Müttern zusammen besprechen und gegebenenfalls umsetzen, sie in ihren Fähigkeiten stärken. Ein weiterer wichtiger Bestandteil des therapeutischen Settings besteht darin, sie in ihrem Frausein sowohl in Bezug auf Partnerschaft als auch in ihrer Weiblichkeit zu unterstützen.

Immer wieder interessant für mich als Therapeutin ist die Erfahrung, dass Mütter und Kinder in einem Setting, welches das Belastungsmaterial in den verschiedenen Therapieformen ständig mikroszenisch vergegenwärtigt – einschließlich heftiger Kontroversen im behandelnden Team –, dann zu Entwicklung führt, wenn es gelingt, einen Rahmen zu schaffen, der die heftigen Affekte containen, modifizieren und regulieren kann.

Kinder, die als Begleitkinder aufgenommen werden, d.h. ohne Behandlung, brauchen oft besondere Betreuung, da ihre Bindungsstörungen und Verhaltensauffälligkeiten von den Eltern nicht thematisiert werden, aber trotzdem hochgradig auffällig werden, sodass nachträglich Therapiemöglichkeiten geschaffen werden müssen.

Im Vordergrund der sogenannten Stabilisierungsphase steht immer die

Verantwortungsübernahme für die Negativmuster im Umgang mit sich selbst und im Umgang mit dem Kind. Die Mutter wird angehalten, sie zu identifizieren, eine klare Entscheidung zu treffen und diese Muster unter Kontrolle zu bringen.

Häufigste Negativmuster im Umgang mit den Kindern sind Vernachlässigung, verbale oder körperliche Gewalt. Für manche Mütter ist gerade die Kontrolle über ihre selbst ausgeübte Gewalt sehr schwer, da sie die eigene erfahrene Gewalt so internalisiert haben, dass sie nicht mehr reflektiert, sondern stattdessen rationalisiert wird. Die Kontrolle der Vernachlässigungsmuster fördert den intensiveren Kontakt zwischen Mutter und Kind, der zuvor aus den verschiedensten Gründen vermieden wurde, und bedarf intensiver und besonderer Begleitung.

Hier ein Beispiel:

Der eineinhalbjährige Fabian ist mit seiner Mutter und seiner älteren Schwester stationär aufgenommen worden. Das ältere von beiden Kindern ist ein Therapiekind wegen seiner Schüchternheit und seiner Eifersucht auf den kleineren Bruder. Fabian wird als unkompliziert geschildert, wenn auch etwas eigenwillig. Schon bald wird deutlich, dass Fabian enorme Bindungsängste hat und sich von der Mutter kaum trennen kann. Selbst der Mutter fällt es schwer, das Kind nach der Abgabe im Kinderzentrum zu trösten. Er lässt sich nicht mehr beruhigen. Außerdem fällt auf, dass die Mutter zu Essenszeiten sich nicht um das Kind kümmert, sondern beide Kinder im Speisesaal sich selbst überlässt. Sie werden beim Essen von ihr nicht wahrgenommen und laufen oft unbeaufsichtigt im Speisesaal herum. Nachdem sich Fabian trotz aller möglichen Versuche, dem Kind die Trennung von der Mutter im Kinderzentrum zu erleichtern, weiterhin nicht beruhigen ließ und er verbal nicht erreichbar war, entschloss ich mich zum Klopfen im Wechsel auf beide Schultern. Bereits nach kurzer Zeit war eine Veränderung im Kind zu bemerken. Das Schluchzen ließ nach, Fabian weinte und schrie nicht mehr durchgängig in derselben Tonlage und -qualität. Das Weinen wurde immer wieder unterbrochen für ein herzzerreißendes Schluchzen mit tiefer Atmung. Fabian wurde zunehmend ruhiger, legte sich quer mit dem Bauch über meine Beine und bewegte im Rhythmus des Klopfens die Finger beider Hände. Dieses Phänomen kenne ich bei Kindern gut. Wenn sie in den Prozess eintauchen, bewegen sie sich körperlich im Rhythmus mit, oft stimulieren sie sich im Rhythmus selbst, für mich auch ein Indikator für ein erfolgreiches Prozessieren, aber auch für die Fortdauer des Prozesses. Das Weinen hörte nach einer Dreiviertelstunde auf, der gesamte Prozess dauerte ca. eine Stunde. Nachdem ich ihn nach gänzlicher Beruhigung und gut im Kontakt an die Erzieherin übergab, ließ sich Fabian ohne weitere Schwierigkeiten halten. Auch in der Folge traten keine

Ablösungsprobleme mehr auf. Im Gegenteil, Fabian begann neugierig die Welt zu erkunden und sich auch von allein auf den Weg zu machen, ohne unter Trennungsangst zu leiden.

Solch ein aus der Not geborenes spontanes Anwenden von EMDR bei Klein- und jüngeren Kindern habe ich immer wieder angewandt mit sehr positiven Veränderungen auf das Gesamtverhalten. Der Fokus war bereits vom Kind vorgegeben und die bipolare Stimulation scheint den Heilungsrhythmus (Plassmann 2007) angestoßen zu haben. Kinder können zwar für ihr kurzes Leben schon sehr viel erlebt haben, sie haben aber auch die Fähigkeit, sich besonderen Gegebenheiten anzupassen und immer wieder neu zu lernen und umzudenken. Die Arbeit mit heilungsfördernden Rhythmen regt die Kinder an, kreativ weiter zu arbeiten. Selbst wenn sie ein ausgesprochenes Vermeidungsverhalten zeigen, erlebe ich immer wieder, dass die Kinder von sich aus die Pads nehmen und an dem Fokus der letzten Stunde weitermachen. Bei älteren Kindern tauchen spontan positive Selbstüberzeugungen auf. Auch die Leistungen in der Schule sind oft deutlich verbessert.

Ein Beispiel:

Die neunjährige Nadja kommt zur stationären Aufnahme wegen Aggressivität der großen Schwester gegenüber. Sie hat sie beispielsweise in den Bauch getreten, als die Schwester sich zum Schuhe Zubinden bückte. In der Schule zeigte sie Konzentrationsstörungen und Störungen in der Interaktion mit anderen Kindern. In der Klinik war sie zwar ein angepasstes Mädchen, hatte aber auch heftige Affektdurchbrüche. Zur Vorgeschichte war bekannt, dass sie und der jüngere Bruder einen gemeinsamen Vater haben, von dem sich die Mutter vor sechs Jahren getrennt hatte. Nadja war sein Liebling. Nach der Trennung kümmerte der Vater sich nicht mehr um die Kinder, worunter Nadja stark litt. Ein Leistungs-Test (K-ABC) ergab einen IQ von 69, was formal einer geistigen Behinderung gleichkam, aber nicht ihrem tatsächlichen Intelligenzniveau entsprach.

Nach mehreren Sitzungen EMDR zu dem Verlassenheitsthema mit ihrem Vater und der entstandenen Bindungslosigkeit verbesserten sich ihre Schulleistungen drastisch und ihre Affektdurchbrüche traten nicht mehr auf. Ein wiederholter Intelligenztest nach abgeschlossener Behandlung zu einem späteren Zeitpunkt ergab bei Nadja normale Werte für Konzentration und Aufmerksamkeit und keinerlei Beeinträchtigungen in der intellektuellen Entwicklung mehr.

Ähnliche Erfahrungen wie bei diesem Fallbeispiel mache ich immer wieder. Die Entwicklungsblockaden sind oft so schwerwiegend, dass die Kinder in ihrer intellektuellen Entwicklung deutlich beeinträchtigt sind. Die Folge sind Schulwechsel und soziale Einschränkungen.

Erst wenn beide, Mutter und Kind, so weit stabilisiert sind, dass sie Emotionen auf angemessene Weise regulieren können, und die Alltagsbelastungen gut zu bewältigen sind, kann mit der Traumaexposition durch EMDR begonnen werden. Die Verankerung von Ressourcen erfolgt bei Müttern und Kindern schon während der Stabilisierungsphase mit EMDR.

Der Heilungsprozess ist ein komplexes Geschehen, welches eine positive Einstellung zum Leben, eine Zukunftsvision, ein soziales Netz und Vertrauen in die eigenen Heilungskräfte zur Voraussetzung hat.

Besonders bei früh und anhaltend traumatisierten Kindern fehlen diese Voraussetzungen für die Aktivierung von selbstregulatorischen Abläufen der Heilungsprozesse ganz oder teilweise. Die Herausbildung eines eigenen Weltbildes und das Vertrauen in den eigenen Körper wurde nachhaltig erschüttert, Lernerfahrungen konnten nicht oder nur sehr begrenzt und fraktioniert gesammelt werden, Interaktionen in Beziehungen waren oft unberechenbar.

Vor Beginn der Stabilisierung und der Exposition mit EMDR müssen auch die Eltern sich sicher fühlen. Haben sie Zweifel oder starke Schuldgefühle, werden die Kinder durch Unruhe, Aggression oder Verweigerung den Behandlungsrahmen boykottieren. Eine Expositionsbehandlung der Mutter mit Fokussierung auf deren biografisches Belastungsmaterial, bevor die Mutter-Kind-Beziehung sich zum Positiven verändert hat, schadet der Mutter-Kind-Bindung. Umgekehrt fassen die Mütter Mut, wenn sie merken, dass sie im EMDR-Prozess ihrer Kinder die affektive Belastung gut regenerieren können und selbst, falls notwendig, therapeutische Unterstützung erfahren. Sie gewinnen mehr Vertrauen in die eigene Fähigkeit, sich mit Belastungsmaterial in aushaltbarer Stärke zu befassen.

3.4 Schluss

Was in den Fallvignetten oft zu kurz kommt, ist die spontane Freude in den Therapiestunden. Ähnlich wie Joan Lovett (1999) laufe ich mit den Pads oder klopfend hinter den Kindern her und unterbreche den Prozess nur, wenn die Kinder dies wollen. Meine Erfahrung ist, dass die Kinder sehr genau wissen, wie viel an bipolarer Unterstützung und wann sie Pausen und Stabilisierung brauchen. Am Ende der Stunde fordern die Kinder fast immer eine Spielsequenz ein, in die sie die ganze neu gewonnene Lebensfreude packen.

Die heilsame Wirkung des Lachens nach dem Durcharbeiten des Traumas ist ein wichtiger Bestandteil der Therapie mit Kindern. Ich selbst habe oft viel

Spaß mit den Kindern und deren Eltern, wenn sich die Entwicklungsblockaden lösen und die ganze Anspannung abgefallen ist. Die Kinder kommen ebenso wie ihre Mütter und wie ich selbst auch mit Freude und Neugier in die nächste Behandlungsstunde.

Kapitel 4: EMDR bei Bulimia nervosa

Thomas Burkart

4.1 Einleitung

Die Integration von EMDR in die Behandlung von essgestörten Patientinnen erscheint aus mehreren Gründen sinnvoll. Einerseits, weil in den Behandlungen oft deutlich wird, dass makrotraumatisches Belastungsmaterial die Störungen mitbedingt. Köpp und Jacoby (2000) berichten, dass z.B. die Häufigkeit sexueller Missbrauchserfahrungen in der Population essgestörter Patientinnen viermal höher liegt als in der Normalbevölkerung. Andererseits, weil das bipolare Vorgehen auch für das Reprozessieren mikrotraumatischen Materials, z.B. permanenter Bindungstraumatisierungen, sehr gut geeignet ist, was ich in diesem Kapitel zeigen will.

Mikrotraumatische Ereignisse, im Sinne von schweren Kränkungen, öffentlichen Beschämungen oder Demütigungen sind häufig weniger herausstechend und auch weniger bewusst; ihre traumatische Wirkung erhalten sie aber häufig über die Dauer ihres Auftretens und dadurch, dass diese Handlungen häufig von den primären Bezugspersonen ausgeübt werden.

4.2 Der Stand der Therapieforschung zur Wirksamkeit psychotherapeutischer Behandlung bei der Bulimia nervosa

Fasst man die Ergebnisse zur Wirksamkeit psychotherapeutischer Behandlung von Bulimie über verschiedene Verfahren zusammen – die meisten kontrollierten Studien liegen zur Verhaltenstherapie vor, aber auch zur interpersonalen Psychotherapie (Agras et al. 2000; Fairburn et al. 1995) –, so findet man, dass ca. 61% der untersuchten Stichproben zum Therapieende symptomfrei sind in Bezug auf die Kontrolle von Heißhungeranfällen und ca. 50% das Erbrechen oder andere kompensatorische Verhaltesweisen zur Gewichtsabnahme regulieren können. Die Stabilität dieser Behandlungserfolge ist relativ hoch.

Safer, Telch und Agras (2001) legten Ergebnisse zur Wirksamkeit dialektisch-behavioraler Therapie bei der Bulimie vor, die sehr erfolgsversprechend sind.

Die retrospektive Auswertung einer Stichprobe von 145 Patientinnen mit der Diagnose Bulimia nervosa, die in unserer Klinik im Rahmen des traumatherapeutischen Phasenmodells (s. u.) mit der Methode des bipolaren EMDR behandelt wurde, zeigte sehr gute Behandlungsergebnisse: 92,3% der Bulimikerinnnen waren zum Ende der Therapie vollständig symptomfrei in Bezug auf die Kriterien Heißhungeranfälle und kompensatorische Verhaltensweisen zur Gewichtskontrolle in den letzten drei Wochen der stationären Behandlung.

4.3 Braucht der Traumabegriff eine Erweiterung?

Der Traumabegriff wurde in der revidierten dritten Auflage des Diagnostischen und Statistischen Manuals psychischer Störungen (DSM-III-R; American Psychiatric Association 1987, S. 250f.) so definiert, dass ein traumatischer Stressor außerhalb der normalen menschlichen Erfahrung liegen müsse. Weniger streng wurde im DSM-IV formuliert, dass der Betroffene eine Situation erlebt bzw. beobachtet haben muss, die Tod, Lebensgefahr oder starke Körperverletzung beinhaltet, z. B. sexueller Missbrauch, Vergewaltigung, Kriegserlebnisse, Folter, etc. (American Psychiatric Association 1994, S. 427f.). Im europäischen Klassifikationssystem ICD-10 heißt es »eine Situation außergewöhnlicher Bedrohung oder katastrophenartigen Ausmaßes, die bei fast jedem eine tiefe Verzweiflung hervorrufen würde« (ICD-10 2006, S. 253f.).

Shapiro (1989) hat die Methode des EMDR zunächst zur Behandlung traumabezogener Störungen entwickelt. In den zurückliegenden Jahren wurden – weniger im Bereich der universitären Forschung, sondern ausgehend von Prozesserfahrungen praktizierender Kliniker – verschiedene Erweiterungen des Einsatzes der EMDR-Methodik vorgestellt (Shapiro 2003).

Theoretisch ergeben sich dadurch eine Reihe von Fragen: Was genau ist ein Trauma? Hilft EMDR nur dann, wenn es auch zu dissoziativen Prozessen kommt? Ist es ein therapeutischer Fehler, Expositionsbehandlung bei bindungstraumatisierten Patienten durchzuführen, obwohl bei den meisten noch sozusagen »Täterkontakt« besteht?

Definition Trauma

- ein traumatischer Stressor muss außerhalb der normalen menschlichen Erfahrung liegen (DSM-III-R)
- der Betroffene muss eine Situation erlebt beziehungsweise beobachtet haben, die Tod, Lebensgefahr oder starke Körperverletzung beinhaltet (DSM-IV)
- eine Situation außergewöhnlicher Bedrohung oder katastrophenartigen Ausmaßes (ICD-10)

4.4 Die Posttraumatische Verbitterungsstörung (PTED)

Bei der Posttraumatischen Verbitterungsstörung (Linden 2005) finden wir als Leitsymptome – ganz ähnlich dem Symptomkomplex der Posttraumatischen Belastungsstörung – Intrusionen, Hyperarousal, depressive Verstimmungen und Vermeidungsverhalten. Auf emotionaler Ebene dominieren Verbitterung und Aggression. Traumatisch belastend werden starke Kränkungserlebnisse oder Demütigungen offensichtlich dann erlebt, wenn sie zentrale Grundannahmen und Wertvorstellungen von Menschen verletzen.

Posttraumatische Verbitterungsstörung

- Intrusionen
- Hyperarousal
- depressive Verstimmungen
- Vermeidungsverhalten
- Verbitterung und Aggression

4.5 Die Diagnosekriterien der Bulimia nervosa

(nach DSM-IV)

- Wiederholte Episoden von Fressanfällen (binge eating) mit Kontrollverlust, bei denen innerhalb einer bestimmten Zeitspanne (z.B. zwei Stunden) eine deutlich größere Nahrungsmenge gegessen wird, als die meisten Menschen unter ähnlichen Bedingungen essen würden
- Kompensatorische Verhaltensweisen zur Gewichtskontrolle:
- selbst induziertes Erbrechen
- Abusus von Laxantien, Diuretika oder anderen Medikamenten
- Fasten
- Hyperaktivität
- Die Fressanfälle und die kompensatorischen Verhaltensweisen treten seit mindestens drei Monaten durchschnittlich zweimal pro Woche auf
- Die Selbstbewertung ist übermäßig von der Figur und dem Gewicht abhängig

Ein zentraler Aspekt der Bulimia nervosa bildet sich in den Diagnosekriterien kaum ab, lediglich im vierten Diagnosekriterium finden wir einen Bezug zur Selbstwertstörung von Bulimiepatienten, wenn es heißt: Die Selbstbewertung ist übermäßig von der Figur und dem Gewicht abhängig. In der (verhaltenstherapeutischen) psychologischen Literatur zum Entstehungsmodell der Bulimia nervosa (z.B. Waadt/Laessle/Pirke 1992; Jacobi/Thiel/Paul 1996) wird als psychische Vulnerabilität der Bereich Selbstwert zwar regelmäßig benannt, die Behandlungsmanuale zeigen aber kaum konkrete Strategien zur Behandlung der Störung der Selbstannahme auf. Häufig wird die Durchführung eines Selbstsicherheitstrainings empfohlen. Expositionselemente in der Therapie beziehen sich in diesen Manualen weitgehend auf umschriebene Reizbedingungen, die direkt mit der Essstörungssymptomatik in Verbindung stehen und nicht mit der Selbstwertstörung. Einen Rahmen zu bilden für die Exposition mit bindungsrelevantem Belastungsmaterial, stellt aus meiner Sicht eine notwendige Ergänzung für die Gesamtbehandlung dar. Ich werde hier versuchen, ein Krankheitsmodell der Bulimie als Bindungsstörung (und damit einer Störung der Selbstannahme) zu entwerfen und die Behandlungselemente im Rahmen des (traumatherapeutischen) Vier-Phasen-Modells einschließlich bipolarem EMDR vorstellen.

4.6 Bulimia nervosa – Ein Störungsmodell im Rahmen der Bindungstheorien

Die Bindungsforschung (Bolwby 1975; Ainsworth et al. 1978) legt drei Bindungsstile nahe: den sicheren, den unsicher-vermeidenden und den unsicher-ambivalenten Stil. Zusätzlich wird ein desorganisierter Bindungsstil beschrieben.

Die in der frühen Kindheit gemachten Bindungserfahrungen haben einen entscheidenden Einfluss auf die spätere Beziehungsgestaltung. Die Forschung geht davon aus, dass die Bindungsstile im Sinne von internen Arbeitsmodellen entstehen, die als Repräsentanzen der Bindungserfahrungen eines Organismus vorhanden sind und unter konkreten Reizbedingungen spontan aktiviert werden, wodurch dann bestimmte Verhaltensmuster weitgehend automatisiert ablaufen. Diese Bindungsstile scheinen sehr stabil zu sein (Hazan/Shaver 1987; Shaver/Collins/Clark 1996). Das Ziel dieser intraindividuellen Programme ist die emotionale Regulation.

Bindungsstile

- sicher
- unsicher-vermeidend
- unsicher-ambivalent (verstrickt)
- desorganisiert

Steins et al. (2002) konnten zeigen, dass essgestörte Patientinnen signifikant häufiger unsicher-ambivalent gebunden sind. Der klinische Eindruck unterschiedlicher Bindungsstile bei anorektischen und bulimischen Patientinnen bildete sich in dieser Studie allerdings nicht ab.

Unsicher-ambivalenter Bindungsstil

- starke Unsicherheit gegenüber anderen Menschen
- niedrige Bereitschaft, sich zu öffnen
- hohes Bedürfnis nach Nähe
- anklammerndes Verhalten
- innerliche Antizipation von Trennung
- Aufmerksamkeitsfokus zum Gegenüber

Personen, die einen unsicher-ambivalenten (verstrickten) Bindungsstil aufweisen, wie ich ihn für die Bulimiepatientinnen annehme, empfinden eine starke Unsicherheit gegenüber anderen Menschen. Sie zeigen eine niedrige Bereitschaft, sich zu öffnen, bei gleichzeitig hohem Bedürfnis nach Nähe. Sie suchen diese Nähe auch auf und neigen dann zu anklammerndem Verhalten, sind aber innerlich ständig mit einer antizipierten Trennung beschäftigt. Sie fokussieren ihre Aufmerksamkeit deshalb nicht mehr nach innen, sondern zum Gegenüber hin, um zu erfühlen, was der andere wünscht und erwartet, um sich diesen Erwartungen dann optimal anzupassen. Mit fortschreitender Zeit der Anwendung dieses Musters verschlechtert sich die Wahrnehmungsfähigkeit in Bezug auf die eigenen Emotionen der Betroffenen immer mehr; »wahre« Emotionen können immer weniger gut gefühlt werden, das »falsche Selbst« gewinnt zunehmend die Kontrolle. Es kommt zu einem Autonomieverlust. Andererseits ist die Anpassungsfähigkeit extrem gut ausgebildet. Steins & Remy (1996) fanden in einer Studie zum Selbstkonzept von Bulimikerinnen heraus, dass die Frauen, die unter Bulimie litten, eine signifikant höhere soziale Erwünschtheit im Vergleich zu einer männlichen Stichprobe und zu einer Gruppe nicht essgestörter Frauen aufwiesen. Dies ist ein Hinweis darauf, dass Bulimikerinnen eine stärkere Orientierung an stereotyp femininen Verhaltensweisen aufweisen und ein starkes Bedürfnis haben, über angepasstes Verhalten soziale Anerkennung zu erhalten.

Der in der Behandlung von Bulimiepatientinnen regelmäßig zu beobachtende Mangel an Offenheit verhindert, dass emotionale Nähe und Intimität entsteht, wodurch potenziell heilsame Beziehungserfahrungen und neue regulierende Bindungsprozesse erschwert werden. Die Patientinnen können dann zwar erreichen, dass sie für ihre »falschen« Selbstanteile angenommen, geliebt oder zumindest gemocht werden, werden davon aber niemals »satt«. Das Bedürfnis, in ihrem So-Sein angenommen zu werden, kann nicht stattfinden, weil sie von ihren echten Eigenschaften, Wünschen und Bedürfnissen, aus einer antizipierten Befürchtung, abgelehnt zu werden, nichts zeigen. Dieses Muster bringt sie ganz im Gegenteil immer weiter weg von dem notwendigen, heilsamen Schritt der Selbstannahme.

Wenn bulimische Patientinnen im Durchschnitt nach fünf bis sieben Jahren in Behandlung kommen, ist deren prinzipiell vorhandene Fähigkeit zur Selbstorganisation nur noch sehr eingeschränkt vorhanden.

4.7 Bindungsmerkmale von Therapeuten

In einer Befragung deutschsprachiger Psychotherapeuten (Nord et al. 2000) zeigte sich, dass lediglich 20% der erfahrenen Psychotherapeuten als sicher gebunden klassifiziert werden konnten. Die Mehrzahl war durch geringe Akzeptanzprobleme, durch Offenheit, aber ein geringes Bedürfnis nach Nähe und Zuwendung charakterisierbar. Dies interpretierten die Untersucher als abweisenden Bindungsstil. Die Autoren verschiedener Studien fragen: Reagieren unsicher gebundene Therapeuten weniger empathisch (Rubino et al. 2000), verzeichnen unsichere Therapeuten mehr Therapieabbrüche, und werden sie von ihren Patienten negativer bewertet (Stuart et al. 1990)?

4.8 Das emotiozentrische Prinzip

Wie funktionieren psychische Selbstheilungsprozesse? Ausgehend von der Erkenntnis, dass Emotionen die zentralen Organisatoren mentaler Prozesse sind, finden wir solche auch im Kern jeder Traumatisierung, jedes Traumaschemas. Diese überstarken Emotionen stehen in Verbindung mit schweren Konflikten oder traumatischen Erlebnissen, häufig einer Kombination aus beidem, und bilden den Belastungspol. Verschiedene Bewältigungsmuster verdecken zunächst den direkten Zugang zu diesen Komplexen. Diese kurzfristig hilfreichen, rettenden Muster, wie zum Beispiel die Muster einer Essstörung, kapseln das emotionale Belastungsmaterial ein, haben aber langfristig schädliche Auswirkungen.

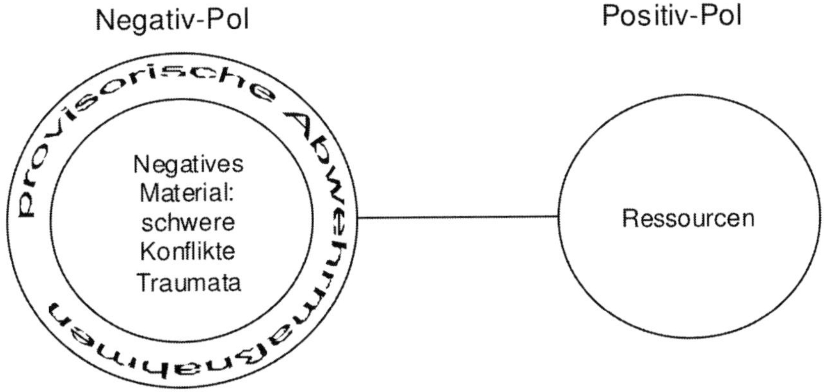

Abb. 16: Das bipolare Prinzip der Psychotherapie (Plassmann 2007)

In jedem Menschen finden wir aber auch positive Emotionen, die zum gegebenen Zeitpunkt mehr oder weniger zugänglich sind. Diese Kräfte bilden den Ressourcenpol. Dieser ist zu Therapiebeginn häufig desorganisiert.

Heilungsprozesse vollziehen sich anscheinend zwischen diesen beiden Polen, darum sprechen wir vom *bipolaren Prinzip* des psychischen Selbstheilungssystems. Ohne Ressourcen von ausreichender Stärke und Präsenz ist Heilung nicht möglich. Aus diesem Grund muss Psychotherapie der Ressourcenorganisation ebenso viel Aufmerksamkeit geben wie der Problembearbeitung, also der Exposition, damit der Vorgang des Reprozessierens in Gang kommt.

In Bezug auf Bulimie stellt die Bindung zwischen Therapeut und Patient eine besonders wichtige Ressource dar:

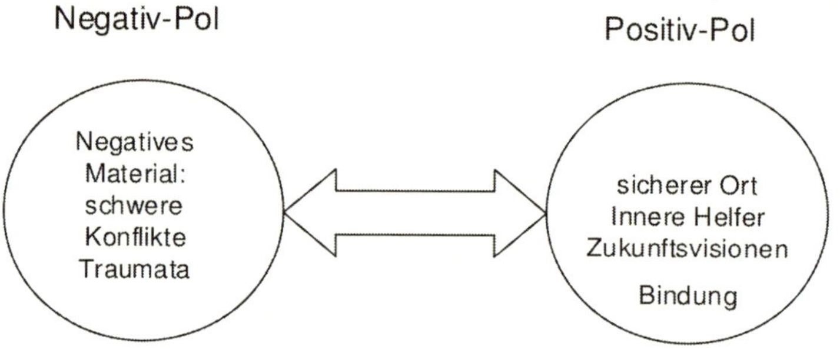

Abb. 17: Das Gleichgewicht von Positivem und Negativem

Die Interaktion der beiden Pole scheint sich als Oszillation zu vollziehen. Es ist kein linearer Prozess, sondern eine Schwingung.

Der Eigenrhythmus des psychischen Selbstheilungssystems lässt sich in jeder Therapiestunde beobachten. Je nach Individuum und je nach Art des emotionalen Belastungsmaterials stabilisiert sich ein optimaler Wechsel zwischen negativem und positivem Pol. Es bewährt sich sehr, diesen Eigenrhythmus zu unterstützen und ihn nicht durch eigene Bedürfnisse oder behandlungstechnisch-normative Vorgaben zu stören.

4.9 Das Vier-Phasen-Modell

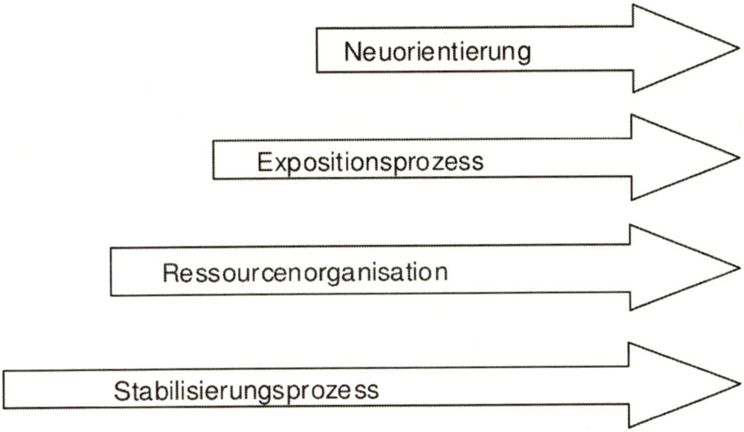

Abb. 18: Therapieprozesse

4.9.1 Stabilisierungsphase

In der Stabilisierungsphase der Therapie wird in Einführungsseminaren und in den Einzeltherapien das traumatherapeutische Vier-Phasen-Modell als Therapierational vorgestellt und eine Entscheidung zur Mitarbeit im Bulimie-Behandlungsprogramm fokussiert. Mit den Patientinnen wird die Notwendigkeit der Analyse bestehender Negativmuster, das Prinzip der aktiven Selbststabilisierung und die Entscheidung zur Nutzung eigener Ressourcen zur Stabilisierung erarbeitet. Wichtiger Schritt der Behandlung in dieser Phase ist die Herstellung der Entscheidung, langfristig dysfunktionale, krankmachende Muster kontrollieren lernen zu wollen. In Bezug auf Bulimie heißt dies, eine systematische, aktive Kontrolle von Heißhungeranfällen und kompensatorischen Verhaltensweisen zur Gewichtssteuerung und zum Aufbau einer regelmäßigen Mahlzeitenstruktur. In einer Entscheidungsphase in den ersten zwei bis drei Wochen der Behandlung überprüfen die Patientinnen, ob sie dem sogenannten »Bulimie-Heilungsvertrag« zustimmen, mit dem sie für eine kontinuierliche Reduktion der Symptomatik Verantwortung übernehmen. Dieser Vertrag ist maximal transparent gestaltet und unterscheidet sich von verhaltenstherapeutischen Fremdkontrollprogrammen im Kern deshalb, weil alle Bestandteile (Aufbau, Formulierungen) dem Ziel dienen, einen selbstorganisatorischen Rahmen zu bilden, in dem die Autonomie der

Patientin nicht berührt wird. Die Kernsätze des Bulimie-Stabilisierungsvertrags lauten:

§1 Mit dieser Vereinbarung lege ich mich darauf fest:
Ich bin es wert, ein normales Leben ohne Bulimie zu führen.
Ich darf mich für dieses Ziel einsetzen.
Ich bin gut, so wie ich bin, ich werde mein wahres Selbst und mein inneres Kind nicht mehr in der Bulimie verstecken.

§2 Ich werde mein inneres Kind annehmen, ernst nehmen und mich darum kümmern. Ich werde es neu kennenlernen und beschützen. Ich werde deshalb Kotzanfälle und Fressanfälle komplett aus meinem Umgang mit meinem inneren Kind entfernen.

§3 Jeder Tag, an dem ich diese Vereinbarung verletze, ist ein schlechter Tag für mich und mein inneres Kind. Ich werde an diesem Tag mein Zimmer nur für Behandlungen und Mahlzeiten verlassen.

§4 Jeder Tag, an dem ich diese Vereinbarung einhalte und fürsorglich mit mir und meinem inneren Kind umgehe, ist ein guter Tag. Ich werde mir für jeden dieser guten Tage etwas ausdenken, womit ich mir eine Freude mache.

§5 Falls mir neue Praktiken einfallen, wie ich mein inneres Kind weiter hungern lassen könnte (z. B. magersüchtiges Verhalten), werde ich mein inneres Kind auch davor wirksam schützen.

§6 Ich werde mein Therapieprotokoll sorgfältig führen.

§7 Ich werde mich solange an diese Vereinbarung halten, bis ich vollkommen sicher bin, dass ich es wert bin, ein Leben ohne Bulimie zu führen.

§8 Ich kann mich jederzeit gegen diese Vereinbarung entscheiden und die Therapie beenden.

Die Teilnahme am Bulimie-Behandlungsprogramm beinhaltet das Führen eines Bulimieprotokolls und die tägliche Besprechung der Symptomatik in einer angeleiteten Gruppe.

Eine Fokussierung der Selbstwertstörung findet im Rahmen unseres Therapieansatzes vor allem in den Phasen Ressourcenorganisation und Exposition statt.

4.9.2 Ressourcenorganisation

Die Ressourcenorganisation beinhaltet die Wiederherstellung des Zugangs zu schon vorhandenen Fähigkeiten und den Aufbau von (u.a. imaginativen) Stabilisierungs- und Distanzierungsfertigkeiten (Sicherer Ort, innere Helfer, Tresorübung, etc.). Diese Ressourcen können eng mit dem Problem und seiner Lösung in Verbindung stehen oder eher allgemeiner Natur sein.

Neben verhaltenstherapeutischen Modellen (Informationsvermittlung, um die Patientin zur Expertin für ihre Störung zu machen oder der konkreten Einübung adaptiver Verhaltensmuster) findet eine Erweiterung durch den Einsatz der EMDR-Methodik statt. Bei der Methode des bipolaren EMDR wird der Entwicklungsrahmen so aufgebaut, dass die Patientinnen lernen im dynamischen Wechsel zwischen Ressourcen- und Belastungspol den Prozess im Toleranzfenster («window of tolerance«) zu gestalten, also mit ihren positiven Gefühlen in Verbindung zu bleiben und Überforderung zu vermeiden. Der Erwerb der Fähigkeit zur selbstständigen Ressourcenaktivierung in Belastungssituationen stellt dabei eine wichtige Fähigkeit und Voraussetzung für die Exposition mit schwererem Belastungsmaterial dar.

4.9.3 Expositionsphase

Die Expositionsphase der Behandlung ist kein isolierter Therapieabschnitt; Expositionselemente finden sich naturgemäß auch in allen anderen Phasen der Behandlung. Hier beschreiben möchte ich aber die fokussierte Bearbeitung von zuvor im Rahmen der Belastungslandkarte definierten, abgrenzbaren Ereignissen. Methode der Wahl ist zunächst das EMDR-Standardprotokoll und erst im Weiteren Variationen davon. Grundsätzlich gilt, dass immer nur Belastungsmaterial von geeigneter Stärke reprozessiert werden kann, woraus folgt, dass dem Prozess der Vorbereitung, der Auswahl des Materials, große Bedeutung zukommt. Dies erlebe ich ganz ähnlich in der verhaltenstherapeutischen Exposition (z.B. bei der Konfrontationsbehandlung von Angstpatienten): Ganz entscheidende Entwicklungsschritte finden bereits in der Vorbereitung statt. Der eigentliche Expositionsprozess im Rahmen der Verhaltenstherapie unterscheidet sich aber vom Prozess des bipolaren EMDR (s.u.).

In der Expositionsphase im Rahmen des EMDR-Verfahrens finden wir bei Patienten, die (schwere) Abwertungs- und Kränkungserfahrungen gemacht haben im Vergleich zu Patienten mit einem Monotrauma, dass SUD (Subjective Units of Disturbance; deutsch: Grad der Belastung) und VoC (Validity of Cognition; deutsch: Stimmigkeit der Kognition) größer als 0 beziehungsweise kleiner als 7 bleiben. Dies weist auf einen Unterschied zwischen der Exposition mit im engeren Sinne traumatischen Situationen (sexueller Missbrauch, Opfer einer Straftat, etc.) und schweren Kränkungssituationen hin. Was sagt das aus über die Natur von Bindungsstressoren und deren Verarbeitung?

Bindungsstressoren wurden in der Vergangenheit weniger als traumatisch definiert, sondern dem Bereich der Konflikte zugeordnet. Dieses Material bezieht sich häufig nicht auf eine isolierte Situation, sondern die als belastend definierten Ereignisse finden häufig wiederholt und gegebenenfalls auch unbemerkt statt. Die Stärke der emotionalen Belastung ist häufig geringer als bei klassischen Traumata. Die Verbindungen zu verschiedenen Personen und Umgebungsreizen sind häufig komplex und diffus. Häufig ist der Kern (z.B. eine negative Emotion des Gegenübers, etwa Verachtung) vom Betroffenen nicht benennbar, weil nie bewusst wahrgenommen.

Wenn wir den Expositionsprozess unter den Bedingungen des EMDR-Standardprotokolls mit der Methodik der verhaltenstherapeutischen Reizkonfrontation vergleichen, so zeigen sich einige Unterschiede: Beim verhaltenstherapeutischen Vorgehen werden zur Herbeiführung von Habituationsprozessen die Patienten dazu angeleitet, Situationen mit größter Anspannung aufzusuchen. Es wird darauf geachtet, dass jegliche Form der Vermeidung verhindert wird (Reaktionsverhinderung), z.B. auch kognitive Vermeidung im Sinne von Ablenkung. Die exakte Betrachtung einer kritischen Situation, wie wir sie in der Verhaltenstherapie in der Mikroanalyse durchführen, ist ähnlich wie die Arbeit mit dem Standardprotokoll beim EMDR, wo wir den »schlimmsten Moment« herausarbeiten. Dies entspricht der genauen Prüfung der Stimulusbedingungen, die dann zu einem bestimmten Verhalten führen. Obwohl aber die Bedeutung von Ressourcen in der Verhaltenstherapie unumstritten ist (Grawe 2004; Smith/Grawe 2005) und die Ressourcenaktivierung über den ganzen Therapieprozess immer stärker ausgeprägt sein sollte als die Problemaktivierung (Grawe 2004), wird der Ressourcenbereich im engeren Expositionsprozess nicht so systematisch aktiviert, wie es in der EMDR-Behandlung stattfindet. Die rhythmische Bewegung zwischen dem Ressourcenpol und dem Belastungspol scheint aber einen entscheidenden Faktor für den Heilungsprozess darzustellen (Plassmann 2006).

Im EMDR-Standardprotkoll finden wir viele verhaltenstherapeutische Elemente. Die Methodik des EMDR verbindet aber zusätzlich im laufenden Expositionsprozess sowohl den ursprünglichen (traumatischen) Vorfall mit den im Hier und Jetzt wirksamen belastenden, aber auch mit den hilfreichen Stimuli (vor allem emotionale Muster). Der Patient ist also im Kontakt mit seinen Ressourcen; dies ist die Voraussetzung zur Selbstorganisation.

Ein weiterer Unterschied im Expositionsprozess zwischen Verhaltenstherapie und EMDR ist, dass in der Expositionsphase des EMDR die Instruktion lautet, der Patient soll »einfach auf das achten, was geschieht« (mindful attention). Dabei tauchen bei der Exposition mit belastendem Material häufig spontan Ressourcen auf, denen dann wiederum gefolgt wird. Im verhaltenstherapeutischen Expositionsprozess werden solche spontanen Heilungskräfte durch die Fokussierung auf das Belastende und die strikte Unterbindung von Vermeidungsverhalten zu wenig berücksichtigt, obwohl diese Prozesse durchaus in ein verhaltenstherapeutisches Theorie- und Therapiemodell integrierbar wären (vgl. Linehan 1996).

Habituation stellt wahrscheinlich nur einen Teil des Heilungsprozesses dar. Weiterführend ermöglicht die bipolare Stimulation offensichtlich neue kreative Informationsverarbeitungsprozesse im Sinne einer Modifikation emotionaler Erinnerungsnetzwerke (vgl. Foa/Kozak 1986; Foa et al. 1989; Shapiro 2001).

4.10 Kasuistik

Die 18-jährige Paula K. leidet seit fast drei Jahren unter einer Bulimie. Im Anfangsstadium ihrer Essstörung habe sie ein sehr restriktives Essverhalten gezeigt, was schließlich in ein Muster von täglich ein bis zwei Heißhungeranfällen mit anschließendem selbst induzierten Erbrechen mündete. Sie sei schon immer eher kräftig gewesen und ihre Mutter habe ihr schon in der Kindheit wiederholt gesagt: »Iss das nicht, das macht dick!« bzw. ihr signalisiert: »Du bist zu dick!« Ihr Gewicht unterliegt Schwankungen zwischen 64 und 77 kg (Aufnahmegewicht 66,4 kg bei einer Körpergröße von 1,73 m; BMI 22,2).

Im Rahmen der Therapie zeigten sich ein Muster der Anpassung an das Gegenüber (z. B. in Form von ständigen Entschuldigungen) und ein Muster der Selbstentwertung in inneren Dialogen. Weiterhin bestand eine Perfektionsneigung. Die Patientin versuchte die Therapeut-Patient-Kontakte zu kontrollieren, indem sie ständig mit einem Teil ihrer Aufmerksamkeit in einer Beobachterposition war und sich bewertete (mit einer Tendenz zum Entwerten).

In der Therapie wurden systematisch spezifische Ressourcen aufgebaut. Einerseits waren dies Fertigkeiten, die direkt das Kontaktverhalten im Einzelgespräch betrafen (Sitzhaltung, Präsenz), andererseits die Analyse von erfolgreich bewältigten Situationen (Referat in der Schule halten) und den damit in Verbindung stehenden emotionalen Reaktionen (Stolz, Stärke).

Im Rahmen des EMDR-Standardprotokolls wurde eine Szene ausgewählt, in der die Mutter der Patientin diese öffentlich beschämt hatte. In der Situation waren außer der Patientin die Mutter und deren Lebensgefährte anwesend (der Lebensgefährte ist vom Alter her genau zwischen der Mutter und der Patientin). Die Mutter sagt zur Patientin, so laut, dass auch der Partner der Mutter es hört: »Igitt, du hast ja Orangenhaut!« Die Patientin schaut in diesem Moment zum Partner der Mutter, der lacht (»schlimmster Moment«). Als negative Kognition (NK) konnte »Ich bin nicht in Ordnung!« herausgearbeitet werden. Als positive Kognition (PK) »Ich bin OK so, wie ich bin!« beziehungsweise »Ich werde (richtig) wahrgenommen!« Die Stimmigkeit der Kognition (VoC) lag bei 1. Gefühle von Wut und Trauer tauchten in der Patientin auf. Der Grad der Belastung wurde von ihr mit 3 eingeschätzt und körperlich als »Druck im Bauch« lokalisiert.

Auch im Rahmen der EMDR-Stimulation aktivierte die Patientin zunächst immer wieder spontan ihre langfristig dysfunktionalen Beziehungskontrollmuster. Sie benötigte dabei die Hilfe von außen, um diese Muster zu stoppen, was allerdings schwierig war, weil die therapeutischen korrigierenden Interventionen über Scham- und Schuldgefühle eben diese Muster erneut hervorriefen.

Die Patientin reagierte beim Prozessieren der belastenden Situation zunächst mit körperlichen Symptomen; sie fühle sich »ganz komisch«, ihre werde übel, schwindelig. Ein konkretes Gefühl konnte sie noch nicht benennen, sie fühle Anspannung im Bauch, am ehesten sei dieses Gefühl ein Gemisch aus Verzweiflung und Hilflosigkeit. Nach einer ganzen Reihe von längeren Sets sagte die Patientin, als wir noch einmal zur Ausgangsposition zurückkehrten, sie könne jetzt gar keine Wut auf die Mutter mehr fühlen, sie sei nur noch traurig. Diese starke Traurigkeit wurde von der Patientin mit dem Satz erklärt: »Das sagt keine Mutter zu ihrer Tochter!« Die Patientin konnte dieses Gefühl von Trauer im Prozess gut fokussieren, es veränderte sich aber zunächst kaum. Nach mehreren Sets wurde zur Aktivierung der Ressourcenseite eine zuvor erarbeitete Situation in der Schule (Halten eines Referats in Geschichte) mit langsamen Augenbewegungen prozessiert. Die Patientin konnte Stolz fühlen (»Ich bin die Einzige in der Klasse, die das so gut kann!«), körperlich verankert mit einem guten Gefühl im Bauch, einem Kribbeln. Die Stimmigkeit der zuvor erarbeiteten Positiven Kognition (»Ich bin OK so, wie ich bin!«) schätzte sie in diesem Moment (auf der Skala von 1–7) mit 5 ein.

Das am Gegenüber ausgerichtete Interaktionsverhalten verhinderte also zunächst eine präzise Wahrnehmung der eigenen Gefühle und machte ein freies Emotionieren im Kontakt unmöglich. Mit zunehmendem Vertrauen im Schutzraum einer gewaltfreien, wertschätzenden Beziehung gelang es der Patientin im EMDR-Prozess, die Stimmigkeit der positiven Einstellung zu sich selbst deutlich zu erhöhen und im weiteren Verlauf eine veränderte Positive Kognition zu formulieren: »Ich werde wahrgenommen!«, die sie einerseits als befreiend und stimmig erlebte, die andererseits aber wieder negative

Emotionen im Sinne von Schuldgefühlen hervorrief (»Ich bin es nicht wert, wahrgenommen zu werden!«). Die in diesem Zusammenhang benennbare Trauer und Wut konnte aber fokussiert werden, wodurch ein neuer Schritt im Heilungsprozess ermöglicht wurde.

4.11 Schluss

Die Exposition mit Bindungstraumatischem in der Behandlung der Bulimia nervosa wurde ausführlich dargestellt. Weiterhin wurden die Unterschiede zwischen verhaltenstherapeutischer Konfrontationsbehandlung und dem Vorgehen im Rahmen des EMDR-Prozesses ausgeführt. Zwischen der Methodik der modernen Traumatherapie und der Dialektisch-Behavioralen-Therapie nach Linehan (1996) gibt es viele Gemeinsamkeiten. Die in der DBT hergestellte Balance von Akzeptanz und Veränderungsorientierung entstand ganz offensichtlich ebenfalls aus einem bipolaren Modell von Heilung. Marsha Linehan arbeitet selbst sehr stark mit interpersonellen Ressourcen, vor allem der wertschätzenden Bindung zwischen Patient und Therapeut und dem starken Einbringen ihrer Person. Der therapeutische Prozess scheint bei ihr immer in Bewegung, auf der Suche nach dem in der Gegenwart gerade Richtigen, Stimmigen. Wird in der Begegnung von Patient und Therapeut der richtige Rhythmus gefunden, so laufen die relevanten Veränderungsprozesse selbstorganisatorisch ab.

4.12 Anhang: Arbeitsblatt für EMDR

1. Spezifische Instruktionen

»Wir werden im Verlauf der EMDR-Sitzung immer wieder die Lage prüfen. Ich benötige dann von Ihnen möglichst klare Rückmeldungen. Manchmal zeigen sich Veränderungen, manchmal nicht. Ich werde Sie fragen, wie Sie sich fühlen auf der 0–10-Skala. Manchmal gibt es Änderungen, manchmal nicht. Bei diesem Prozess gibt es kein »Muss«. Ich werde Sie fragen, ob etwas Neues aufgetaucht ist – manchmal wird das der Fall sein, manchmal nicht. Versuchen Sie nur, so genau wie es Ihnen möglich ist, zu schildern, was passiert, ohne es zu bewerten. Lassen Sie das, was passiert, einfach geschehen. Wir werden eine Weile Augenbewegungen durchführen, dann werden wir darüber sprechen.« (Denken Sie daran, die Klientin zu erinnern, dass sie durch Handzeichen jederzeit *STOP* signalisieren kann.)

2. Ausgangssymptome oder Erinnerung
»Mit welchem Symptom oder welcher Erinnerung möchten Sie heute arbeiten?«
Mutter beschämt, entwertet F. öffentlich. »Igitt, du hat ja schon Orangenhaut!«

Bild
»Welches Bild stellt den schlimmsten Teil des Vorfalls dar?«
Schlimmster Moment: Der jüngere Freund der Mutter schaut in diesem Moment zur Patientin hinüber und lacht.

Negative Kognition (NK)
Gibt es Worte, die das Bild in Ihnen auslöst? Welche Worte beschreiben am besten Ihre negative Einstellung zu sich selbst? Am Besten ist eine Einstellung, die Sie jetzt spüren können und ein Satz in »Ich-Form«.
»Ich bin nicht in Ordnung!«

Positive Kognition (PK)
»Wenn Sie sich das Bild/Ereignis vorstellen, wie würden Sie jetzt gerne über sich denken?«
»Ich bin OK so, wie ich bin!«/(»Ich werde (richtig) wahrgenommen!«)

VoC (Stimmigkeit der Kognition)
»Wenn Sie an das Bild/Ereignis denken, wie zutreffend *fühlt* sich diese positive Selbsteinschätzung (wiederholen Sie die PK) *jetzt* auf einer Skala von 1 bis 7 an, wenn 1 völlig falsch und 7 völlig richtig stimmig ist?«
»Die Stimmigkeit ist: 1.«

Emotionen/Gefühle
»Wenn Sie sich das Bild/Ereignis zusammen mit dem negativen Satz (NK wiederholen) vorstellen, welche Gefühle kommen *jetzt* in Ihnen auf?«
»Wut, Trauer.«

SUD (GRAD der Belastung)
»Auf einer Skala von 0 bis 10, wo 0 keine Belastung oder neutral und 10 die für Sie maximal vorstellbare Belastung darstellt, wie belastend *fühlt* es sich *jetzt* an?«
»Die Stimmigkeit ist: 3.«

Lokalisierung der Körperempfindung

»Wo spüren Sie das in Ihrem Körper?«
»Druck im Bauch.«

3. Desensibilisierung/Reprozessierung
»Bitte stellen Sie sich das Bild/Ereignis zusammen mit dem negativen Satz (wiederholen Sie die NK) vor, achten Sie darauf, wo Sie das in Ihrem Körper spüren und folgen Sie meinen Fingern.« Arbeiten Sie den Assoziationskanal herunter, bis zweimal positive oder neutrale Assoziationen auftauchen (Ende des Kanals).
Wenn die Klientin keine Belastung oder neues Material berichtet, fahren Sie mit den Augenbewegungen. fort bis zum Ende auch dieses Kanals.

Wenn die Klientin keine Belastung oder neues Material berichtet, fragen Sie: »Wenn Sie jetzt an das Ereignis denken auf einer Skala von 0 bis 10, wie belastend fühlt es sich jetzt an?«

Der SUD sollte 0 sein bevor Sie mit der Verankerung beginnen.

4. Verankerung
Verknüpfen Sie die positive Kognition mit der Ausgangserinnerung. »Passen die Worte immer noch (wiederholen Sie die PK), oder gibt es ein anderes positives Statement, das Sie passender finden? Denken Sie an das Ereignis und gleichzeitig an die Worte (nun gewählte PK wiederholen)?«. »Wo spüren Sie das im Körper?« Lassen Sie auf PK und Körpergefühl fokussieren und machen Sie ein kürzeres Set Abw. »Wie ist es jetzt – von 1 bis 7?« Streben Sie VoC 6 oder 7 an.

5. Körper-Test
»Schließen Sie die Augen und konzentrieren Sie sich auf das Ausgangsereignis und die PK und gehen Sie dabei innerlich durch Ihren ganzen Körper. Sagen Sie mir, wo Sie etwas spüren.«

– Positive, angenehme Empfindungen verstärken. Bei Missempfindungen setzen Sie das Reprozessieren bis zum Verschwinden der Missempfindungen fort.

6. Abschluss
Weisen Sie auf die Möglichkeit des spontanen Prozessierens nach der Sitzung hin. Bitten Sie deshalb ein Tagebuch zu führen. Neu auftauchendes Material wird Thema für weitere Sitzungen sein.

Kapitel 5: Allergie und EMDR

Claudia Erdmann

Zusammenfassung

Eine positive Eigenerfahrung mit einer EMDR-Allergie-Behandlung führte zur Anwendung im weiteren Praxisfeld. Vorgestellt wird ein von mir weiterentwickeltes EMDR-Allergie-Protokoll, das von mir erprobt wurde. Die guten Ergebnisse sprechen dafür, dass eine allergische Immunantwort mittels EMDR in relativ kurzer Zeit positiv beeinflussbar ist und dass die positive Beeinflussung über längere Zeit hinweg stabil bleiben kann.

5.1 Einführung

Allergische Erkrankungen haben sich zu einer der häufigsten Störungen entwickelt und sind weiter auf dem Vormarsch. Zu den häufigsten allergischen Erkrankungen zählen Pollen-, Tierhaar-, Hausstaub-, Insektengift- und Nahrungsmittelallergien.[6]

Als ursächlich werden erbliche Veranlagungen sowie Veränderungen unserer Umwelt mit Umweltbelastungen durch Giftstoffe und Veränderungen unserer Lebensgewohnheiten mit Chemikalien in Nahrungsmitteln und anderen All-

6 Nach Heppt (1997) kann allein für die durch Pollen und andere Stoffe ausgelösten allergischen Reaktionen in Zentraleuropa eine Prävalenz von 10%–20% der Bevölkerung angenommen werden. Bei einer Prävalenz von schätzungsweise 15% ist mit einer von Allergien betroffenen Klientel von ca. 14 Millionen Bundesbürgern zu rechnen.

tagsprodukten sowie der Rückgang von Infektionen diskutiert und die daraus folgende Schwächung des Immunsystems.[7]

Gleichermaßen starke Einflussgrößen für Allergien stellen nach Kaspers (2005) auch psychische oder im psycho-sozialen Feld angesiedelte Stressoren dar wie familiäre Konflikte, Erkrankungen in der Familie, Tod von Angehörigen, Trennungen von Lebenspartnern oder auch eigene affektive-, neurotische- und somatoforme Erkrankungen. Nach Schmidt-Traub (1991) sind z. B. akute Panikzustände und generalisierte Angstsyndrome chronisch wirksame Stressoren.

Besondere Hygienemaßnahmen werden inzwischen als problematisch angesehen für ein gesundes Immunsystem und es wird ein Trainingsmangel des Immunsystems vermutet, der Allergien begünstigt. Bauernkinder leiden signifikant weniger an Allergien als Stadtkinder. Offenbar schützt der frühe Kontakt mit Nutztieren vor Allergien und ist auch für die spätere Gesundheit wichtig. Daher werden jetzt konkrete Schritte unternommen, um Abhilfe zu schaffen. Babys werden z. B. gezielt mit Nutztieren konfrontiert oder Staub aus Ställen wird zu Spiel- und Lernorten von Kindern gebracht.[8]

Trotz eines umfangreichen Forschungsstands ist aber immer noch relativ wenig bekannt, in welchem Verhältnis und wie genau diese verschiedenen Faktoren Einfluss nehmen auf das Immunsystem und allergische Reaktionen hervorrufen, bzw. welche Faktoren für einen Umlernprozess verantwortlich sind.[9]

Weitgehend unerforscht sind auch die psychobiologischen Bedingungen und Konsequenzen, die für die Entstehung von Allergien verantwortlich sind. Unbestritten ist, dass psychische Faktoren bei Entstehung und Verlauf einer Allergie eine wichtige Rolle spielen: sowohl bei der Sensibilisierung des Immunsystems für bestimmte Stoffe als auch bei der Ausprägung einer akuten allergischen Reaktion.

---

7 Vgl. hierzu: www.psychoallergologie.de/allergie_4_4.html (aufgerufen am: 20.05.06).

8 Vgl. hierzu eine Studie mit 3.500 Kindern der Arbeitsgruppe um Dr. Josef Riedler, Kinder-Hospital Salzburg, www.allergietherapie.de/texte/eigene_texte/2001/bauernkinder.html (aufgerufen am: 13.05.06).

9 Körperliche Allergiesymptome werden im Allgemeinen schulmedizinisch erklärt. Befunde der Psychoneuroimmunologie deuten aber darauf hin, dass das Immunsystem in enger Verbindung steht mit dem Zentralnervensystem und dem endokrinologischen System und eine führende Rolle bei der Entstehung und Aufrechterhaltung chronischer und psychosomatischer Krankheiten spielt. Es wird angenommen, dass das Zentralnervensystem über die Psyche Einfluss auf diese Immunprozesse hat und dass das neuroendokrine System auch als Vermittler von Botschaften zwischen diesen Systemen fungiert. Das Immunsystem ist in der Lage, auf neurochemische Signale vom Nerven- und Hormonsystem zu reagieren und umgekehrt werden auch Funktionen des Nerven- und Hormonsystems von Produkten des aktivierten Immunsystems beeinflusst.

So wird in einer Liebesnacht im Heu ein Allergiker wahrscheinlich keinen Heuschnupfen bekommen, meint der Psychologe Klaus Witt.

Es ist bekannt, dass anhaltende innere Erregungszustände innere Stressoren darstellen, die ebenso bedeutsame Einflussgrößen für die Entstehung einer Allergie sein können wie ein Zuviel an ständig wirksamen schädlichen Stoffen der Außenwelt. Oder auch umgekehrt: Derselbe normalerweise Allergie auslösende Stoff löst unter bestimmten veränderten inneren und/oder äußeren Bedingungen keine Allergie aus. In einem Experiment wurden 20 Kinder mit allergischem Asthma gegen Hausstaub ins Krankenhaus gebracht. In den Krankenzimmern, in denen die Kinder lagen, wurde Staub aus den jeweiligen Wohnungen verteilt. Nur ein Kind reagierte mit Asthma, 19 Kinder zeigten keine Reaktion (McDermott/O'Connor 2002).

Es ist bekannt, dass innere Bilder Allergien auslösen können, indem die betreffende Person »nur« an den Allergie auslösenden Stoff denkt, d.h. ohne in realem Kontakt mit diesem Stoff zu sein.

Schon zu Zeiten von Iwan Pawlow, also zu Beginn des letzten Jahrhunderts, wurde beispielhaft von einem Patienten berichtet, der nicht nur auf Rosenstaub mit allergischem Asthma reagierte, sondern auch auf den Anblick einer künstlichen Rose und schließlich nur auf das Wort »Rose«.

Mitte der 70er-Jahre des letzten Jahrhunderts wurden auch im deutschen und amerikanischen Raum derartige Befunde verstärkt aufgegriffen und oft experimentell bestätigt (vgl. Birbaumer/Schmid 1996).

Es ist bekannt, dass bei Allergikern Wahrnehmung und Informationsverarbeitung verändert sind. Allergiker bemerken z.B. schneller als Nicht-Allergiker schlechte Luftqualität, Gestank und Schmutz in Räumen oder reagieren mit stärkerem Juckreiz als Nicht-Allergiker auf dramatisierende Instruktionen.[10]

Als Hintergründe für diese verschiedenen Phänomene werden Lernprozesse diskutiert, wie z.B. klassische und operante Konditionierung, kontextabhängiges Lernen, Lernen am Modell und ein Feedforward-Effekt (im Voraus Lerneffekt) als Lernmechanismus des Immunsystems.[11]

Analog zu einer »Neuroplastizität« des Nervensystems kann von einer

10 Hier kann ein zentraler Sensibilisierungsprozess vermutet werden, der bei chronischem Schmerz bereits mehrfach untersucht worden ist.

11 Feedforward-Effekt (Im Voraus Lerneffekt): Hier wappnet sich der Organismus durch einen Vorauseffekt für zukünftige Situation (»Transfer«). Der Prozess, der durch eine erfolgreiche Impfung initiiert wird, ist genauso ein Feedforward-Effekt wie »Lernen«. Zu beachten ist dabei, dass »Lernen« ein bewusster und auch unbewusster Prozess sein kann. Er hat vermutlich die Funktion, dem Organismus zu helfen, einem potenziellen Stressor bereits im Vorfeld gerüstet begegnen zu können (vgl. www.hildesheimer-gesundheitstraining.de/download/hgtsal.pdf, aufgerufen am: 14.05.06).

»Immunoplastizität« des Immunsystems gesprochen werden, die sich auf allen Ebenen menschlichen und vermutlich auch tierischen Lebens findet. Hier bieten sich Ansatzpunkte für unterschiedliche Behandlungen.

5.2 Erfolgreiche Allergiebehandlungen im medizinisch-somatischen Feld

Im medizinisch-somatischen Feld werden in der herkömmlichen symptomatischen Therapie meist moderne Medikamente eingesetzt, die inzwischen relativ nebenwirkungsfrei sind, jedoch ein permanentes Eingreifen erfordern. Dabei muss kritisch bemerkt werden, dass sich trotz der hervorragenden Fortschritte in der medikamentösen Behandlung nur selten Heilung einstellt. Als Folgen sind häufig sich verschlimmernde Symptome und/oder eine medikamentöse Dauertherapie festzustellen mit jeweils beträchtlichen volkswirtschaftlichen Kosten.

Als eine Alternative in der somatisch-medizinischen Therapie gilt die »Hyposensibilisierung« oder »Spezifische Immuntherapie«, die bei bestimmten Allergien mit guten Erfolgen eingesetzt wird. Bei dieser Therapie wird das Immunsystem durch regelmäßige Injektionen oder einzunehmende Lösungen geringer Mengen des Allergie auslösenden Stoffes umgestimmt, in der Regel über einen Zeitraum von drei Jahren. Nachteile sind die lange Zeitdauer, die ein hohes Maß an Engagement und Compliance erfordert.[12]

5.3 Erfolgreiche Allergiebehandlungen im medizinisch-psychologischen Feld

Im Behandlungsfeld der medizinisch-psychologischen Beeinflussung von Allergien wird an der mentalen Beeinflussbarkeit und Lernfähigkeit psychosomatischer Prozesse angesetzt.

Als ein junges wissenschaftliches Fachgebiet hat sich in den letzten Jahrzehnten die »Psychoneuroimmunologie« etabliert, die neue wissenschaftliche Erkenntnisse liefert über Zusammenhänge zwischen Denken und Fühlen gegenüber dem Immunsystem. Diese Erkenntnisse werden im Behand-

12 Vgl. hierzu: www.medizinfo.de/allergie/therapie/hyposensibilisierung.htm oder www.allergietherapie.de/texte/laien/pt/2002/weimar.html (aufgerufen am: 09.06.06).

lungsfeld der psychologisch-medizinischen Beeinflussung von Allergien konkret genutzt.

Folgende Gedanken werden hierbei zentral verfolgt:

- Das Immunsystem ist beeinflussbar über mentale Zugänge und kann lernen bzw. umlernen. Wenn eine allergische Reaktion z. B. während eines körperlich und vielleicht auch psychisch anfälligen Zustands an die Wahrnehmung von vorhandenen Auslösereizen gekoppelt (konditioniert) worden ist, dann kann angenommen werden, dass im umgekehrten Fall die dosierte Konfrontation des Allergie auslösenden Stoffes angesichts eines körperlich und psychisch starken Zustands zu einer »Entkopplung« führt und damit ein Umlernprozess des Immunsystems und eine Befreiung von Allergie in Gang gesetzt wird. Das bedeutet z. B., dass veränderten Kontextbedingungen ein großer Stellenwert eingeräumt wird.
- Zentralnervöse Botenstoffe als Vermittler zwischen dem Immunsystem und anderen Organen sind durch lerntheoretische, hypnotische und andere Therapieformen veränderbar. Sie werden durch Emotionen, Kognitionen, Kausalattribuierungen wie Kontrollüberzeugungen und Selbstkompetenzerleben mitbestimmt und nehmen Einfluss auf die Entstehung einer allergischen oder normalen Immunantwort.
- Einem starken psychischen Ich-Gefühl entspricht physiologisch ein starkes Immunsystem, und es geht demnach im Verlauf der gesamten Behandlung um die ständige, aktive Herstellung dieses guten und starken Ich-Gefühls mit einem Feedforward-Effekt als Lernmechanismus des Immunsystems.

Aufgegriffen und umgesetzt werden diese Erkenntnisse insbesondere im Neuroliguistischen Programmieren (NLP)[13], aber auch in der Klinischen Hypnose und in weiteren Anwendungsfeldern, wie z. B. dem »Hildesheimer Gesundheitstraining«, das an der Fachhochschule Hildesheim/Holzminden unter Leitung von Prof. Dr. G. Unterberger entwickelt wurde. Im Vergleich mit anderen Verfahren wurde das »Hildesheimer Gesundheitstraining« nach strengen Kriterien wissenschaftlich überprüft und hat seine positive Wirkung an renommierten Kliniken unter Beweis gestellt.[14]

Im »Hildesheimer Gesundheitstraining« erlernen die Betroffenen in acht

---

13 Vgl. hierzu auch www.eanlpt.org/d-forschung.html (aufgerufen am: 20.05.06).

14 Im Hildesheimer Gesundheitstraining wird in einem Training psychologisch an Allergien gearbeitet. Weitere Trainings mit unterschiedlichen Modulen sind geplant oder werden bereits durchgeführt. Sie beziehen sich auf Krebserkrankungen, chronische Rückenleiden, Bluthochdruck, Niereninsuffizienz, chronischen Schmerz und Nebenwirkungen bei Strahlen- bzw. Chemotherapien.

Unterrichtseinheiten zu je zweieinhalb Stunden unter Selbsthypnose zunächst ein Bewusstsein für ihre eigenen Wahrnehmungsstrategien und dann ein Training des Immunsystems, z. B. die Vorstellung einer gläsernen Wand angesichts von imaginierten Pollen oder anderer imaginierter Allergie auslösender Stoffe. Mit einer CD und schriftlichen Anleitungen können die Teilnehmer auch zu Hause üben.

Neben Erkenntnissen der »Psychoneuroimmunologie« werden im »Hildesheimer Gesundheitstraining« als Verfahren und theoretischer Hintergrund eingesetzt: Neurolinguistisches Programmieren (NLP), Klinische Hypnose nach Milton H. Erickson, Entspannungsverfahren sowie ein verändertes Verständnis von Gesundheit und Krankheit mit Betonung auf Gesundheitsförderung statt auf Symptombehandlung oder -vermeidung.

Die Erfolgs- bzw. Umlernquote des Immunsystems beträgt im »Hildesheimer Gesundheitstraining« 80% und ist damit hoch signifikant. Vorteile des »Hildesheimer Gesundheitstrainings« sind neben den guten Erfolgen hinsichtlich der allergischen Reaktionen, die sich nach weniger als drei Monaten Training einstellen, auch die im Training erworbenen Kompetenzen der Selbstbestimmtheit und aktiven, »gesünderen« Lebensgestaltung mit vermutlich hoher Relevanz für die weitere Gesundheit der Teilnehmer.[15]

Weitere Untersuchungen haben auf dem »Hildesheimer Gesundheitstraining« aufgebaut mit ebenso guten Resultaten.[16]

Vereinfacht kann gesagt werden: Eine aktive und selbstbestimmte Gestaltung von Gesundungsprozessen, wie sie u.a. durch Selbsthypnose gegen allergische Prozesse (»Psychische Impfung«) erfolgt, ist sehr wirksam.[17]

Vielleicht ist es bereits eine gute Hilfe für an Allergien Leidende, sie z. B. unter Trance anzuleiten, sich eine gläserne Wand vorzustellen, die sie gegen Pollen schützt und dies dann in vivo zu üben.

---

15 Vgl. Hildesheimer Gesundheitstraining: Neuere Konzepte der Gesundheitsförderung befassen sich mehr mit dem, was der Begriff tatsächlich meint: Gesundheit fördern. Sie nutzen Erkenntnisse der Salutogeneseforschung und zielen auf die Stärkung aller Fähigkeiten eines Menschen, welche die Gesundheit schützen.

16 Vgl. hierzu auch eine Studie an der Universitätsklinik Göttingen, die Heilungserfolge durch Mentales Training belegt: www.innovations-report.de/html/berichte/medizin_gesundheit/bericht–5395.html.

17 Die »Psychische Impfung« ist eine mentale Beeinflussung des Immunsystems. Vgl. dazu: www.hildesheimer-gesundheitstraining.de/download/hgtsal.pdf und www.nlp.de/presse/deutschland/dw-0799.htm (aufgerufen am: 15.05.06).

5.4 Wespenstiche: Eine Eigenerfahrung

Im Jahre 2004 habe ich bei der Gartenarbeit mit der Harke buchstäblich in ein Wespennest gestochen. Es folgte ein heftiger Angriff wild gewordener Erdwespen, die ich vermutlich durch Wegrennen und Um-mich-Schlagen zusätzlich gereizt hatte. Im Endeffekt wurde ich mehrfach gestochen und es zeigten sich nach etwa einer halben Stunde so starke Schwellungen an vielen Teilen des Körpers – hinzu kamen Übelkeit und Kreislaufprobleme –, dass ein ambulanter Klinikaufenthalt nötig wurde. Dort konnte ich »gerettet« werden, wie die behandelnde Ärztin meinte. Ich wurde instruiert, in der Wespenzeit immer eine Notfallapotheke (Antihistaminikum, Kortison) mit mir zu führen.

Im Jahr darauf (2005) setzte ich mich mit Literatur zu Allergiebehandlungen auseinander und beschloss dann, eine Eigenbehandlung mit EMDR zu versuchen. Hierzu veränderte ich das EMDR-Protokoll und führte dann eine etwa zweistündige EMDR-Behandlung durch. Das Eigenexperiment gelang, wie sich kurz danach zeigte: Ich ließ mich von einer Wespe in den Arm stechen und es kam lediglich zu einer kleinen Schwellung. Dieser Erfolg war zwar befriedigend, aber überzeugte mich noch nicht von der Wirksamkeit der EMDR-Behandlung, da doch die Kontext-Bedingungen in beiden Fällen sehr unterschiedlich waren: Im ersten Fall hatte ich mich in einem ausgesprochen erregten, gestressten Zustand befunden, im zweiten Fall war ich eher ruhig und neugierig.

Etwa einen Monat später kam es jedoch zu einem erneuten Wespenstich, diesmal unfreiwillig und unter für mich relativ ungünstigen Bedingungen von Anspannung und Stress. Aber auch in diesem Fall kam es nur zu einer leichten Schwellung und nicht zu der von mir befürchteten allergischen Reaktion. Allerdings handelte es sich hier auch nur um einen Wespenstich und nicht um viele Stiche wie im ersten Fall.

Es ergaben sich kurz darauf in meiner Praxis mehrere Anwendungsmöglichkeiten und ich hatte Gelegenheit, die Wirksamkeit der EMDR-Allergie-Behandlung auch bei anderen Menschen zu prüfen.

5.5 EMDR-Protokoll zur Allergiebehandlung

Das hier vorgestellte EMDR-Protokoll basiert auf dem acht Phasen umfassenden EMDR-Standardprotokoll, dessen Vorgehensweise hier im Folgenden nicht immer explizit betont wird, und es bezieht Aspekte des EMDR-Phobie-Protokolls mit ein. Als weitere Hintergründe sind Erkenntnisse der Psychoneuroimmunologie, der klinischen Hypnose, des NLP und Betrachtungen zur Gesundheit, wie sie von Antonowski (1997) und Grawe (2004) nahe gelegt werden, einbezogen.

5.5.1 Anamnese und Behandlungsplanung

Eine Allergie wird analog zum NLP-Vorgehen als Phobie des Immunsystems verstanden. Es kann zu überschießenden Reaktionen kommen bis hin zur Gefahr eines anaphylaktischen Schocks. Wichtig für die EMDR-Allergie-Behandlung sind Kenntnisse über Allergien, ggf. Rückkopplungen mit dem übrigen medizinischen System, ggf. Absprachen mit dem behandelnden Arzt, ein Vorrat an antiallergischer Medikation sowie Kenntnisse der Fähigkeiten und Ressourcen des Patienten.

Auf Sprache wird besonderer Wert gelegt und sie wird wie in der Klinischen Hypnose als Ressource verstanden, die Möglichkeiten zur Heilung eröffnen kann.

Wie bei einer Phobie sind beim Betroffenen im Vorfeld besonders vorgelagerte Traumata, Schwierigkeiten im Ziehen von Grenzen, Mangel an Selbstsicherheit und Selbstvertrauen, ungelöste und belastende psychosoziale Probleme zu beachten sowie ein sekundärerer Krankheitsgewinn. Wie würde das Leben des Patienten verlaufen ohne Allergie? Gibt es irgendwelche positiven oder negativen Konsequenzen durch die Allergie? (Vgl. dazu Shapiro 1998b.)

5.5.2 Stabilisierung und Vorbereitung

Diese Phase umfasst:
a) Ressourcen
Grundlegend wird hier davon ausgegangen, dass einem starken psychischen Ich-Gefühl physiologisch ein starkes Immunsystem entspricht. Daher ist das Augenmerk während der gesamten folgenden Behandlung auf die aktive Herstellung dieses guten und starken Ich-Gefühls gerichtet. Die aktive Gestaltung eines guten und starken Ich-Gefühls erfolgt z. B. durch die Orientierung auf folgende Ressourcen, die in dieser Phase eingeführt werden und den gesamten Prozess begleiten:

➢ Eine relativ langsame und tiefe bilaterale Stimulierung in den Handinnenflächen.[18] Diese Stimulierung wird von vielen Patienten als sehr angenehm

18 Bei traumatisierten Patienten kann es u. U. zur Ablehnung eines so nahen Körperkontakts kommen.

und entspannend erlebt und führt vermutlich über mehrere Zugänge, auch über Akupressurpunkte, zur Aktivierung des Parasympathischen Systems im Sinne der Herstellung einer »Heillandschaft«, die Heilung begünstigt.

- Eine ständige positive Körperressource, wie sie von Grand (2003) vorgeschlagen wird. Dies bedeutet konkret für den Patienten das mentale Aufsuchen einer Stelle im Körper, wo er Wohlbefinden spürt. In Anlehnung an NLP-Vorgehensweisen wird hier vom Therapeuten genau nachgefragt nach Größe, Form, Farbe, Temperatur, Art der Bewegung dieser positiven Körperressource. An diese positive Körperressource wird während des gesamten Prozesses immer wieder vonseiten des Therapeuten erinnert. Gerade im Falle körperlicher Beschwerden, z.B. auch infolge chronischer Schmerzsyndrome, die von Patienten oft als Verrat durch den Körper erlebt werden, verbunden mit Hilflosigkeit angesichts der krankhaften Prozesse, bedeutet die Fokussierung auf gesunde Körperprozesse und die konkrete Erfahrung eines guten Körpergefühls einen Schritt hin zu einem Gefühl von Kompetenz und Stärke. Diese positive Körperressource wird bilateral verankert.
- Sprache als Ressource mit ihrem suggestiven Einfluss auf Heilungs- und Krankheitsprozesse. So wird z.B. immer gesprochen vom Stoff, der Allergie auslöst oder auslöste und nicht vom »Allergen«.[19]
- Ein »Sicherer Ort« als Ressource, wie auch im Standardprotokoll vorgesehen. Diese Ressource wird bilateral geankert.

b) Erklärung von EMDR bezogen auf das Immungeschehen

Die Information für den Patienten wird vermittelt in einer Form, die dem gängigen (wissenschaftlichen) Weltbild entspricht, um möglichst sein Bezugssystem zu erreichen. Folgende Formulierung kann eingesetzt werden: »Normalerweise vernichtet das Immunsystem Bakterien, Viren und schädliche Stoffe. Bei Allergien tritt es aufgrund einer falschen Speicherung in Aktion, wenn keine Gefahr da ist. Das heißt, das Immunsystem muss umlernen. Durch die EMDR-Behandlung erlernt es eine neue Reaktion.«

c) Metapher

Anbieten einer Metapher für den Prozess. Zum Beispiel: »Während Ihr Im-

19 Die Frage ist ungeklärt, welche positiven Suggestionen oder Zielsuggestionen am besten geeignet sind, um immunologische Prozesse in der gewünschten Weise zu beeinflussen. Wie Ergebnisse der Hypnoseforschung zeigen, müssen es keine spezifischen und bewusst symptombezogenen Anekdoten oder Vorstellungsbilder sein über deren positive Suggestionen eine Wirkung erfolgen kann. Vgl. hierzu www.hildesheimer-gesundheitstraining.de/download/hgtsal.pdf (aufgerufen am: 14.05.06).

munsystem arbeitet, stellen Sie sich vielleicht vor, wie Sie als Wissenschaftler den ganzen Prozess begleiten.«

d) Sitzposition

Finden einer guten und bequemen Sitzposition.

e) Stimulierung

Vorstellen der Stimulierung als bilaterale Stimulation in den Handinnenflächen (sofern es keine Kontraindikationen gibt, z. B. in Form von Erkrankungen in den Händen).

f) Stoppsignal

Die besondere Betonung des Stoppsignals ist auch bei Allergiepatienten von großer Bedeutung.

g) Beobachterrolle

Hinweis auf die Beobachterrolle und einen möglichen Rollenwechsel, eine dissoziierte und eine assoziierte Perspektive, analog zum NLP Protokoll (NLP-Protokoll vgl. Anhang).

5.5.3 Einschätzung

Diese Phase umfasst:

a) Ausgangssituation

Die allergische Situation/das Umfeld der Allergie für den Patienten.

b) Ausgangsbild

Der Patient wird aufgefordert, ein Bild zu malen und eine Beschreibung von dem Stoff zu geben, den er für den Auslöser seiner Allergie hält.[20]

Falls der Patient mehrere Stoffe anbietet, wird zunächst mit dem Stoff gearbeitet, der am wenigsten Belastung bedeutet. (In einem neuen Behandlungsset können dann nacheinander die einzelnen Allergie auslösenden Stoffe prozessiert werden. Frage an den Patienten: »Was ist daran für Sie besonders schlimm?«

c) Negative Kognition

Frage an den Patienten: »Welche Aussage über Sie selbst passt zu diesem Bild?«

d) Positive Kognition

Frage an den Patienten: »Was können Sie Positives über sich sagen angesichts des Ausgangsbildes?« (VoC-Skala von 1–7)

e) Emotionen

20 Das Malen eines Bildes ist dem EMDR-Schmerzprotokoll von M. Grant (2004) entnommen und wird von der Autorin seit langem mit Erfolg zur EMDR-Behandlung chronischer Schmerzen eingesetzt.

Frage an den Patienten: »Welche Gefühle tauchen auf angesichts des Ausgangsbildes?« (SUD-Skala von 1–10)
f) Lokalisieren der Körperempfindung
»Wo im Körper fühlen Sie das?«
g) Allergie-Frage
Hilfreich und prozessförderlich kann die Frage an den Patienten sein: »Wenn die Allergie reden könnte, was würde sie zu Ihnen sagen?«[21]

5.5.4 Durcharbeiten

a) Ressourcenwahrnehmung in der dissoziierten Perspektive[22]
Zu Beginn der Phase des Durcharbeitens wird bilateral stimuliert und der Patient gebeten, sich hinter einer Glasscheibe zu sehen, mit allen Ressourcen (positive Körperressource, Sicherer Ort) ausgestattet und ohne allergische Reaktion.
b) Information für den Patienten
»Sie sind genau der, der Sie sein wollen, und Ihr Immunsystem arbeitet angemessen. Sie wissen, dass Sie die Ressourcen zu Ihrer vollkommenen Verfügung haben, Ihr Immunsystem weiß genau, wie es angemessen reagieren kann.«
Wie bereits dargelegt, wird in Anlehnung an NLP-Formulierungen auch hier wieder besonderer Wert auf Sprache als Ressource gelegt, die Heilprozesse ermöglichen kann.
c) Dosierte Einführung des Stoffs, der die Allergie auslöst
Während der Patient sich selbst dort drüben hinter dem Schirm aus Glas beobachtet, wird bilateral stimuliert und zugleich mental der Allergie auslösende Stoff dosiert angeboten. Der Patient nimmt davon gerade so viel, dass er seine Ressourcen immer noch wahrnehmen und sich stark fühlen kann.

Ein Set dauert so lange, bis eine physiologische Veränderung zu sehen ist oder – und das ist vorher mit dem Patienten abgesprochen – der Patient unterbricht, weil er eine Veränderung bei sich sieht. Dem Patienten kann widergespiegelt werden, dass das Immunsystem gerade mitteilt, dass es verstanden hat.

Der Patient wird aufgefordert zu beobachten, wie er sich dort hinter der Scheibe verändert, während er dort in zunehmendem Kontakt mit dem Stoff ist, der die Allergie auslöst.

21 Diese Frage ist dem M. Grant EMDR-Schmerzprotokoll (2004) entnommen und weist u. U. zu Themen, die vorrangig prozessiert werden müssen.

22 Die Aktivierung des menschlichen Vermögens, dissoziieren oder assoziieren zu können, stellt eine Ressource dar, die besonderes in der klinischen Hypnose und im NLP eingesetzt wird.

Dieser Prozess der dosierten »Verabreichung« des Stoffes, der die Allergie auslöst, wird zusammen mit bilateraler Stimulation fortgesetzt bis zu dem Punkt, wo keine physiologischen Veränderungen mehr sichtbar und bemerkbar sind.

Bei diesem Vorgehen entscheidet der Patient, wie viel er von dem Stoff nimmt, bzw. wie viel Stoff er sich aussetzt, nämlich gerade so viel, wie er verkraften kann. Wenn der Prozess dann heilend voranschreitet, macht der Patient ständig die Erfahrung, wie er selbst ganz persönlich seine Probleme beobachten kann, wie sie sich verändern können. Und er macht die konkrete Erfahrung, seine Probleme gemäß seiner inneren Uhr schrittweise bewältigen bzw. selbstkompetent heilen zu können.

Diesem Vorgehen liegt die Annahme zugrunde, dass die konkrete Erfahrung, nämlich eigenaktiv und erfolgreich Schwierigkeiten meistern zu können, einen zentralen heilenden Faktor darstellt und dass diese Selbstkompetenz ein wesentlicher Bestandteil eines guten »Ich-Gefühls« und damit eines starken Immunsystems ist.

d) Ressourcenwahrnehmung in der assoziierten Perspektive

Der Patient wird gebeten, in den eigenen Körper zurückzukehren, die Ressourcen wahrzunehmen (positive Körperressource, Sicherer Ort) und sich dann vorzustellen, dass er in der Gegenwart des Stoffes ist, der die Allergie auslöste, während weiterhin bilateral stimuliert wird.

e) Information für den Patienten

»Während Sie sich den Stoff vorstellen, weiß das Immunsystem einfach, wie es angemessen zu reagieren hat. Lassen Sie Ihr Immunsystem besonders aufmerksam sein.«

Dieser Prozess wird mit bilateraler Stimulation begleitet bis zu dem Punkt, an dem der Patient mitteilt, dass der Stoff jetzt keine Reaktion mehr auslöst.

f) Weitere Information für den Patienten

»Gut, Ihr Immunsystem hat jetzt das Wissen darüber, wie die angemessene Reaktion in einer solchen Situation ist.«

g) Zukunftsbild

Gemäß dem Vorgehen bei Phobien wird der Patient nun gebeten, sich einen Zeitpunkt in der Zukunft vorzustellen, an dem er in der Gegenwart des Stoffes ist, der früher die allergische Reaktion auslöste. Dieser Prozess wird mit bilateraler Stimulation fortgesetzt, bis keine allergische Reaktion mehr sichtbar und für den Patienten bemerkbar ist.

h) Realtest

Falls in der Therapiesituation ein realer Test mit dem ursprünglich Allergie auslösenden Stoff möglich ist, kann er jetzt gemacht werden.

i) Erhebung des Emotionalen Belastungsgrads

Bei einem SUD von -0- wird weitergegangen zur Verankerung der PK. Ein SUD von größer -1- bietet Material für weitere Behandlung.

5.5.5 Verankerung

Frage an den Patienten: »Halten Sie Ihr Bild bzw. Ihre Beschreibung des Stoffes, der früher die Allergie auslöste, und die Positive Kognition zusammen, wie wahr ist jetzt Ihr positiver Satz?«
Bei einer PK von -7- folgt bilaterale Verankerung.
Eine PK unter -7- bietet Material für weitere Behandlung.

5.5.6 Körpertest

Tauchen angesichts der Ausgangssituation (das Umfeld der ehemaligen Allergie) und der Positiven Kognition irgendwo negative Körperempfindungen auf? Falls keine negativen Körperempfindungen mehr auftreten, kann weitergegangen werden zu 7 (Abschluss). Falls noch negative Körper-Empfindungen auftreten, wird gemäß dem Standardprotokoll vorgegangen.

5.5.7 Abschluss

Der Abschluss folgt dem Standardprotokoll, d.h. der Patient muss in einem möglichst guten und ausgeglichenen Zustand die Sitzung beenden. (Entspannung, Distanzierung, Ressourcen). Gerade dann, wenn die Behandlung am Ende der Sitzung noch nicht zu einem deutlichen Rückgang der Beschwerden und einem SUD von -0- und einer PK von -7- geführt werden konnte, ist es wichtig, dem Patienten zu einem möglichst stabilen Insgesamt-Befinden zu verhelfen. An dieser Stelle kann an Ressourcen erinnert und sie bilateral geankert werden und/oder die Frage helfen: »Was ist das Positivste, was Sie jetzt über sich sagen können?«[23]

5.5.8 Überprüfung

In der nächsten Sitzung sollte der Erfolg der Behandlung überprüft werden. Bei einem stabilen Erfolg sollte eine Rückfallprävention aufgebaut werden.

---

23 Diese Frage wurde von der Psychologin Dr. Monique Renssen entwickelt.

Die Bausteine einer gelungenen Rückfallprävention müssen auf mehreren Ebenen ansetzen und auch die aktuelle Lebensführung und Lebenssituation sowie weitere relevante psychische und physische Faktoren einbeziehen. Dabei geht es um die Fähigkeit des Patienten, Warnsignale rechtzeitig zu erkennen und die neu erlernte, mental induzierte Wahrnehmungs- und Immunstrategie zu starten und/oder ein Medikament rechtzeitig zu applizieren.

Konkret kann dies z.B. heißen:

- Selbstkontrolltechniken zu erlernen und einzusetzen.
- Innere psychische und/oder physische Anspannung und Unruhe z.B. durch ein Köpergefühlstraining wahrnehmen zu lernen und dann zu verändern, z.B. durch ein Entspannungstraining nach Jacobson oder durch die »Rapidentspannung« nach Bongartz (1998) oder durch andere Zugänge zur Herstellung parasympathischer Zustände.
- Innere Konflikte und ihre Bedeutung erkennen zu lernen, die sich ggf. auf psychotherapeutischem Wege versöhnen lassen.
- Heilbilder einzuüben, z.B. die Vorstellung einer Glasscheibe, die schützt.
- Die Notwendigkeit medikamentösen Eingreifens feststellen zu können.

5.6 Allergiebehandlung eines 13-jährigen Jungen mit »Heuschnupfen«

Es handelt sich um den zum Zeitpunkt der Behandlung (2005) 13-jährigen Klaus, der wegen Suizidneigung und aggressivem Verhalten bei mir seit ein paar Monaten in Behandlung war. Von seiner Allergie erfuhr ich erst im Frühjahr, als er mit den typischen Zeichen eines »Heuschnupfens« zur Behandlung kam: einem im Nasen- und Augenbereich angeschwollenen Gesicht mit verstopfter Nase und Nasensekretion, einer Konjunktivitis mit juckenden, geröteten und tränenden Augen und erhöhter Lichtempfindlichkeit sowie Juckreiz der Schleimhäute mit Kratzen im Rachenbereich. Klaus hatte zusätzlich eine Kreuzallergie entwickelt, da er – genauso wie seine Mutter – auf etliche Früchte allergisch reagierte, z.B. auf Äpfel. Nach einem Apfelbissen schwollen Mund und Zunge dick an.[24]

Sein Arzt habe ihm erklärt, dass er auf Blütenpollen allergisch reagiere und habe ihm ein Medikament verschrieben, das er aber nur ungern einnähme, weil er dann so matt und müde werde, berichtete er. Den Vorschlag einer EMDR-

24 Frühes Intervenieren ist wichtig: Erwachsene, die an einem exogen-allergischem Asthma erkranken, haben in drei von fünf Fällen früher einen Heuschnupfen durchgemacht. Umgekehrt entwickeln bis zu 40% der Patienten mit allergischer Rhinitis im Verlauf ihrer Krankheit eine asthmatische Symptomatik. Vgl. Schultze-Werninghaus (1997, S. 20).

Behandlung seiner Allergie nahm er gern auf, da er bereits gute Erfahrungen mit EMDR gemacht hatte. Es wurde mit ihm vereinbart, die Behandlung zu einem Zeitpunkt durchzuführen, zu dem die Allergie möglichst gering war, also z. B. an einem Regentag. Dieser stellte sich bald ein und Klaus kam ohne größere allergische Beschwerden zur Behandlung.[25]

5.6.1 Anamnese und Behandlungsplanung

Klaus verfügte bereits über hilfreiche Strategien und Ressourcen zum Management seines aggressiven Verhaltens und war neugierig auf die Allergie-Behandlung. Klaus kommentierte die Erklärung einer Allergie als Phobie so: »Man ist erregt gegen bestimmte Dinge und man weiß nicht wieso, und da gibt's gar keinen Grund.«

Als Allergie auslösenden Stoff stellte sich Klaus Pollen vor, die durch die Luft fliegen. Angesichts dieser Vorstellung reagierte Klaus mit einem Gefühl von leichtem Kribbeln in Nase und Augen.

5.6.2 Stabilisierung und Vorbereitung

Ressourcen

Als positive Körperressource nannte Klaus ein gutes, neutrales, orangefarbiges Gefühl in den Waden und dann nannte er noch spontan ein grünes, rundes Gefühl im Hintern.

Sein Sicherer Ort war das gemeinsame Spiel vor dem PC mit seinem Freund. Beide Ressourcen wurden bilateral verankert.

Information

Klaus erhielt die Information: »Normalerweise vernichtet das Immunsystem Bakterien, Viren und schädliche Stoffe. Bei Allergien tritt es aufgrund einer falschen Speicherung in Aktion, wenn keine Gefahr da ist, d. h. das Immunsystem muss umlernen. Durch die EMDR-Behandlung wird ihm eine neue Reaktion beigebracht.«

---

25 Die Behandlung mit Klaus wurde absichtlich an einem Regentag durchgeführt, als er keine allergischen Reaktionen zeigte. Es ist zu untersuchen, ob eine EMDR-Behandlung auch im »normalen« Heuschnupfen-Anfall möglich und erfolgreich ist. Ein Behandlungsweg könnte analog zu dem von mir erstellten Schmerzprotokoll verlaufen und es könnten die allergischen Beschwerden selbst als Ausgangsthema der Behandlung gewählt werden (vgl. Erdmann 2005).

Metapher
Klaus erhielt die »Wissenschaftler-Metapher«, die er schon in früheren EMDR-Behandlungen gern gemocht hatte.

Sitzposition und Stimulierung
Klaus fand eine angenehme Sitzposition und war mit der Stimulierung in den Handinnenflächen, die er als sehr angenehm bewertete, einverstanden.

Stoppsignal
Klaus wollte gern »Stopp« sagen, falls er eine Unterbrechung wünschte.

Beobachterrolle
Klaus wurde instruiert, dass er als Wissenschaftler meistens den Prozess beobachten würde, aber vielleicht auch mal selbst als Wissenschaftler etwas ausprobieren könnte, wie Wissenschaftler dies manchmal so machten (dissoziierte/assoziierte Perspektive).

5.6.3 Einschätzung

Ausgangssituation
Für Klaus war »das ganze Leben vermint«, da er »im Sommer in der Schule wie eine Heulsuse mit verquollenen Augen« (Klaus) herumsäße.

Ausgangsbild
Er malte ein Bild von kleinen Pollen-Partikelchen und sagte auf die Frage, was daran das Schlimmste wäre: »Die Pollen sind wie Staub, ich spüre es.«

Negative Kognition
Klaus machte mehrere negative Selbstaussagen, die er gleichermaßen wichtig fand: »Ich habe ein Scheiß-Immunsystem. Ich bin ein armes Schwein. Das Schicksal meint es schlecht mit mir, ich habe immer Pech.«

Positive Kognition
»Ich bin froh, nicht im Krankenhaus zu liegen.« (VoC -3-) Und dann meinte er und fand dies noch wichtiger: »Ich bin froh, eine gute Intelligenz zu haben.« (VoC -2-)

Emotionen

Klaus: »Das ist nervig wie ein Wecker, der klingelt. Ich bin sauer, verzweifelt und wütend.« (SUD -6-)

Lokalisieren der Körperempfindung

(wurde bei Klaus weggelassen[26])

Allergie-Frage

Klaus meinte auf die Frage, wenn die Allergie reden könnte, was sie zu ihm sagen würde: »Die Allergie sagt: Ich werde dein Leben lang bleiben. Ich bin eine Kopie deiner Mutter.«

Da die Mutter-Sohn-Problematik ein Thema der sonstigen Psychotherapie war, wurde hier nicht weiter darauf eingegangen.

5.6.4 Durcharbeiten

Klaus beobachtete sich durch eine imaginierte Glasscheibe mit den Ressourcen und frei von allergischer Reaktion, während er wollte, dass die Pollen (der Allergie auslösende Stoff) langsam zu ihm fliegen sollten.

Es folgten fünf Sets zu je etwa zehn relativ langsamen Rechts-links-Stimulationen in jeweils einer der Handinnenflächen.

Zwei Sets kommentierte er, er habe nichts gespürt von der Allergie, nur seinen grünen Hintern. Ein Set kommentierte er, er habe ein nervig-pinkfarbenes Drücken im Mund gespürt, wie ein viereckiger Pickel. Ein Set kommentiert er, die Allergie in der Nase sei weg, die Nase sei erst rund gewesen, dann giftgrün und jetzt grün. Ein Set kommentiert er: »Alles normal, der Staub ist weg«.

Er malte anschließend ein Bild. Im unteren Bereich ist ein großer, hässlicher Erreger zu sehen, der das viel kleinere, lustig aussehende Immunsystem, gemalt als Gesicht mit zwei Armen, wegkickt. Im oberen Bereich stürzt sich das Immunsystem in die Tiefe auf den Erreger mit einem Fläschchen Clerasil (ein Mittel gegen Pickel und Hautunreinheiten) in der Hand und »ätzt den Erreger weg« (Klaus).

Zukunftsbild

Auf die Frage eines Zeitpunkts in der Zukunft, wo Klaus wieder Kontakt mit

26 In meinen ersten Allergie-Behandlungen habe ich das Lokalisieren der Körperempfindung bewusst weggelassen, analog zum EMDR-Phobie-Protokoll von Schubbe (2004), habe aber inzwischen auch gute Erfahrungen damit gemacht, die Köperempfindung in die Phase 3, Einschätzung, mit einzubeziehen. Beide Vorgehensweisen waren bislang wirksam.

den Pollen haben könnte, meinte er, da wäre alles OK, die Pollen wären ihm jetzt egal.

Realtest
Da ich wusste, dass Klaus an einer Kreuzallergie litt, also auch auf bestimmte Früchte, z. B. Äpfel allergisch reagierte, war ich neugierig, ob sich vielleicht auch hier eine Besserung eingestellt hatte.

Ich fragte ihn, ob er sich vorstellen könnte, mal ein kleines Apfelstückchen zu probieren. Er hatte große Lust dazu, nahm den Apfel, biss spontan hinein und verspeiste dann mit Genuss den ganzen Apfel – ohne allergische Reaktion.

Erhebung des Emotionalen Belastungsgrads
Klaus' SUD war -0-.

5.6.5 Verankerung

Seine PK war: »Ich bin froh, eine gute Intelligenz zu haben.« (Voc -7-) Dies wurde verankert.

5.6.6 Körpertest

Der Körpertest ergab bei Klaus keine negativen Körperempfindungen.

5.6.7 Abschluss

Als Rückfallprävention wurde Klaus das Bild einer Glasscheibe angeboten und diese Vorstellung mit ihm geübt, die ihn schützt gegen Pollenflug. Klaus erfand das Bild einer Plexiglasscheibe und er versprach, sich die Plexiglasscheibe beim »leisesten Jucken der Augen« (Klaus) vorzustellen.

Dann ging er erleichtert nach Hause.

5.6.8 Überprüfung

Seit der Behandlung ist ein Dreiviertel Jahr vergangen. Klaus hatte bislang keinen Rückfall. Er kann sich in der Natur aufhalten ohne »Heuschnupfen« und er kann Äpfel und anderes Obst essen, auf das er früher allergisch reagiert hatte.

5.7 Weitere Behandlungen

Das vorgestellte EMDR-Allergie-Protokoll wurde von mir inzwischen auch eingesetzt bei einem erwachsenen Patienten mit einer Bienenstichallergie, die etwa einen Monat vor der EMDR-Behandlung zu einem anaphylaktischen Schock und einer Krankenhausbehandlung geführt hatte. Nach der (zweistündigen) EMDR-Behandlung wurde er einige Monate später einmal von einer Biene gestochen, ohne eine allergische Reaktion zu zeigen.

Die beiden nächsten Patientinnen waren Schwestern, vier und sechs Jahre alt, die beide auf Mückenstiche allergisch mit starken Schwellungen reagierten, die kleinere der beiden noch stärker als ihre Schwester. Die ältere der beiden litt zudem an einer ausgeprägten Fahrstuhl-Angst. Während der etwa 20-minütigen kindgemäßen EMDR-Allergie-Behandlung saßen beide Mädchen auf dem Schoß der Mutter, das kleinere Mädchen wurde direkt behandelt, während das andere zuschaute. Während der etwa 20-minütigen kindgemäßen EMDR-Fahrstuhl-Angst-Behandlung saßen beide Mädchen ebenfalls auf dem Schoß der Mutter. Hier war es umgekehrt, das größere Mädchen wurde direkt behandelt, während das kleinere zuschaute. Beide Mädchen regieren seit etwa einem Dreiviertel Jahr normal auf Mückenstiche, d. h. es kam nicht mehr zu Schwellungen. Das größere Mädchen ist seit der Behandlung frei von Fahrstuhl-Angst.[27]

5.8 Ausblicke

Bei den von mir bislang durchgeführten EMDR-Allergie-Behandlungen kam es in kurzer Zeit, d. h. bereits nach einer einmaligen EMDR-Behandlung, zu einer Normalisierung der Funktion des Immunsystems, die auch katamnestisch von Bestand war. Im Falle von Klaus war die Allergie-Behandlung allerdings eingebettet in eine Psychotherapie.

In Anbetracht der geringen Zahl von Behandlungen können diese guten Ergebnisse nur von vorläufiger Bedeutung sein, aber es sind viel versprechende Anfänge, die vielleicht weitere EMDR-Therapeuten anregen, EMDR auch bei Allergien anzuwenden und zu erproben.

Möglicherweise müssen die EMDR-Allergie-Behandlungen in bestimmten Abständen wiederholt werden, um auch langfristig effektiv zu sein. Auch hier besteht weiterer Forschungsbedarf. Nach Ansicht von Grawe (2004) kranken viele Psychotherapiebehandlungen nicht an der Methodik, sondern an der fehlenden Nachkontrolle und -behandlung zu bestimmten Abständen.

---

27 Vgl. zu einer kindgemäßen EMDR-Behandlung Tinker & Wilson (2000).

Die Allergie-Behandlung mit EMDR kann als eine konfrontative Auseinandersetzung mit den Allergie auslösenden Stoffen verstanden werden. Damit ergibt sich ein anderer Zugang als der bislang immer noch im medizinisch-somatischen Bereich präferierte. In den aktuellen medizinischen Lehrbüchern wird Karenz als moderne Therapie und beste Behandlungsform dargestellt (vgl. Klimek 1998). Möglicherweise trägt die Vermeidung Allergie auslösender Stoffe zur Verschlechterung und Ausweitung der allergischen Symptomatik bei, in Analogie zum Phänomen Angst und zur Vermeidung angstauslösender Situationen mit entsprechender Generalisierung.

Ebenso wie ähnlich arbeitende (mentale) Verfahren zur Behandlung von Allergien, z.B. die NLP-Behandlung oder das »Hildesheimer Gesundheitstraining«, könnte EMDR in interdisziplinärer Zusammenarbeit mit Medizinern, Pharmakologen und Psychoneuroimmunologen in neue Kombinationsbehandlungen umgesetzt werden.

Es könnte sich als sinnvoll herausstellen, Kombinationsbehandlungen mit der (medizinisch-somatischen) Hyposensibilisierung durchzuführen. Gute Erfolge sind dabei vermutlich zu erwarten, z.B. eine Verminderung des bei der Hyposensibilisierung erheblichen Zeitfaktors und damit eine geringere Belastung der Patienten und geringere Kosten für das Gesundheitssystem.

Es ist davon auszugehen, dass die atopischen und immunologischen Mechanismen bei verschiedenen Krankheitsformen ähnlich verlaufen. Auch hier ist denkbar, dass weitere Immunerkrankungen von EMDR bzw. einer Zusammenarbeit von EMDR und medizinisch-somatischen sowie medizinisch-psychologischen Behandlungen profitieren.

Interdisziplinarität und neue Kombinationsbehandlungen führen mit hoher Wahrscheinlichkeit zu mehr Gesundheit und Lebensqualität chronisch Kranker und zu einer Reduktion von Gesundheitskosten.

Es wäre sicher ein Missverständnis, EMDR als (alleinige) Alternative zur Allergiebehandlung im medizinisch-somatischen Feld zu verstehen. Ebenso falsch wäre es, nur auf eine rein körperliche Behandlung zu bauen. Psyche und Physis gehören zusammen. Ein Management und eine Bewältigung zukünftiger Problemfelder und nachhaltige Heilerfolge sind nach dieser Sicht nur zu erzielen bei einer guten Kommunikation und Zusammenarbeit aller an diesem Prozess Beteiligten, der Praktiker, der Forscher und nicht zuletzt der Patienten.

Kapitel 6: EMDR und chronischer Schmerz

Claudia Erdmann

6.1 Einleitung

Das in den 80er-Jahren von der amerikanischen Psychologin Francine Shapiro veröffentlichte Verfahren EMDR (Eye Movement and Desensitization and Reprocessing) beinhaltet als zentrale Komponente, dass die Aufmerksamkeit des Patienten sich auf eine traumatische Erinnerung und die damit verbundenen Gedanken und Gefühle richtet, während gleichzeitig rhythmische Augenbewegungen induziert werden (Shapiro 1998a).

EMDR eignet sich signifikant gut zur Behandlung der Posttraumatischen Belastungsstörung (PTBS). Hierbei handelt es sich um ein Störungssyndrom, meistens bestehend aus vegetativer Übererregtheit, Erstarrung, Schlaflosigkeit, Angst und Depression, das häufig auftritt nach sehr belastenden Ereignissen oder starken Bedrohungen, wie z. B. schweren Unfällen, Naturkatastrophen, Folter, sexuellem Missbrauch, Vergewaltigungen, usw.

Das Störungsbild der PTBS zeigt große Ähnlichkeiten mit dem chronischen Schmerzsyndrom. Chronischer Schmerz kann als eigenständiges Trauma gelten mit dem eigenen Körper als Opfer und Täter. Oft finden sich auch Traumata im Vorfeld oder begleitend. Chronischer Schmerz ist signifikant assoziiert mit Posttraumatischer Belastungsstörung, mit Angsterkrankungen, Depressionen und weiteren psychischen Störungen.

EMDR wird inzwischen auch mit guten Erfolgen eingesetzt bei anderen Erkrankungen, z. B. Suchterkrankungen, Depressionen, Angst- und Zwangsstörungen. Überzeugende Erfolge stellen sich ein bei der Behandlung auch sehr kleiner Kinder mit unterschiedlichen psychischen Erkrankungen (Tinker/Wilson 2000).

Bislang gibt es aber noch relativ wenige Forschungen über die Wirksamkeit von EMDR bei Akutschmerz, bei chronischem Schmerz und im Bereich der Psychosomatik. Es ist allerdings bekannt, dass EMDR sich bei Akutschmerz zum Abbau der den Schmerz häufig begleitenden Angst eignet und darüber hinaus bei chronischem Schmerz zur Erhöhung der Schmerztoleranz, zu mehr Entspannung, zu positiven kognitiven Strategien, zu Desensibilisierung und Ablenkung (Groth/Rogers/Hekmat 1994).

EMDR führt zu nachweislichen neurologischen Veränderungen und damit einhergehenden vom Patienten berichteten positiven Veränderungen im Beschwerdebild (van der Kolk 2000).

EMDR lässt sich nach ersten Untersuchungen ebenfalls erfolgreich zur Behandlung von Phantomschmerzen einsetzten (Wilson et al. 2000).

(Akut-) Schmerz hat normalerweise die Funktion eines »bellenden Wachhundes« (Zieglgänsberger). Im Falle chronischer Schmerzen tritt jedoch ein Verselbstständigungsprozess mit Veränderungen im Nervensystem ein. Diese Veränderungen halten den Schmerz aufrecht. Wie bei posttraumatischem Stress ist auch bei chronischem Schmerz die Gefahr längst vorbei. Der Schmerz hat sich verselbstständigt und wird als blockierte Information im System »Gehirn« festgehalten. EMDR ist ein Mittel, das Nervensystem so zu stimulieren, dass sich die Schmerzreaktion verändert. Dadurch kann dann alles Material, das nicht ökologisch ist, reprozessiert werden. Bei diesem Vorgehen »weiß« das Unbewusste, welcher Schmerz noch notwendig ist und daher weiter bestehen muss. Somit behält der Schmerz dort, wo er gebraucht wird, weiterhin seine Warnfunktion.

Zu den am häufigsten vorkommenden chronischen Schmerzsyndromen zählen Rückenschmerzen, Kopfschmerzen vom Spannungstyp, Migräne, medikamenteninduzierter Kopfschmerz, Gesichtsschmerzen, mit rheumatischen Erkrankungen einhergehende Schmerzen, Osteoporoseschmerzen, muskuloskelettale Schmerzen, medikamenteninduzierte Schmerzen, Polyneuropathien, postzosterische Neuralgien, Deafferenzierungs- und Phantomschmerzen, komplexes regionales Schmerzsyndrom, Tumor- und Krebsschmerzen, postoperative Schmerzen, posttraumatische Schmerzen wie Unfallfolgeschmerzen, Bauchschmerzen und gynäkologische Schmerzen, psychogene Schmerzen.

6.2 EMDR und Psychologische Schmerztherapie

Die EMDR-Behandlung chronischer Schmerzen beinhaltet viele Praktiken der Psychologischen Schmerztherapie und kann verstanden werden als Zusammenspiel verschiedener Faktoren, die von Vertretern unterschiedlicher Psychotherapieverfahren als wirksam angenommen werden, z. B. lernpsychologische Prinzipien, imaginative Exposition, freie Assoziation, non-direktive Prozesse, Auftauchen und Verändern von Emotionen, Beschäftigung mit Träumen und archetypischen Elementen, Arbeit mit Kognitionen, Entwicklung positiver Narrative, Unterbrechung stereotyper physiologischer Reaktionsmuster durch Ablenkungsstrategien, Aufmerksamkeitsfokussierung, Exposition, Entspannungsreaktionen, Regressions- und Desensibilisierungsprozesse.

Unterschiede bzw. Ergänzungen zur psychologischen Schmerztherapie:

- In der EMDR-Behandlung wird der Gedanke an ein Traumageschehen, das der chronische Schmerz selbst darstellt, das ihm möglicherweise vorausgegangen ist und ihn begleitet, explizit aufgegriffen und bearbeitet (Shapiro 1998a).
- EMDR betont die primäre Rolle von Affekten und Gefühlen und die Modulierung von Gefühlen und hebt sie im Behandlungsprotokoll explizit hervor. Gerade die Hirnforschung regt inzwischen dazu an, Affekte und Gefühle im psychotherapeutischen Behandlungsprozess viel stärker zu beachten (vgl. Le Doux 2001; van der Kolk 2000). Selbst auf Entspannung basierende Ansätze, wie z. B. Progressive Muskelrelaxation, Biofeedback und Systematische Desensibilisierung zielen primär auf eine Entspannung angesichts belastender Gedanken verbunden mit der Hoffnung, dass sich die Emotionen daraufhin dann ebenfalls ändern werden. In der EMDR Behandlung geht es vorrangig um eine Verringerung physiologischer und emotionaler Spannungen (Tinker/Wilson 2000).
- Das EMDR-Protokoll gibt einen klar strukturierten Behandlungsablauf vor und eine aus zwei Teilen bestehende Aufgabe: Der Patient soll gleichzeitig bilaterale Augenbewegungen ausführen und einem inneren Prozess bis zum Absinken seiner emotionalen Spannungen folgen.
- Kampfmetaphern fehlen im EMDR-Protokoll. Häufig sagt die psychologische Schmerztherapie »dem Schmerz den Kampf an«, Entspannungsmethoden werden als »unsichtbare Geschosse gegen den Feind Schmerz« tituliert oder Behandlungsprogramme tragen Namen wie »Schmerzimmunisierungstraining« oder »Schmerzbekämpfung«. Die Wirkung und der Einfluss unbewusst gehörter Worte sind seit langem bekannt. In der Hypnotherapie und im NLP (Neurolinguistisches Programmieren) werden diese Kenntnisse gezielt genutzt (Schiepek 2003).
- Der behandelnde Psychotherapeut folgt dem Prozess des Patienten. Durch die EMDR-Arbeit ist der Psychotherapeut stärker daran gehindert, in die Gedanken- und Gefühlsprozesse des Patienten einzudringen und ihn

dadurch in seiner natürlichen Entwicklung und Heilung zu behindern (Tinker/Wilson 2000).

6.3 EMDR-Behandlung chronischer Schmerzen

6.3.1 Shapiros Vorstellungen

Shapiro (1998a) weist darauf hin, dass die psychische Belastung eines (chronisch) körperlich kranken Menschen ähnlich hoch oder sogar höher ist als die eines durch Kriegsereignisse, Vergewaltigung oder andere Katastrophen traumatisierten Menschen.

Sie betont, dass die meisten schwerkranken Menschen unter PTBS leiden und den damit einhergehenden Gefühlen:

- vom eigenen Körper verraten worden zu sein,
- von Freunden/Familienangehörigen, dem medizinischen System im Stich gelassen worden zu sein,
- dem Schmerz ausgeliefert zu sein,
- von Wut, Enttäuschung, Selbsthass, Hilflosigkeit, Chancenlosigkeit.

Sie stellt die Bedeutung der psychischen Anteile an der somatischen Erkrankung dar und wie häufig sich allein durch die Bearbeitung und Reduktion der psychischen Beschwerden die körperlichen Beschwerden verbessern oder gänzlich auflösen.

Die Ziele, die Shapiro (1998a) in der Arbeit mit somatisch erkrankten Menschen für wesentlich hält, werden im Folgenden erweitert dargestellt:

- Bearbeiten der dringendsten Probleme (Medikamentenabusus, Klärung von Komorbiditäten, von sozialen, finanziellen, beruflichen Problemen, Problemen in den sozialen Beziehungen, usw.).
- Stärkung der Selbstheilungskräfte und des Immunsystems, Stärkung der Gefühle von Kompetenz und Entscheidungsmöglichkeiten durch Abbau von emotionalen Belastungen, Abbau von Schuld- und Versagensgefühlen, Abbau von Aggression und Hilflosigkeit auch durch Aufbau von Imaginationsfähigkeit sowie Stress- und Schmerzreduktionstechniken.
- Im Falle des anstehenden Todes des Patienten: Aussöhnung mit der Familie, mit Freunden, Aussöhnung mit dem eigenen Schicksal.
- Aufbau von Lebensqualität, trotz der vielleicht nicht zu heilenden chronischen Erkrankung.
- Frieden schließen lernen mit der Krankheit und dem eigenen Leben.

Als mögliche zu bearbeitende Themen und Interventionstechniken schlägt Shapiro vor:

Belastungen (Traumata), die der Erkrankung vorausgingen, sie begleiten oder in einer Zukunftsvision antizipiert werden und die zu hohen psychischen Belastungen führen, mittels EMDR unter Einbezug von Visualisierungstechniken zu bearbeiten, z.B. nach Simonton (1998).

Shapiro betont, dass allein durch die Augenbewegungen Schmerzreduktionen zu erzielen sind. Auch Shapiro hält es für unverzichtbar, dass weitere Maßnahmen im medizinisch-psychologischen Feld angeregt werden müssen, wie z.B. Heildiäten, Massagen, usw.

6.3.2 Ausgangsthemen

- Vorangegangene Traumata (Unfälle, Operationen, Kindheitstraumata)
- unnötige und fehlgeschlagene medizinische Behandlungen und Eingriffe, wie z.B. unnötige operative Eingriffe, die zu weiteren Schmerzen führen
- Probleme im sozialen Feld, Partnerschaftsprobleme, Probleme am Arbeitsplatz
- Victimisierungen (Schmerzkranker als »Simulant«, »doctor-shopper«, »Rentenneurotiker«)
- Arbeit am Schmerz selbst als Trauma

6.3.3 Kontraindikationen

Für die EMDR-Behandlung gelten die gleichen Kontraindikationen wie für die übrige psychologische Schmerztherapie: Sie sollte erst nach Klarheit über die Diagnose und einen möglichen Schmerzmittelabusus eingesetzt werden, nach Klarheit über ein mögliches medizinisches Missmanagement sowie vorgelagerte, bislang nicht berücksichtigte psychiatrische Erkrankungen bzw. komorbide Störungen, wie z.B. Depressionen, Ängste oder eine Posttraumatische Belastungsstörung infolge vorgelagerter traumatischer Erlebnisse. Wichtig sind auch die Beachtung von dissoziativen Störungen und die Beachtung von fortbestehenden Schmerzen, die auf eine weitere Erkrankung hinweisen können.

6.3.4 Der/die EMDR-Schmerztherapeut/-in

Ist der Psychotherapeut im Falle von PTBS Behandlungen (gerade nach einmaligen Traumata) an oft verblüffend schnelle und nachhaltige Erfolge gewöhnt, so gestaltet sich die Behandlung der chronisch Schmerzkranken meistens zähflüssig und fordert dem Therapeuten ein hohes Maß an Ausdauer und immer wieder erneut zu aktivierender Einsatzbereitschaft ab. Befindet sich der Psychotherapeut im ersteren Fall häufig in den verführerischen Sphären von Allmachtsfantasien, so bringt ihn die Behandlung chronisch Schmerzkranker schnell und nachhaltig auf den Boden der Tatsachen zurück.

Der chronische Schmerzpatient hat in der Regel eine mehrjährige Karriere als Schmerzkranker durchlaufen, diverse Operationen und Eingriffe hinter sich, verschiedene Ärzte und Einrichtungen erlebt, viele Diagnosen und Medikamente erhalten. Chronisch Schmerzkranke leiden häufig unter vielfältigen zusätzlichen organischen und psychischen Beschwerden, wie z. B. hormonellen Störungen, Problemen im Urogenital- und Gastrointestinalbereich, geschwächtem Immunsystem, depressiven Gefühlen von Macht- und Hilflosigkeit, Ausweglosigkeit und suizidalen Gedanken. Die vielen bisherigen Behandlungen haben ihnen in der Regel wenig oder gar nicht geholfen, oft sogar die Schmerzen verschlimmert. Chronische Schmerzpatienten sind daher oft massiv enttäuscht und oft krankheitswertig depressiv und ängstlich. Hinzu kommt die Kränkung, zu guter Letzt auch noch einen Psychotherapeuten aufsuchen zu müssen. Viel stärker als bei der Behandlung von PTBS oder den affektiven oder neurotischen Störungen hat man es beim chronischen Schmerzsyndrom mit dem medizinischen System und seinen Schattenseiten zu tun.

Das bedeutet für den EMDR-Psychotherapeuten und seine Behandlungsplanung und -strategie, den diversen Traumatisierungen und ihren Begleitumständen Rechnung zu tragen. Zu den zu beachtenden Begleitumständen zählen:

- die ständige (Neu- und Um-)Gestaltung eines »sicheren Raums«, der das Reden zulässt.
- das Bewusstsein und die ständige Bereitschaft, auch bei Entwertungen durch den Patienten und auch bei Rückschlägen und Misserfolgen weiterzuarbeiten.
- ein genaues Hinhören, auch auf die »versteckten Töne«, da Schmerzpatienten u. U. gelernt haben, dass es sozial unerwünscht ist, über Schmerzen zu sprechen. Sehr oft wird Schmerz daher untertrieben und demzufolge nicht ausreichend behandelt. In der Behandlung alter Menschen müssen diese Aspekte besonders beachtet werden.
- Weltsichten und Glaubenssätze der Schmerzkranken sowie ihre Coping-Stile als Schlüssel zum Verständnis der chronischen Schmerzkrankheit müssen immer wieder beleuchtet werden. Der Schmerz kann z. B. eine zuvor vielleicht nur latent bestehende Psychopathologie verstärken. Aber

auch ohne Psychopathologie können Selbstdefizite des Patienten, z.B. ein Mangel an kommunikativen Fähigkeiten, das Schmerzmanagement erschweren und sie müssen erspürt und verändert werden.

- Die Zusammenarbeit mit Ärzten verschiedener Fachrichtungen, die Teamarbeit in Schmerzkonferenzen usw. sollte gesucht und intensiviert werden, obwohl sich die Zusammenarbeit u.U. schwierig gestaltet, da psychologische Einsichten und Know-how immer noch zugunsten des etablierten medizinischen Weltbildes geopfert werden. Das Gleiche gilt für die Patienten mit ihrer jahrelangen Schmerzkarriere im Feld der medizinischen Sichtweisen und Verfahren. Sie fordern vom Psychotherapeuten die ständige Auseinandersetzung mit den eigenen Weltbildern und die aktive Auseinandersetzung mit ganzheitlicheren Paradigmen, wie z.B. dem »Informations-Prozess-Paradigma« als Hintergrund für EMDR.
- Der Psychotherapeut muss Vorurteile erkennen und korrigieren helfen, z.B. das Vorurteil, wenn für die Erkrankung keine Ursache gefunden werden könne, dann stimme da etwas nicht mit der Zurechnungsfähigkeit des Patienten. Ein anderes gängiges Vorurteil ist der Glaube des Patienten, dass nur Medikamente helfen oder auch dass Medikamente, egal welcher Art, süchtig machen. Der Psychotherapeut muss ggf. aufklären über den Einsatz von Morphinen, ihre gute Wirkungsweise und Unbedenklichkeit bei richtiger Vergabe, z.B. zeitkontingent (also gemäß psychologischen Lernprinzipien).
- Das vielleicht größte Hindernis bei der Behandlung von chronischem Schmerz ist der Mangel an Achtsamkeit, sowohl beim Behandelnden als auch beim Patienten. Die Behandlung von chronischem Schmerz fordert vom Psychotherapeuten (ebenso wie vom Arzt, Physiotherapeuten, Krankengymnasten) das ständige Management und den Überblick. Dies impliziert auch die ständige, kreative Suche nach Umwegen, falls Hindernisse den Weg versperren. Der Prozess muss fließen und am Laufen gehalten werden. Und es sind die kleinen Unterschiede, die Unterschiede schaffen und bedeutsam sind, wie wir bereits aus der Hypnotherapie von Milton Erickson wissen.

6.3.5 Das EMDR-Protokoll zur Behandlung chronischer Schmerzen

Die EMDR-Behandlung chronischer Schmerzen kann sich auf die mit dem Schmerz einhergehenden, ihm vorausgegangenen oder antizipierten Belastungen oder Traumata beziehen. In diesem Fall kann das Standardprotokoll zugrunde gelegt werden oder, falls erforderlich, Spezialprotokolle (Spezialprotokolle vgl. Schubbe 2004).

In diesem hier vorgestellten Protokoll wird der Schmerz selbst in den Fokus der Aufmerksamkeit gestellt. Protokolle von Francine Shapiro (1998a) und von Marc Grant (2004) werden mit eigenen Überlegungen verknüpft.

Als Ausgangsbild wird der aktuell gefühlte Schmerz gewählt, nachdem er in verschiedene Qualitäten und Modalitäten zerlegt worden ist (Zeichnung, Erfragen von Größe, Form, Gewicht, Farbe, Konsistenz, Temperatur).

In Anlehnung an David Grand (2003) ist es aus Sicht der Autorin hilfreich und prozessbeschleunigend, wenn in den Behandlungsprozess eine ständige Ressource in Form eines positiven Körpergefühls eingeführt wird, das die gesamte Behandlung begleitet.

6.3.5.1 Anamnese und Behandlungsplanung

- ➢ Herstellung einer tragfähigen therapeutischen Beziehung und Planung konkreter Maßnahmen für die Stabilisierung der äußeren Situation des Schmerzkranken und für die Sicherung seiner grundlegenden Bedürfnisse
- ➢ Abklärung möglicher Kontraindikationen für die EMDR-Behandlung (Arzneimittelabusus, unklare Diagnose, Berentungsverfahren, komorbide Störungen)
- ➢ Abklärung, ob EMDR überhaupt hilfreich sein kann oder ob der chronische Schmerz nicht vielleicht ökologisch und überlebenswichtig ist, z.B. auf eine weitere organische Grunderkrankung hinweist
- ➢ Vermittlung einer realistischen Zielsetzung über den Ausgang der Behandlung, z.B. dass eine vollständige Schmerzauflösung oft nicht möglich ist, aber ein besseres Schmerzmanagement, mehr Selbstvertrauen, eine Auflösung von Depression und Angst, ein Anstieg der Mobilität bzw. die Bereitschaft zu sinnvoller Aktivität sowie mehr Lebensfreude und Lebensqualität
- ➢ Vermittlung der Sichtweise, dass Gesundheit nicht die Abwesenheit von Krankheit bedeutet, sondern die Fähigkeit, die Krankheit zu meistern (Nietzsche)
- ➢ Vermittlung von Visualisierungsübungen zur Anregung und Stärkung des Immunsystems, z.B. aus der Arbeit von Simonton mit Krebskranken, auch für die Arbeit des Patienten zu Hause (Simonton 1982)
- ➢ Anregung zum Führen eines Schmerztagebuchs

6.3.5.2 Vorbereitung

- Anleitung des Patienten, bestimmte, für ihn passende Übungen (»Sicherer-Ort-Übung«, »5-4-3-2-1 Methode«) zu erlernen, um sich (ggf. auch zu Hause) beruhigen und entspannen zu können
- Erprobung bifokaler Stimulierung. Bei Schmerzpatienten wird eine langsame, bifokale Stimulation als wechselnder Druck in den Handinnenflächen meist als sehr angenehm erlebt (Achtung bei chronischer Polyarthritis oder Erkrankungen der Hände).
- Vereinbarung eines Stoppsignals, Betonung ständigen Feedbacks
- Darbietung einer Metapher als Hilfe, den Prozess zu beobachten, z.B. als Wissenschaftler oder im Zug sitzend alles, was geschieht, zu betrachten
- Anbieten eines Paradigmas über Informationsprozesse: Danach hat Schmerz normalerweise die Funktion eines »bellenden Wachhunds« (Ziegelgänsberger), im Falle chronischer Schmerzen tritt jedoch ein Verselbstständigungsprozess mit Veränderungen im Nervensystem ein. Diese Veränderungen halten den Schmerz aufrecht. Wie bei posttraumatischem Stress ist auch bei chronischem Schmerz die Gefahr längst vorbei. Der Schmerz hat sich verselbstständigt und wird als blockierte Information im System Gehirn festgehalten. EMDR ist ein Mittel, das Nervensystem so zu stimulieren, dass sich die Schmerzreaktion verändert. Als beschleunigte Informationsverarbeitung kann dann alles Material, das nicht ökologisch ist, reprozessiert werden. Bei diesem Vorgehen »weiß« das Unbewusste, welcher Schmerz noch notwendig ist und daher weiter bestehen muss. Somit behält der Schmerz dort, wo er gebraucht wird, weiterhin seine Warnfunktion.
- Bitte an den Patienten, eine möglichst genaue Rückmeldung zu geben, wie sich der Schmerz gerade anfühlt, egal, ob er sich verändert hat oder nicht. Aufklärung des Patienten, dass der Schmerz auch kurzfristig anwachsen kann.

6.3.5.3 Einschätzung

Schmerzbild

Der Patient wird aufgeordert, möglichst präzise zu beschreiben, wie der Schmerz gerade zu diesem Zeitpunkt gefühlt wird, z.B. in den Kategorien »Größe«, »Form«, »Farbe«, »Temperatur«, »Beschaffenheit«. Bitte an den Patienten, ein Bild vom Schmerz zu zeichnen. Frage: »Welche Wahrnehmung stellt den schlimmsten Teil der Situation dar?«

Schmerzstärke-Skala 0–10
»Wie stark ist der Schmerz gerade?«

Angenehme Körperempfindung (AK)
Aufbau einer ständigen Ressource: »Wo im Körper haben Sie ein gutes/neutrales Gefühl? Wie fühlt sich das Gefühl genau an? Beschreiben Sie bitte die Größe, Form, Farbe, Temperatur, Beschaffenheit«.

Negative Kognition (NK)
Formulierung einer negativen Selbstkognition in Verbindung mit der Schmerzwahrnehmung: »Beobachten Sie irgendwelche Gedanken über sich selbst, die den Schmerz begleiten?« oder: »Welche Worte über Sie selbst passen zum Schmerz?

Positive Selbstkognition (PK): VOC-Skala 1–7
Formulierung einer positiven Selbstkognition in Verbindung mit der Schmerzwahrnehmung: »Was möchten Sie gern/idealerweise über sich sagen, wenn Sie an Ihre Schmerzen denken? Wie wahr ist dies jetzt?«

Emotionen: SUD-Skala 0–10
Erhebung der emotionalen Befindlichkeit angesichts des Ausgangsthemas: »Erleben Sie gerade ein Gefühl oder mehrere Gefühle, die den Schmerz begleiten? Wie stark ist dieses Gefühl/sind diese Gefühle (jetzt)?«

Schmerzort
»Wo fühlen Sie den Schmerz in Ihrem Körper?«

Schmerzfrage
Hilfreich und prozessförderlich ist oft die Frage: »Angenommen der Schmerz kann sprechen, was sagt er zu Ihnen?«

6.3.5.4 Desensibilisieren und Reprozessieren

Nun wird der Patient gebeten, sich den Schmerz und die damit verbundenen negativen Empfindungen, Gefühle und Kognitionen bei gleichzeitiger Wahrnehmung der angenehmen Körperempfindung («So wie Ihr Atem immer mitläuft, läuft das angenehme Körpergefühl immer mit.«) vorzustellen, während gleichzeitig Augenbewegungsserien oder andere bifokale Stimulationsserien beginnen. Wichtig ist hierbei, dass der Patient nicht nur die Intensität des Schmerzes, sondern insbesondere auch die Qualität rückmeldet.

Bsp.: »Nun möchte ich Sie bitten, Ihre Aufmerksamkeit auf den Schmerz zu richten, in der Art und Weise, wie Sie ihn gerade beschrieben haben und zugleich meine Finger vor Ihren Augen zu betrachten (den wechselseitigen Druck in Ihren Handinnenflächen zu spüren) und was auch geschehen mag, geschehen lassen …«

Wichtig ist die gelegentliche Erinnerung an die angenehme Körperempfindung.

»Was beobachten Sie jetzt?«

Sich nicht zufrieden geben mit: »Es fühlt sich besser an« oder »Es ist OK.«, immer nachfragen: »Was fühlt sich besser an, wie fühlt es sich an, beschreiben Sie es genauer, usw.«

Keine Antworten akzeptieren, wie: »Nichts.« oder »Es ist dasselbe wie vorhin.« Hier nachfragen: »Ja, OK, aber ich muss genauer wissen, was Sie gerade erfahren, bitte beschreiben Sie es deutlicher…«

Wenn der Patient Veränderungen berichtet, nachfragen: »Was ist da, wo der Schmerz vorher war?«

6.3.5.5 Verankerung allgemein

Wenn der Patient nach vielen bifokalen Stimulationsserien oder gegen Ende der Behandlung keine oder nur wenig Veränderungen berichtet, können Strategien eingewoben werden, wie z.B.: »Denken Sie an etwas, das den Schmerz lindern oder heilen könnte. Es darf auch unrealistisch und märchenhaft sein. Lassen Sie einfach Ihrer Fantasie feien Lauf.« Dabei wird die bilaterale Stimulation fortgesetzt, bis der Patient eine veränderte Qualität der Schmerzwahrnehmung empfindet. Diese Qualität kann mittels eines Wortes etikettiert und durch Augenbewegungen verankert werden.

Weitere Möglichkeiten können dem Patienten angeboten werden, z.B. ein mentales Training durchzuführen und den schmerzenden Körperteil mit Farbe, Form, Tönen zu versehen und die Modalitäten zu verändern oder ein »Wandern« von gesunder Energie im gesunden Körperteil in den kranken Teil mit vielen Modalitäten, z.B. von wo nach wo, Wärme/Kühle, leicht/schwer, wellenförmig, farbig/nicht farbig, klein/groß, mit Bild, Farbe, Ton, Symbol. Veränderungsprozesse können dann ebenfalls durch Augenbewegungen oder bifokale Handstimulation verankert werden.

Danach suchen, dass sich etwas möglichst Konkretes ergibt (kleiner, sanfter, runder, angenehmer, wärmer/kühler, usw.) Wenn der Wechsel anhält nach einer weiteren Serie von Sets, fragen: »Woran erinnert Sie das? Gibt es ein Wort/eine Überschrift, das/die mit diesem Gefühl, das Sie jetzt erleben, zusammenpasst?« Bifokal ankern bis zum möglichst deutlichen Absinken der Werte.

Die bifokalen Stimulationsserien werden fortgesetzt bis zu einem möglichst deutlichen Absinken des Schmerzskala- und SUD-Wertes und bis zu einem hohen VoC-Wert. Grant (2004) zufolge sind bei chronisch Schmerzkranken kleine Schmerzskala- und SUD-Werte bzw. große VoC-Werte oft nicht möglich.

Verankerung der Positiven Kognition
»Wenn Sie jetzt an Ihre Beschwerden/Ihren Schmerz denken, wie wahr sind diese Worte auf der Skala 1 bis 7?« Die positive Kognition wird benannt, es wird erfragt, ob es inzwischen eine neue PK gibt.

Ist die PK relativ hoch, wird sie mit dem verbliebenen Schmerz oder noch bestehenden negativen Körperempfindungen zusammen durch eine kurze bifokale Stimulation geankert.

6.3.5.6 Körpertest

Gegebenenfalls wird der Patient gebeten, seinen Körper gedanklich durchzutasten angesichts der positiven Kognition.

Tauchen weitere negative Köpersensationen auf, werden sie in bifokalen Stimulationsserien möglichst aufgelöst.

6.3.5.7 Abschluss

Falls nötig wird der Patient in einen ausgeglichenen Zustand zurückgeführt, z.B. mittels der »Sicheren-Ort-Übung« oder der »Lichtstrom-Methode« (Schubbe 2004).

Der Patient wird aufgefordert aufzuschreiben, was in der Zwischenzeit bis zur nächsten Psychotherapiesitzung wie weiterarbeitet.

6.3.5.8 Überprüfung und Neubewertung

Während des gesamten Behandlungsprozesses und als Vorbereitung auf das Ende der Behandlung sollten folgende Faktoren besonders beachtet werden:

- Aufrechterhalten von Achtsamkeit
- Aufrechterhalten von im Verlauf der Therapie erlernter sinnvoller Aktivität. Ausgewogenes Management mit der Absage an Passivität, Ohnmacht oder Überaktivität, z.B. sinnvolle sportliche Betätigungen, Stress reduzierende und das Immunsystem stabilisierende Verfahren in den Fokus der Aufmerksamkeit gestellt

- Verbindung des noch verbliebenen Schmerzes mit einer Heilbetrachtung und ein Arrangement bzw. eine Versöhnung des Patienten mit dem verbliebenen Schmerz
- Schmerzmanagement, das zunehmend frei sein sollte von unnötigen Sorgen, Ängsten, negativen Haltungen oder falschen Informationen
- Am Ende der Therapie muss der Patient vorbereitet werden auf mögliche Rückschläge, und es muss ihm die Möglichkeit eröffnet werden, das Gelernte bei Bedarf wieder aufzufrischen.

6.4 EMDR-Protokoll zur Behandlung chronischer Schmerzen

6.4.1 Der Chronische Schmerz als Ausgangsthema

Ausgangsbild: aktuell gefühlter Schmerz, *ständige Ressource:* positives Körpergefühl, das die gesamte Behandlung begleitet

6.4.1.1 Anamnese und Behandlungsplanung

Vgl. Checkliste und Kontraindikationen (Medikation, Diagnose, Komorbiditäten, Dissoziationen).

6.4.1.2 Vorbereitung und Stabilisierung

Ressourcen (Innere Helfer, Grounding, Sicherer-Ort-Übung, »5-4-3-2-1 Methode«), Erklärung EMDR, Informationsparadigma, Metapher, Sitzposition, Stimulierung (der Hände), Stopp-Signal, Beobachterrolle, Rückmeldung, Transfer (mit Häuslichem üben)

6.4.1.3 Einschätzung

Schmerzzeichnung
Schmerzbeschreibung in den Kategorien »Größe«, »Form«, »Farbe«, »Temperatur«, »Beschaffenheit«. Schmerzzeichnung, Frage: »Welche Wahrnehmung stellt den schlimmsten Teil der Situation dar?«

Schmerzskala: 0–10
»Wie stark ist der Schmerz gerade?«

Angenehme Körperempfindung (AK)
Aufbau einer ständigen Ressource während der gesamten Behandlung und danach: »Wo im Körper haben Sie ein gutes/neutrales Gefühl? Beschreiben Sie bitte die Größe, Form, Farbe, Temperatur, Beschaffenheit.«

Negative Kognition (NK)
Negative Selbstkognition in Verbindung mit der Schmerzwahrnehmung: »Beobachten Sie irgendwelche Gedanken über sich selbst, die den Schmerz begleiten?« oder: »Welche Worte über Sie selbst passen zum Schmerz?«

Positive Selbstkognition (PK): VOC-Skala 1–7
Positive Selbstkognition in Verbindung mit der Schmerzwahrnehmung: »Was möchten Sie idealerweise über sich sagen, wenn Sie an Ihre Schmerzen denken? Wie wahr ist dies jetzt?«

Emotionen: SUD-Skala 0–10
Emotionale Befindlichkeit angesichts des Ausgangsthemas: »Erleben Sie gerade ein Gefühl oder mehrere Gefühle, die den Schmerz begleiten? Wie stark ist dieses Gefühl, sind diese Gefühle?«

Schmerzort
»Wo fühlen Sie den Schmerz in Ihrem Körper?«

Evtl. Schmerzfrage
»Angenommen der Schmerz kann sprechen, was sagt er zu Ihnen?«

6.4.1.4 Desensibilisieren und Reprozessieren

Schmerzbild plus Emotion plus NK *plus angenehme Körperempfindung*
»Was ist zuletzt aufgetaucht? Gehen Sie weiter damit.«
Rückmeldung insbesondere der Qualität des Schmerzes. Bei positiver Rückmeldung Qualität erfragen: »Was ist an die Stelle getreten, was ist da, wo vorher der Schmerz war?« »Können Sie dieses Bild/Gefühl mit einem Wort beschreiben?« Entwicklung von *Heilbild, heilender Ressource*. Positives Befinden oder Vorstellungen werden kurz bifokal stimuliert/geankert.

Der SUD sollte möglichst gering werden, bei chronisch Schmerzkranken liegen die Werte oft zwischen 0 und 4 bis 5.

6.4.1.5 Verankerung

Ist die PK so hoch wie möglich, wird sie mit dem verbliebenen Schmerz oder noch bestehenden unangenehmen Körperempfindungen zusammen durch eine kurze bifokale Stimulation geankert.

6.4.1.6 Körpertest

Gegebenenfalls wird der Patient gebeten, seinen Körper gedanklich durchzutasten angesichts der positiven Kognition. Tauchen (neben dem verbliebenen Schmerz) negative Köpersensationen auf, werden sie in bifokalen Stimulationsserien möglichst aufgelöst.

6.4.1.7 Abschluss

Bei fortbestehenden Schmerzen: Ausgeglichenen Zustand herstellen (z.B. Sicherer-Ort-Übung).

6.4.1.8 Überprüfung und Neubewertung

Schmerzmanagement: Achtsamkeit, aktive Rolle, realistische Erwartungen, Üben von Heilbild, heilender Ressource. Aufrechterhalten des Prozessparadigmas, sinnvolle Aktivitäten, Rückfallprävention

6.5 Schmerz-Entspannungsübung

1. Legen oder setzen Sie sich so bequem wie möglich hin und lockern Sie eng ansitzende Kleidung. Hände und Arme sind locker, Beine leicht gespreizt.
2. Wählen Sie einen Punkt, auf den sie die Augen richten, bis ein Gefühl von Entspannung eintritt. Nicht anstrengen, sondern locker schauen und im normalen Atemrhythmus atmen. Vielleicht schließen Sie die Augen.
3. Atmen Sie etwas langsamer als üblich durch den ganzen Körper, von unten nach oben ein und sagen Sie ein entspanntes Wort, wie z. B. »ruhig« oder »entspannt« oder »geborgen« oder »unbesorgt«, und atmen Sie dann etwas langsamer als sonst von oben nach unten aus. Spüren Sie, wie sich Ihr Körper beim Ausatmen entspannt.
4. Atmen Sie weiter ruhig und gelassen und beginnen Sie, Ihre verschiedenen Muskelgruppen anzuspannen und wieder zu lockern. Es soll immer eine gute angenehme Spannung sein.

Bei jeder Muskelgruppe spannen Sie die Muskeln beim Einatmen an und beim Ausatmen entspannen sie die Muskeln. Sagen Sie, während Sie ausatmen und die Muskeln entspannen, Ihr Wort (»ruhig« oder »entspannt« oder »geborgen« oder »unbesorgt).

Gehen Sie der Reihe nach folgende Muskelgruppen durch: jede Hand, jeden Unterarm, jeden Oberarm, die Schultern, den Bauch, jedes Bein, jeden Fuß und am Schluss das Gesicht durch Grimassieren.

5. Beobachten Sie anschließend eine Zeit lang die guten Gefühle und Empfindungen, die Sie hervorgerufen haben.
6. Zählen Sie rückwärts von fünf bis eins und öffnen Sie die Augen.
7. Strecken und recken Sie sich ausgiebig (wie eine Katze) und gähnen Sie tief.

6.6 Help-Übung

Die HELP (»Healing Light Energy Process für Kinder, Jugendliche und Erwachsene« nach Dipl.-Psych. Fred Gallo, Entwickler von »Energetische Psychotherapie«, vgl. www.energypsych.com) dient zur Reduktion negativer emotionaler Reaktionen, Verringerung von Ängsten, Abbau von Schuldgefühlen, Depressionen, physischen Schmerzen zur verbesserten Funktion des Gehirns, zur Ausschaltung von Wut, Zorn, Ärger, Aggressionen, Selbsthass.

1. Problem erkennen, z.B.: Wann, wo, bei wem, in welchen Situationen bin ich sauer, wütend, traurig, verzweifelt, usw.? Wie sauer bin ich jetzt, wenn ich daran denke (SUD erheben 0–10)?

   Diese Übung mache ich, um meine negativen Gefühle, z.B. meinen Selbsthass, abzubauen.
2. Linkes über rechtes Bein in Höhe der Knöchel übereinander legen (Linkshänder umgekehrt). Arme nach vorn strecken, die Handflächen sind sich zugewandt. Die Handflächen nach außen drehen, die Daumen zeigen nach unten. Die rechte Hand über die linke legen, die Finger beider Hände verschränken. Die Arme zum Körper hinbeugen, sodass die gefalteten Finger unter dem Kinn liegen, die Daumen zeigen dabei nach oben. Die Zunge hinter den Zähnen an den Gaumen legen und gleichmäßig durch die Nase ein- und ausatmen. Wenigstens dreimal ein- und ausatmen. Dabei daran denken, die negativen Gefühle auszuschalten.
4. Bild malen (real oder in der Fantasie) vom Licht (Sonnenlicht, Mond-Sternenlicht), das die negativen Gefühle wegbrennt, auffrisst u.ä. Das Bild anschauen und mit Rechts-links-Stimulation ankern.
5. Mit dem Kind, Jugendlichen oder Erwachsenen Sätze herausfinden, wie

z. B.: »Auch ohne meine Wut bin ich ein ganzer Kerl.« oder: »So wie ich bin, bin ich OK.« Diesen und ähnliche Sätze mit Rechts-links-Stimulation ankern.

6. SUD überprüfen und die Übung beenden, wenn die negativen Gefühle aufgelöst sind.
7. Die Übung abschließen mit Sätzen wie: »Immer wenn ich in Zukunft die Zunge zurücklege und drei tiefe Atemzüge nehme, kann ich negative Gefühle günstig beeinflussen.« Dies mit Rechts-links-Stimulation ankern.

6.7 Inneres Kind-Übung

Das Konzept des Inneren Kindes stammt aus der Transaktionsanalyse u. a. Psychotherapieformen. Es kann als Hilfe bei negativen Emotionen verwendet werden und ist hilfreich in der Krankenbehandlung. Das allgemeine Prinzip ist: Negatives in Positives verwandeln, Entwicklung von Geduld, Annahme, Verständnis. Methodisch wird auch Entspannung und Hypnose verwendet. Jeder Schritt wird verankert mit Rechts-links-Stimulationen.

1. Negative Emotionen (z. B. Wut) aufsuchen und bewerten (SUD von 0–10). Dann die Emotion im Körper als Körpergefühl aufsuchen (z. B. als Spannung im Magen spürbar).
2. Inneres Kind visualisieren mit eben dieser Emotion (z. B. der Wut des Kindes) in einem bestimmten Alter, an einem bestimmten Ort. Möglichst genau, bildhaft, auditiv, olfaktorisch, kinästhetisch.
3. Dem Kind völlige Aufmerksamkeit schenken.
4. Mit dem Kind in emotionalen Kontakt treten, z. B. die Emotion des Kindes (Wut) einatmen und das Kind mit jeder Ausatmung mit Zuneigung, Verständnis, Achtung, Liebe umhüllen oder z. B. das Kind umarmen, es trösten, ihm etwas Schönes zeigen, ihm etwas vorsingen, usw. Dies so lange wiederholen, bis sich das Kind erkennbar besser oder richtig wohlfühlt.
5. Wenn sich das Kind wohlfühlt, seine guten Gefühle, seine Lebensfreude, seine Lebendigkeit, sein Glücksgefühl einatmen und Zuneigung ausatmen. Die eigenen guten Gefühle und die des Kindes verschmelzen lassen.
6. Sich bei dem Kind bedanken, dass es mit uns kommunizierte und ihm sagen, dass wir gern mit ihm in Kontakt bleiben möchten, und wenn es uns ruft oder wir seinen Namen sagen, es dann gleich kommen kann.
7. SUD überprüfen, um zu klären, ob sich die negativen Emotionen reduziert haben. Die Übung ggf. wiederholen.

6.8 Aktivitätentagebuch

Datum, Uhrzeit				
Schmerz (0-5)				
Verspannung (0-5)				
Wohlbefinden				
Was habe ich die letzten zwei Stunden getan, was habe ich gedacht?				
Womit habe ich mich die letzten zwei Stunden gedanklich beschäftigt?				
Schmerzbehandlung z.B. Medikamente, Ablenkung, sportliche Betätigung, Übungen				

Tab. 1: Aktivitätentagebuch

6.9 Chronischer Schmerz: Kontaktadressen

Deutsche Gesellschaft zum Studium des Schmerzes
www.medizin.uni-koeln.de/projekte/dgss

Deutsche Schmerzhilfe e. V.
Enthält u.a. einen Patientenfragebogen für die Suche eines Schmerztherapeuten.
Tel.: (04142) 81 04-34, Internet: www.schmerzhilfe.de. E-Mail: schmerzhilfe@t-online.de

Deutsches Krebsforschungszentrum
Patienten können auch unter Tel.: (06221) 42 20 00 täglich von 12 bis 16 Uhr anrufen und auf der Internetseite www.ksid.de u.a. ein Online-Schmerztagebuch führen.

Link-Sammlung zum Thema Schmerztherapie des *Schmerzforum Koblenz* (Schmerztherapeutische Einrichtungen, Selbsthilfegruppen, Zeitschriften etc.), die umfangreichste deutschsprachige Linksammlung!
www.krebsinformation.de/ksid/

Schmerzakademie
Plattform für Patienten, Angehörige und Behandelnde. Schmerztherapeuten-Verzeichnis, Diskussionsforen, Linkliste, Literaturhinweise.
www.schmerzakademie.de

Empfehlungen zur Diagnostik und Therapie von Rückenschmerzen, Kopf und Gesichtsschmerzen und Tumorschmerzen, basierend auf wissenschaftlichen Untersuchungen und Expertenkonsens der *Arzneimittelkommission der Deutschen Ärzteschaft* (PDF-Datei) sowie Links zu Broschüren von Krankenkassen zu diesem Thema (unter Therapieempfehlungen und Leitlinien zu finden: www.akdae.de).

Nützliche Informationen über alle Formen rheumatischer Erkrankungen finden sich auf der Homepage der *Deutschen Rheumaliga Bundesverband e. V.*
www.rheuma-liga.de, Tel.: (0228) 7 66 06-0, E-Mail: bv@rheuma-liga.de

Weitere nützliche Informationen zum Thema *Fibromyalgie* einschließlich einem Forum zum Erfahrungsaustausch für Betroffene unter:
www.fibromyalgie-aktuell.de

Schmerztherapeutisches ambulantes *Netzwerk Köln* (STAN), enthält u.a. eine kurze Therapieanleitung für Ärzte, Psychotherapeuten und Pflegepersonal für Kopf- und Tumorschmerzen www.medizin.uni-koeln.de/stan/Schmerzmanual/index.html

Migräne: Migräne-Selbsttest sowie Informationsbroschüren und Kopfschmerztagebuch unter: www.migraene-online.de

Deutsche Gesellschaft zum Studium des Schmerzes e. V. (DGSS)
Fundierte, aktuelle Informationen nicht nur für Mitglieder. Ausführliche Link-Liste: Klinik für Anästhesiologie, Universität Köln, Joseph-Stelzmann-Straße 9, 50931 Köln, Internet: www.dgss.org/index.asp

Deutsche Fachgesellschaft für Schmerztherapie e. V. (DGS)
Anpsprechpartner: PD Dr. rer. soc. Dipl.-Psych. Peter Kropp, Universitäts-

klinikum Schleswig-Holstein, Campus Kiel, Institut für Medizinische Psychologie und Medizinische Soziologie, Diesterwegstraße 10–12, 24113 Kiel, Internet: www.dgschmerztherapie.de

Verband Deutscher Ärzte für Algesiologie
Berufsverband Deutscher Schmerztherapeuten e.V. (VDÄA), Jakobikirchhof 9, 20095 Hamburg, Tel.: (040) 33 09 09, Fax: (040) 33 57 44, E-Mail: jungck.hh@t-online.de, Internet: www.vdaea.de

Deutsche Gesellschaft für Rheumatologie
Sekretariat des Präsidenten, Professor Dr. med. Wolfgang L. Gross, Med. Universität Lübeck/Rheumaklinik Bad Bramstedt, Klinik für Rheumatologie, Oskar-Alexander-Straße 26, 24576 Bad Bramstedt, Tel.: (04192) 90 25 75-6, Fax: (04192) 90 23 89, Internet: www.dgrh.de

Deutsche Migräne- und Kopfschmerzgesellschaft
Dr. Arne May, Privatdozent, Neurologische Universitätsklinik, Universitätsstr. 84, 93053 Regensburg, Tel.: (0941) 941 30 70, Fax: (0941) 941 6 30 70, E-Mail: dmkg@bkr-regensburg.de, Internet: www.dmkg.de

American Pain Society
4700 W. Lake Ave, Glenview, IL 60025, E-Mail: info@ampainsoc.org, Internet: www.ampainsoc.org

Center of Opioid Research & Design
Department of Medicinal Chemistry, University of Minnesota, 8–101 Weaver Densford Hall, 308 Harvard St. S.E., Minneapolis, MN 55455 USA, E-Mail: medchem@umn.edu, Internet: www.opioid.umn.edu

Kommerzielles amerikanisches Angebot mit einigen nützlichen Links:
PAIN NET, INC. 1680 WaterMark Drive, Columbus, Ohio 43215, E-Mail: info@painnet.com, Internet: www.painnet.com

Der Schmerz
Online-Ausgabe des deutschen Standardjournals, www.derschmerz.de

Deutsche Gesellschaft für Anästhesiologie und Intensivmedizin (DGAI)
Roritzerstraße 27, 90419 Nürnberg
Tel.: (0911) 93 73 80, Fax: (0911) 3 93 81 95, E-Mail: dgai@dgai-ev.de, www.dgai.de

International Association for the Study of Pain
Wissenschaftlich orientiertes Informationsangebot der IASP mit aktuellen Neuigkeiten, Veranstaltungskalender u. v. m., Internet: www.iasp-pain.org

Tumorzentrum München
Empfehlungen, Leitlinien, Standards und Daten zur Prävention, Früherkennung, Primärtherapie und Nachsorge für alle, die sich mit dem Thema Krebs befassen. Institut für Medizinische Informationsverarbeitung, Biometrie und Epidemiologie Ludwig-Maximilians-Universität München, Marchioninistr. 15, 81377 München
Tel.: (089) 7095 449, Fax: (089) 7095 7491, E-Mail: tumor@www.med.uni-muenchen.de, www.krebsinfo.de

OncoLink (Univ. Pennsylvania, USA)
Viele Links und weiterführende Informationen zu Tumorschmerzen, www.oncolink.upenn.edu/coping

The Hypermedia Assistant for Cancer Pain Management
Viele gute Hinweise und gute Übersichten zum Management und zur Therapie des Tumorschmerzes, Internet: www.painresearch.utah.edu/cancerpain

Kapitel 7: Aktuelle Befunde zu Wirkfaktoren der EMDR-Behandlung

Martin Sack

Die Grundvorgehensweise des EMDR besteht darin, dass der Patient in der Sicherheit einer Halt gebenden therapeutischen Beziehung eine Konfrontation mit seinen traumatischen Erinnerungen erlebt. Ziel der Traumabearbeitung ist die Integration von kognitiven, emotionalen und körperlichen Reaktionen auf das Trauma, indem die Erinnerungen wiederbelebt, wahrgenommen und verarbeitet werden. Anders formuliert, wird die durch das Trauma induzierte Dissoziation wieder aufgehoben. Die in der traumatischen Situation unterbrochene Verbindung zwischen Wahrnehmungen, Gedanken, Emotionen und Körperreaktionen wird wiederhergestellt. Danach erfolgt eine Bearbeitung von dysfunktionalen Kognitionen, wie z.B. von Schuldgefühlen, die auf unrealistischen Einschätzungen der traumatischen Situation beruhen (Shapiro 1998b). Abweichend von der klassischen verhaltenstherapeutischen Traumaexposition werden im EMDR die Traumaexpositionsphasen nur relativ kurz (30–90s) durchgeführt und durch bilaterale Stimulierung in Form von Augenbewegungen (der Hand des Therapeuten mit den Augen folgen) oder durch alternative Berührungsreize auf die linke und rechte Hand (sog. Tapping) oder durch alternativ dargebotene Töne ausgelöst.

Die Wirksamkeit der EMDR-Behandlung bei Patienten mit posttraumatischer Belastungsstörung ist inzwischen in über 20 kontrollierten Studien untersucht und – auch hinsichtlich der Ergebnisse des Langzeitverlaufes – überzeugend nachgewiesen (Van Etten/Taylor 1998). Die ISTSS (International Society for Traumatic Stress Studies) empfiehlt in ihren Behandlungsleitlinien die EMDR-Behandlung neben verhaltenstherapeutischen Expositionsverfahren als Therapieverfahren der Wahl bei PTSD (Foa et al. 2000). Bislang konnten jedoch spezifische Effekte der bilateralen Stimulierung und die Frage deren

Notwendigkeit für den Behandlungserfolg nur unzureichend empirisch belegt werden. Die insgesamt 20 vorliegenden Studien zur Frage der spezifischen Wirkung der bilateralen Stimulierung (sogenannte »dismantling studies«) weisen entweder gravierende methodische Mängel auf, oder wurden mit geringen Probandenzahlen, bzw. an gesunden Probandengruppen durchgeführt, sodass ihre Ergebnisse keine Allgemeingültigkeit beanspruchen können (Übersicht bei Maxfield 2002).

Es kann erwartet werden, dass es im Verlauf von EMDR-Behandlungssitzungen zu einer Abnahme des psychophysiologischen Arousal kommt, entsprechend den aus der verhaltenstherapeutischen Forschung zur Angstdekonditionierung bekannten Befunden (Foa/McNally 1996). Die empirische Überprüfung der Dekonditionierungshypothese beim EMDR stützt sich auf den Nachweis der Adaptation psychophysiologischer Äquivalente der Angstreaktion, wie z.B. der Herzschlagfrequenz im Verlauf von Traumaexpositionssitzungen in bislang einer empirischen Studie. In einer randomisiert kontrollierten Behandlungsstudie erhoben Wilson und Covi (1996) psychophysiologische Variablen zu Beginn und am Ende von EMDR-Sitzungen. Als Ergebnis fand sich eine signifikante Verminderung der mittleren Herzschlagfrequenz sowie der Hautleitfähigkeit und eine Erhöhung der Fingertemperatur im Verlauf der Behandlungssitzung. Diese mit der Dekonditionierungshypothese übereinstimmenden psychophysiologischen Veränderungen korrelierten mit der Abnahme der subjektiven Belastung und waren in den Kontrollkonditionen nicht zu beobachten.

Befunde aus experimentellen Studien zu isolierten Behandlungselementen des EMDR legen nahe, dass die Anwendung von Augenbewegungen – unabhängig vom Kontext der EMDR-Behandlung – mit einer Entspannungsreaktion einhergeht (Barrowcliff et al. 2001; Wilson et al. 1996; Wilson et al. 1996). Weitere experimentelle Befunde zeigen, dass Augenbewegungen vermutlich zu einer Distanzierung von bildhaften Erinnerungen und damit zusammenhängenden Emotionen führen können (Andrade et al. 1997).

Mehrere Forscher knüpfen mit Hypothesen zur Wirksamkeit der EMDR-Behandlung an die psychophysiologischen Befunde zur Orientierungsreaktion bei Konfrontation mit neuen Reizen an (Dyck 1993; Armstrong/Vaughan 1996; Bergmann 2000; MacCulloch/Feldman 1996). Die gemeinsame Basis dieser Hypothesen ist die Annahme, dass bilaterale Stimulation im Rahmen der EMDR-Behandlung zu einer wiederholten bzw. länger ausgeprägten Orientierungsreaktion und damit zu einer parasympathischen Stimulierung führt. Der aversive Reiz der traumatischen Erinnerung werde dadurch sehr effektiv mit einem nicht-aversiven Entspannungsreiz gekoppelt. Dieses Modell bietet eine mögliche Erklärung für die überaus rasche Dekonditionierung von

Angstreaktion und Traumaerinnerung während EMDR-Sitzungen, die, wie von Kritikern des EMDR mehrfach angemerkt wurde, mit der üblicherweise notwendigen längeren Expositionsdauer während klassischer Traumaexposition nicht vereinbar ist (Rogers/Silver 2002).

Die Aufgabe, mit den Augen einer bewegten Hand zu folgen, löst aufgrund des dualen Aufmerksamkeitsfokusses zwischen innerem Wahrnehmen und äußerer Wahrnehmung möglicherweise wiederholte Orientierungsreaktionen aus. Eine Fülle von empirischen Untersuchungen belegt, dass eine Orientierungsreaktion auf einen neuen Stimulus mit einer kurzfristigen Verminderung der Herzschlagfrequenz einhergeht (Dauer ca. 6s), die auf einer Zunahme des Parasympathikotonus beruht (Obrist 1981). Der biologische Sinn der Orientierungsreaktion ist die Aufmerksamkeitszuwendung zu einem neuen Reiz. Experimentell lässt sich nachweisen, dass eine Orientierungsreaktion mit einer Verminderung von Schwellen der Sinneswahrnehmung verbunden ist (Stekelenburg/van Boxtel 2002).

Mit der Annahme, dass Augenbewegungen oder andere Formen bilateraler Stimulation durch repetitive Orientierungsreaktionen zu Erhöhung des Parasympathikotonus führen, liegt eine empirisch überprüfbare Hypothese zu einem vermuteten Wirkmechanismus der EMDR-Behandlung vor.

Die oben genannte Hypothese wurde im naturalistischen Behandlungssetting überprüft. Die psychophysiologische Untersuchungsmethodik bietet den Vorteil, keine Veränderungen im Ablauf der EMDR-Behandlung zu verursachen und für Patienten, abgesehen vom Anbringen von Klebeelekroden und entsprechenden Kabeln, nicht weiter belastend zu sein.

Wir untersuchten psychophysiologische Veränderungen während kompletter EMDR-Behandlungen von zehn Patienten (neun Frauen, ein Mann) mit posttraumatischer Belastungsstörung nach Typ-1 Traumatisierungen in der Kindheit oder im Erwachsenenalter. Insgesamt wurden 55 EMDR-Sitzungen angewandt, bei denen zusammen 811 Augenbewegunsperioden eingesetzt wurden. Die während der Behandlungssitzungen gewonnen Daten konnten komplett ausgewertet werden.

Die Behandlungen wurden strikt nach dem von Shapiro (1995) vorgeschlagenen Protokoll von zwei erfahrenen Therapeuten durchgeführt. Im Verlauf der EMDR-Behandlung kam es zu einer hochsignifikanten Abnahme der Traumasymptomatik (IES Prä: 42.2 ± 16.2, IES Post 15.6 ± 14.7, T: 14.7, $p < 0.001$). Die mittlere Häufigkeit von Stimulationsperioden pro Sitzung betrug 14.75 mit einer mittleren Stimulationsdauer von 59 Sekunden.

Als methodischer Ansatzpunkt zur Bestimmung des Parasympathikotonus bietet sich die Erfassung der Herzratenvariabilität an. Das Ausmaß der atemsynchronen Herzschlagfrequenzschwankungen (respiratorische

Sinusarrhythmie) ist eng mit dem Parasympathikotonus korreliert. Dieser Zusammenhang ist durch Studien mit pharmakologischer Blockade des sympathischen und parasympathischen Nervensystems nachgewiesen (Akselrod et al. 1981; Cacioppo et al. 1994).

Im Verlauf der Behandlungssitzungen kam es zu einer signifikanten Abnahme der Herzschlagfrequenz (77.7 ± 11.1 vs. 74.6 ± 8.1) und zu einer signifikanten Zunahme der Herzratenvariabilität (RMSSD), unseres Indexmaßes für den Parasympathikotonus (30.2 ± 13.9 vs. 33.7 ±13.9), somit zeigte sich insgesamt eine Abnahme des psychophysiologischen Erregungsniveaus im Sitzungsverlauf.

Die entscheidende Frage war nun, ob es während der einzelnen Stimulationsphasen zu charakteristischen Änderungen der psychophysiologischen Messwerte kommt, wie man sie bei Orientierungsreaktionen erwarten würde. Hierzu wurden alle Stimulationsphasen (insgesamt 811) analysiert und grafisch in eine Kurve zusammengefasst, die den Verlauf von 30 Sekunden vor der Stimulation bis 60 Sekunden nach Stimulationsbeginn abbildet. Zum statistischen Vergleich wurden die Phasen A (vor Stimulation, B (0–10s Zeitfenster der Orientierungsreaktion), C (10–30s) und D (30–60s) unterschieden.

Es zeigten sich ein hochsignifikanter und sehr klar mit dem Beginn der Expositionsphase und der Stimulierung durch Augenbewegungen assoziierter Abfall der Herzschlagfrequenz sowie ein ebenfalls hochsignifikanter Anstieg der Herzratenvariabilität zu Beginn der Stimulationsphase. Da die Herzratenvariabilität ein Varianzmaß ist, das aus den fünf vorhergehenden und fünf folgenden Herzschlägen berechnet wurde, gibt die grafische Darstellung des RMSSD die Steilheit des Anstieges des Parasympathikotonus nur unvollkommen wieder.

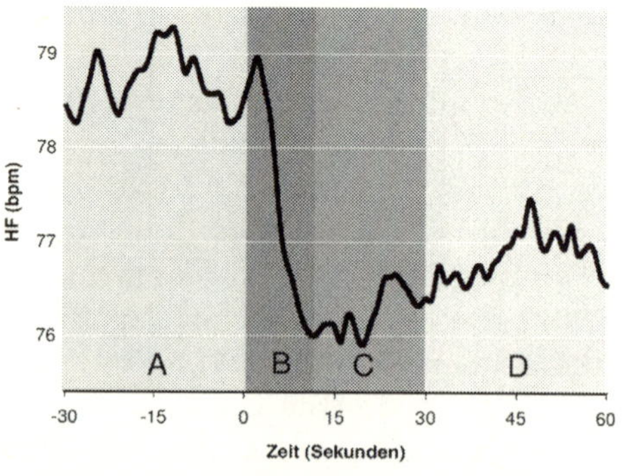

Abb. 19: Herzschlagfrequenz vor und während Stimulation, Einteilung in Phasen A bis D zum statistischen Vergleich

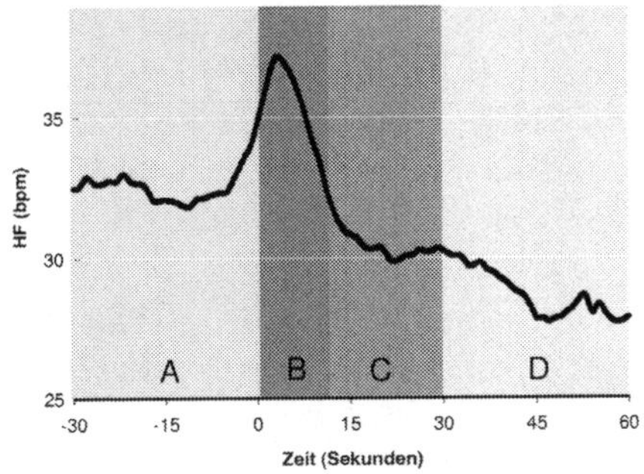

Abb. 20: Herzratenvariabilität vor und während Stimulation, Einteilung in Phasen A bis D zum statistischen Vergleich

Es kommt somit zu Beginn der Augenbewegungsphasen zu einer charakteristischen Orientierungsreaktion mit kurzzeitigem signifikanten Abfall der Herzschlagfrequenz und mit signifikantem Anstieg des Parasympathikotonus. Damit liefern unsere Befunde eine empirische Bestätigung für die Hypothese, dass es während EMDR-Sitzungen zu Orientierungsreaktionen kommt. Entsprechende Untersuchungen in realen Therapiesituationen waren bislang noch nicht durchgeführt worden.

Im weiteren Verlauf der Stimulationsphasen beobachteten wir eine signifikante Zunahme von Herzschlagfrequenz und Sympathikotonus sowie eine signifikante Abnahme des Parasympathikotonus. Diese Befunde lassen sich als Ausdruck einer Stressreaktion im Kontext der Traumaexposition während der Stimulationsphasen verstehen. Somit überlagert sich offensichtlich ein psychophysiologisches Dearousal zu Beginn der Stimulationsphasen mit einem psychophysiologischen Arousal im weiteren Verlauf der Stimulation. Die Überlagerung einer Stressreaktion mit einer Entspannungsreaktion entspricht dem von Wolpe (1958) im Zusammenhang von Angstdekonditionierung beschriebenen Mechanismus der Gegenkonditionierung.

Die beschriebenen Studienergebnisse unterliegen zwei wesentlichen methodischen Einschränkungen. Zum einen darf aus den Ergebnissen nicht unmittelbar geschlossen werden, dass die beobachteten Orientierungsreaktionen tatsächlich durch die während der EMDR-Behandlung induzierten Augenbewegungen ausgelöst werden. Auch andere Stimuli oder Kontextbedingungen, wie etwa die Aufforderung, sich auf die traumatische Erinnerung zu konzentrieren und die Aufmerksamkeit nach innen zu richten, könnten – zumindest theoretisch – entsprechende Reaktionen verursachen. Zum anderen stellt sich die Frage, ob die beobachteten psychophysiologischen Veränderungen während EMDR-Sitzungen mit dem Behandlungserfolg korrelieren und somit notwendige Elemente der EMDR-Behandlung sind, oder ob dies nicht der Fall ist. Diese Frage konnte aufgrund des Untersuchungsdesigns mit unterschiedlich langer Behandlungsdauer bei den behandelten Patienten und nur einmaliger Prä- Post-Erhebung der Outcome-Maße nicht beantwortet werden.

Wir haben daher mit Unterstützung der Fachgesellschaften EMDR-Deutschland und EMDR-Europa eine Folgestudie durchgeführt, die sich zum Ziel gesetzt hat, die Beziehung zwischen autonom-vegetativen Veränderungen während Traumatherapie mit EMDR und psychometrischen sowie psychophysiologischen Parametern des Behandlungserfolges zu untersuchen. Die Ergebnisse zeigen, dass die Abnahme des psychophysiologischen Arousal während der Behandlungssitzungen tatsächlich mit dem Behandlungserfolg – erfasst durch die Stressreaktivität bei Konfrontation mit der individuellen traumatischen Erinnerung – korreliert.

Zur Klärung der Frage, ob Augenbewegungen ein notwendiges Element der EMDR-Behandlung sind, werden wir in einer weiteren Studie die EMDR-Behandlung nach Standardprotokoll mit zwei Konditionen vergleichen, bei denen anstelle von Augenbewegungen auf die nicht bewegte Hand des Therapeuten fixiert wird, bzw. keine Aufforderung zur Fixierung der Hand des Therapeuten erfolgt. Um eine realistische Vergleichsmöglichkeit unter realen Therapiebedingungen zu gewährleisten, sollen komplette Behandlungen in den jeweiligen Konditionen durchgeführt werden und nicht nur – wie in der Forschung zu spezifischen Effekten der Augenbewegungen bislang üblich – einzelne Sitzungen oder einzelne Stimulationsperioden verglichen werden.

Wir sind zuversichtlich, dass unsere Untersuchungen einen Beitrag leisten werden, um wissenschaftlich fundierte Erkenntnisse über die Wirkfaktoren der EMDR-Behandlung zu gewinnen. Nur durch sorgfältige empirische Studien kann letztendlich die Frage beantwortet werden, ob die Stimulierung mit Augenbewegungen oder andere Formen der bilateralen Stimulierung für den Behandlungserfolg wirklich notwendig sind.

Kapitel 8: Die Arbeit mit dem Positiven – Ressourcenorganisation mit EMDR

Christine Rost

Das Wort Ressource bedeutet »zurück zur Quelle«. Es beschreibt einen Zustand, in dem unser Gehirn und Körper uns signalisiert, dass sich beide im Gleichgewicht und in Harmonie miteinander und der Umwelt befinden. Dies geschieht nicht nur durch rein positives Erleben, sondern auch durch den Abbau einer als unangenehm erlebten neuronalen Erregung, z. B. bei der Bewältigung eines Problems. Kern jeder Ressource ist dabei ein positives oder neutrales Körpererleben.

Ressourcen helfen uns, Lösungen zu finden. Francine Shapiro postulierte in der Theorie zu EMDR ein Informationsverarbeitungssystem im Gehirn (Shapiro 1998a), mit dem neue Informationen adaptiv verarbeitet werden und so dem besseren Überleben dienen.

Panksepp (1998) bezeichnet Spielen als grundlegendes emotionales Aktionsschema, in dem Menschen und Tiere spielerisch Fähigkeiten lernen können, um eine bessere Anpassung an eine sich verändernde Umwelt zu gewährleisten und somit auch ein effektiveres Überleben. Beides, die Informationsverarbeitung und das spielerische Erlernen neuer Fähigkeiten, hilft uns, mit Problemen fertig zu werden.

In einer Therapie ist es wichtig, den richtigen Zeitpunkt und die richtigen Worte für die Arbeit mit Ressourcen zu finden. Das empathische Einfühlen in »schwere« Gefühle wie Trauer und Schmerz darf nicht durch ein vorschnelles Vorschlagen von positiven Lösungsansätzen abgewehrt werden. Ein verfrühtes Hinführen zu einem positiven Gefühlszustand durch Therapeuten, weil sie selbst die negativen Emotionen nicht ertragen können, kann den natürlichen Prozess der Selbstorganisation stören.

Ressourcen helfen, unsere Bedürfnisse zu befriedigen, das Bedürfnis nach

Bindung, Nähe, Akzeptanz. Im Zentrum steht davon ein Körpergefühl mit einer wohltuenden Emotion: Freude, Glück, Liebe, Mitgefühl, Akzeptanz, Interesse, Neugier, Ruhe, innerer Frieden, Handlungsfähigkeit, Kraft, Lebendigkeit, Lebensfreude, Kompetenz, Stolz und Selbstwirksamkeit.

Wie bei einer Waage sind Menschen mit vielen guten Ressourcen in der Lage, mehr traumatische Erlebnisse zu verarbeiten als Menschen mit ungünstiger Ressourcenlage. Allerdings gibt es bei jedem eine Grenze der Belastbarkeit.

Negative Erlebnisse bleiben uns viel mehr im Gedächtnis. Die Beschäftigung mit positivem Erleben hilft uns aber, zu mehr Ausgeglichenheit zu kommen. Dazu kann die Beschäftigung mit einer »Freudenbiographie« helfen, wir können Fähigkeiten erfragen und verstärken, Erfolge erfragen und würdigen sowie gute Beziehungserfahrungen erfragen und verstärken.

In der Therapie können wir zwischen allgemeinen und spezifischen Ressourcen unterscheiden. Als *allgemeine Ressourcen* bezeichnet man Erlebnisse, Erinnerungen und Fantasien, die irgendwann grundsätzlich positive Gefühle hervorgerufen haben. *Spezifische Ressourcen* sind an einer bestimmten Problem- oder Traumasituation orientiert, d.h. es sind die Ressourcen, die zur Lösung dieser spezifischen Situation helfen. Wir können dabei vier verschiedene Kategorien unterscheiden: Sicherheit, Verantwortung, Wahlmöglichkeit und Selbstwert. Zu jedem Problem der verschiedenen Kategorien gibt es eine spezifische Ressource. So hilft z.B. bei Angst und Enge: Weite und sich öffnen; bei Anspannung und Verspannung: lösen und loslassen; bei Festhalten: weglaufen; bei Handlungsunfähigkeit, Lähmung: ins Handeln kommen und bei Erstarrung: sich wehren und Wut zulassen.

Lernen findet assoziiert statt, verschiedene Zellgruppen bilden im Gehirn zusammen eine Reizkette (»feuern« zusammen). Wenn ein Reiz aus einer bestimmten Zellgruppenregion ankommt, »erinnern sich« die empfangenden Zellen daran, an welche anderen Zellen sie beim letzten Mal den Reiz stark weitergeleitet haben. Diese Fähigkeit bleibt bis ins Alter hinein erhalten. Wir sprechen von Ressourcennetzwerken, wenn in den Erlebnissen die Bedürfnisse erfüllt und ein harmonischer Gleichklang erzeugt wurde.

Traumanetzwerke entstehen in potenziell traumatisierenden Situationen, für die es zunächst keine vorstellbare Lösung gibt. Diese Netzwerke haben die Tendenz, sich vom normalen Alltagsbewusstsein zu isolieren. Sie sind mit einem hohen Maß von Anspannung und neuronaler Erregung gespeichert. Es entsteht ein Zustand der Verwirrung, das Gefühl des Kontrollverlustes, der Hilflosigkeit und der Handlungsunfähigkeit. Durch das Angstsystem kommt es zu einer Übererregung der neuronalen Verarbeitung. Es werden die Aktionssysteme Flucht und Kampf aktiviert. Das erfordert aber die Dissoziation der bewussten Wahrnehmung der Emotionen. Der Totstellreflex tritt auf, wenn sowohl Kampf wie Flucht nicht möglich sind. Im Verhalten drückt sich dies als ein sich Aufgeben, Resignieren oder eine Unterwerfung aus und entzieht sich weitgehend der bewussten Beeinflussung.

Wird ein potenziell traumatisierendes Ereignis schließlich als bewältigt empfunden, ist es zu einer Vernetzung der vorher isolierten Trauma- und Ressourcennetzwerke gekommen. Es kann dabei auch zum Auftauchen von neuen bisher nicht erlebten Ressourcenzuständen kommen im Sinne eines psychischen Wachsens an den schwierigen Erfahrungen (»traumatic growth«).

Blockaden von Ressourcen können durch Trauer, starke Ängste, schwere Depression oder Dissoziation entstehen.

Aktivierung von Ressourcen geschieht durch Aufrufen eines Teiles des Ressourcennetzwerkes der Erinnerung. Je öfter der Zugang und die Aktivierung geübt werden, desto stärker werden die Intensität und die Wirksamkeit. Durch Kreativität und Informationen können neue Ressourcen gebildet werden. Das Netz wird sozusagen erweitert und neu geknüpft. Dieser Prozess von immer mehr Dazulernen hört nie auf und begleitet uns das ganze Leben lang. Die Stabilisierung durch heilsame Imaginationen ist ein typisches Beispiel für Ressourcenaufbau.

Ressourcenprotokolle können zur Bewältigung von Alltagsproblemen und zur besseren Affektsteuerung beitragen, können spezifische Ressourcen vor der Traumabearbeitung aktivieren und Ansatzpunkte für ein kognitives Einweben bei Blockaden ergeben.

Beim Einsatz von EMDR in der Ressourcenaktivierung ist die Anpassung der Dosis und Geschwindigkeit der Stimulation wichtig. Es werden vier bis sechs bilaterale Stimuli pro Set empfohlen, mit einer möglichen Steigerung bis zwölf Stimuli pro Set bei Erfolg. Die Geschwindigkeit soll *sehr langsam* sein, da es umso eher zu einem Auftauchen von negativem Material kommt, je höher die Geschwindigkeit ist. Die Stimulation kann durch den Therapeuten erfolgen oder durch die Patienten selber durchgeführt werden, z. B. mithilfe der Schmetterlingsumarmung. Die Stimulation wird solange wiederholt, wie eine positive Veränderung stattfindet. Bei der langsamen Stimulation erwarten wir, dass das Bild gehalten werden kann und sich in der Wahrnehmung eher verstärkt. Es kann manchmal aber auch zu einer Veränderung im Bild kommen. Solange die Veränderung positiv bleibt, wird sie akzeptiert und man kann mit der Stimulation fortfahren. Der Prozess kann aber auch weg vom positiven Imaginationsbild hin zu einem breiteren und gut verankerten Körpergefühl führen. Es können je nach bevorzugter Wahrnehmungsmodalität mehr und klarere Bilder, positive Ideen und Gedanken o. Ä. auftreten. Gemeinsam ist allen Ressourcen die Zunahme an Wohlgefühl, dies ist der Kern der Ressource.

Wir führen EMDR in die Ressourcenaktivierung ein und beginnen mit rein positiven Zuständen, z. B. Sicherer Ort. Wir können positives Erleben durch den Einsatz von EMDR würdigen und verstärken. Wir können die Ressourcenprotokolle aber auch als Hilfe bei Problemen im Sinne von Lösungsorientierung einsetzen.

Risiken der Ressourcenaktivierung mit EMDR sind das »Abkippen« des Patienten in negatives Material und belastende Affektzustände. Dies ist bei EMDR größer als bei anderen Techniken zur Ressourcenaktivierung. Die langsamen bilateralen Stimulationen (z. B. bei der Verstärkung des Sicheren Ortes) stellen fast schon einen gewissen Test dar, ob der positive Affektzustand auch stabil gehalten werden kann. Ressourcen helfen normalerweise nur, wenn sie rein positiv besetzt sind. Taucht negatives Material auf, darf keine Kritik geübt werden, sondern die Situation wird umgedeutet. Wir müssen deswegen auch bei den Ressourcenprotokollen das Stopp-Signal einführen, wenn die Stimulation durch den Therapeuten durchgeführt wird. Führen die Patienten die Stimulation selbst durch, wird vorher besprochen, dass sie bei Auftauchen von negativem Material sofort unterbrechen sollen. Wir suchen dann nach einer neuen Ressource, z. B. Erinnerungen, die mit einem guten Körpergefühl verbunden sind. Wir prüfen, ob diese positive Gefühle und Körperempfindungen auslösen, die zur Entspannung führen. Mit langsamen Stimulationen aktivieren wir dann dieses Erleben (»Position of Power«).

Bei der Position of Power aktivieren wir eine positive Situation. In der Absorptionstechnik verbinden wir dagegen drei positive Erlebnisse mit einer belastenden Situation. Dies stellt bereits einen Übergang von der Stabilisierung zur Traumabearbeitung dar.

Das Hauptproblem bei Ressourcenaktivierung mit EMDR ist die Möglichkeit der gleichzeitigen Aktivierung von negativem Material oder es wird deutlich, dass der Zugang zur Ressource nicht gelingt, keine Verstärkung trotz Stimulation erfolgt. Manchmal wird aber durch die ständige Anwendung von Ressourcentechniken die notwendige Traumakonfrontation vermieden oder zumindest unnötig lange hinausgeschoben und somit die Tendenz zur Vermeidung und die Chronifizierung der Symptomatik verstärkt.

Im Übergang zur Traumakonfrontation haben die Patienten häufig Angst, im Trauma »hängen« zu bleiben. Hier hilft, den Wechsel zwischen Trauma und Ressource zu üben. Dies kann zwischen Trauma und spezifischer Ressource erfolgen oder in der CIPOS-Technik (Constant Installation of Present Orientation and Safety) von Jim Knipe, wo nach einer kurzen Traumakonfrontation eine Reorientierung in die Gegenwart erfolgt, und diese Wahrnehmung dann mit langsamen Stimulationen verstärkt wird. Dies wird dreimal hintereinander wiederholt. Durch die Rückgewinnung von Kontrolle erfolgt eine deutliche Reduktion der Belastung.

Auch im Standardprotokoll wird immer wieder der Bezug zu den spezifischen Ressourcen hergestellt. In der Phase der Bewertung erfolgt dies durch die positive Kognition. In der Phase der Durcharbeitung tritt das Phänomen entweder spontan durch Assoziation von positiven Erlebnissen oder Imaginationen auf oder wir versuchen dies durch das kognitive Einweben auszulösen, wenn das Prozessieren stockt oder nur schleppend erfolgt. In der Phase der Verankerung wird dann abschließend die Verknüpfung zwischen der spezifischen Ressource und den Resten des Traumas mit langsamen Stimulationen hergestellt.

Ressourcen sind also über die gesamte Zeit der Therapie wichtig und hilfreich und geben der Therapie auch einen anderen Charakter: Es steht nicht immer das Problem im Mittelpunkt, sondern gute Erlebnisse und Stärken.

Kapitel 9: EMDR in der Behandlung von Trauma bedingten Angststörungen

Christine Rost

Die meiste Erfahrung mit der Behandlung von Phobien gibt es in der Verhaltenstherapie. Dabei ist die In-vivo-Exposition die Behandlung der Wahl. In dieser wird der angstauslösende Stimulus wiederholt dargeboten ohne Auslösung des ursprünglichen schmerzhaften oder bedrohlichen Aspektes. Dies hilft vor allem bei monosymptomatischen Phobien, weniger aber bei Trauma bedingten Phobien. Manche Auslöser können auch nur schwer dargeboten werden wie Naturkatastrophen, Operationen oder extreme Gewalt. Studien unterstützen die verhaltenstherapeutische Behandlung bei Fahrphobie, Hundephobie und Erstickungsphobie. Für Trauma bedingte Phobien gibt es bisher noch keine eindeutigen Ergebnisse. Sie scheinen verhaltenstherapeutisch schwierig zu behandeln zu sein und brauchen intensivere und längere Behandlungen (>50 Stunden). Die Patienten sind hier mehr in Gefahr, affektiv überflutet zu werden, und brechen deswegen häufiger die Behandlung ab.

Es liegt also nahe, den Versuch zu machen, gerade Trauma bedingte Angsterkrankungen mit EMDR zu behandeln, da die Traumafolgestörungen nachgewiesenermaßen erfolgreich mit EMDR behandelt werden können. Mit EMDR arbeiten wir an konkreten Ereignissen/Auslösern. Frei flottierende Angststörungen bieten sich dagegen nicht für eine Behandlung mit EMDR an.

Aus der Traumatherapie wissen wir, dass EMDR helfen kann, bisher nicht verarbeitete Erinnerungen zu integrieren. Francine Shapiro postulierte, dass im ZNS ein *Informationsverarbeitungssystem* existiert, das traumatische Information unter anderem durch neue Assoziationen verarbeite. Die Augenbewegungen (oder alternative Stimuli) von EMDR stimulieren das ZNS bilateral und scheinen das Informationssystem beschleunigt in Gang zu setzen. Veränderungen im Verhalten und Erleben treten nur auf, wenn das traumatische neuronale Netzwerk vollständig aktiviert und prozessiert wurde. Es müssen deshalb alle Aspekte der angstbesetzten Erinnerung aktiviert und bearbeitet werden.

Die Identifikation der angstauslösenden Stimuli umfasst optische, akustische, olfaktorische, mentale und sensomotorische Aspekte des Ereignisses. Bei der Anamneseerhebung fragen wir besonders nach den Umständen vor dem Auftreten der Angst und suchen dabei nach auslösenden Ereignissen, die den Patienten empfindlicher für die Angst gemacht haben können. Es wird geprüft, welche Reaktionen als Antwort auf das Trauma entstanden sind, wie Kampf-Flucht-Reaktion, körperliche, emotionale und kognitive Reaktionen.

Bei den kognitiven Reaktionen können typische Themen unterschieden werden wie Schuld/Verantwortung (Ich bin schuld, verantwortlich), Kontrolle (Ich verliere die Kontrolle, bin hilflos), Verletzlichkeit (Ich bin schwach, ausgeliefert) und Sicherheit/Gefahr (Ich bin in Gefahr, sterbe jetzt).

Um eine vollständige Bearbeitung der Angsterkrankung zu erreichen, müssen alle Aspekte der Angsterkrankung wahrgenommen und durchgearbeitet werden.

Es gibt Unterschiede in der Angstbehandlung mit Verhaltenstherapie und mit EMDR. Bei der VT-Behandlung wird auf den angstauslösenden Stimulus fokussiert. Auch während der Exposition soll der Patient darauf weiter fokussieren.

Im EMDR fokussieren wir in der Phase 3 (Bewertung) auch auf das angstauslösende Ereignis. In der Phase 4 (Reprozessieren) soll der Patient dann aber seinen Assoziationen folgen. Wir sagen dazu: »Vertrauen Sie dem Prozess, und nehmen Sie alles, was kommt, einfach wahr.« Der Prozess ist erst abgeschlossen, wenn unter Stimulation keine Veränderungen mehr auftreten und die Belastung bei Null oder niedrig angemessen liegt.

In der speziellen Anamnese versuchen wir Umstände zu ergründen, die vor dem ersten Angstanfall herrschten, um zu prüfen, ob sie einen ursächlichen Zusammenhang mit der Entstehung der Angsterkrankung haben. Wir erfragen dann zusätzlich zum ersten den schlimmsten und den letzten Angstanfall und fragen nach externen und internen Auslösern für einen Angstanfall. Es muss außerdem nach dem Vermeidungsverhalten gefragt werden, da dieses oft nicht spontan berichtet wird. Und wir prüfen, ob es einen sekundären Gewinn durch die Erkrankung gibt.

Das Therapieziel muss benannt und evtl. Zwischenschritte formuliert werden.

Wie bei jeder Therapie müssen wir erst eine therapeutische Beziehung aufbauen. Gerade bei Traumapatienten kann dies mehr Zeit in Anspruch nehmen. Hier spielt das Bindungsverhalten der Patienten eine große Rolle.

Am Beginn der Therapie sollten wir prüfen, wie gut der Alltag von dem Patienten bewältigt wird, und ob die äußere Sicherheit (Arbeitsplatz, Wohnung, Beziehung) gewährleistet und sicher ist. Wir überprüfen Ressourcen und Copingmechanismen. Falls die Affekttoleranz für die Bearbeitung der belastenden Situationen nicht ausreichend ist, müssen zuerst Selbstberuhigungs- und Distanzierungstechniken wie Sicherer Ort bzw. Sichere Aktivität, Tresorübung, Videotechnik und Lichtstrahlübung etc. vermittelt werden. Atemübungen sowie Entspannungstechniken (Autogenes Training, Progressive Muskelrelaxation, etc.) sollten vermittelt werden sowie eine allgemeine Psychoedukation in Bezug auf Angst und Trauma erfolgen. Dann erklären wir EMDR, damit ein Einverständnis für den Einsatz dieser Methode gegeben werden kann.

Wir arbeiten gemeinsam mit den Patienten heraus, welche Beschwerden mit EMDR bearbeitet werden sollen:

- Welche Beschwerden werden wahrgenommen?
- Wann traten sie das erste Mal auf?
- Welche angstauslösenden Situationen gibt es heute noch?
- Wovor besteht in Zukunft Angst?

Häufig ist anfangs gar nicht so klar, was genau Angst macht. Wir müssen dann die wichtigsten Aspekte des angstauslösenden Ereignisses herausarbeiten:

- Was genau macht Ihnen Angst?
- Welche Aspekte der Situation lösen am stärksten Angst aus?
- Wenn Sie sich ängstlich fühlen in …, wovor haben Sie dann genau Angst?
- Welche Umstände haben die Angst verschlimmert, welche bessern sie?

Es ist die Suche nach Zusammenhängen.

Manchmal werden bereits bei der Anamnese massive negative Selbstüberzeugungen deutlich, wozu wir dann die auslösende Situation suchen müssen: »Welches Ereignis macht Ihnen klar, dass Sie ein ›Feigling‹, ein ›Versager‹ sind?«

Wir lassen uns dann diese Ereignisse genau schildern, um die am stärksten belastenden Momente zu finden.

Beim EMDR-Modell gehen wir davon aus, dass ein traumatisches Ereignis, welches in der Vergangenheit stattfand und nicht verarbeitet wurde, in der Gegenwart als implizite Erinnerung vorliegt. Der darin gespeicherte Affekt kann durch Auslöser aktiviert werden und tritt dann als Intrusion in das Bewusstsein. Die Stärke der Belastung wird auf der SUD-Skala (Subjektive Units of Discomfort) gemessen, welche von 0 (neutral) bis 10, (Maximum der möglichen Belastung) geht. Durch die Verallgemeinerung der damit verbundenen negativen Selbstüberzeugung (negative Kognition) wird die Fähigkeit, mit belastenden Situationen jetzt und in der Zukunft umzugehen, vermindert. Die realistische Selbstüberzeugung (positive Kognition) kann zwar kognitiv formuliert werden, wird aber in der Gegenwart nicht völlig gespürt, wenn gleichzeitig die implizite Erinnerung getriggert ist. Dies wird auf der VoC-Skala (Validitiy of Cognition) gemessen, welche von 1 (völlig falsch) bis 7 (völlig stimmig) geht.

Das Standardprotokoll für Ängste und Phobien sieht vor, dass wir im Bereich der Vergangenheit das erste bzw. konditionierende Ereignis, das schlimmste bzw. repräsentativste Ereignis und dann das letzte Ereignis mit EMDR bearbeiten. Im Bereich der Gegenwart sollen dann alle angstauslösenden Stimuli und Triggersituationen bearbeitet werden. Als Letztes wird die Zukunftsvorstellung bearbeitet.

Wir führen dabei jeweils normale EMDR-Sitzungen durch und beginnen mit der ersten angstauslösenden Situation. Dabei ist der Normalfall, dass wir nicht in einer Sitzung bereits auf völlige Belastungsfreiheit kommen, sondern meist mehrere EMDR-Sitzungen brauchen, bevor der Affekt auf das Maß zurückgegangen ist, was für heute angemessen ist. In der Folgestunde nach einer EMDR-Sitzung fragen wir nach den Ergebnissen der letzten Stunde: Bei inkompletten Sitzungen wird der SUD erfragt, bei kompletten Sitzungen SUD und VoC. Außerdem fragen wir nach Veränderungen und Beschwerden seit der letzten Stunde. Der Erfolg einer EMDR-Behandlung zeigt sich letztlich nicht in der Reduktion des SUD, sondern in der Verbesserung der Beschwerden. Wir führen nicht in jeder Stunde eine EMDR-Sitzung durch, aber wir gehen erst zu einer neuen belastenden Situation, wenn die vorige vollständig bearbeitet wurde.

Wenn die drei Situationen aus der Vergangenheit (erste, schlimmste und letzte) bearbeitet wurden, überprüfen wir erneut die Liste der Trigger. Manche haben sich vielleicht nach der Bearbeitung der Vergangenheit bereits von alleine aufgelöst, aber sicher nicht alle, da sich die Symptome häufig verselbstständigen. Dabei ist es wichtig, auch auf die im Körper entstehenden Trigger wie erhöhter Puls, Anhalten von Luft, Körperspannung oder Körperhaltung zu achten. Für die Bearbeitung von Triggern mit EMDR können manchmal Trigger kombiniert werden, wenn sich dies anbietet. Auch jetzt versuchen wir die Belastung auf Null zu reduzieren bzw. auf niedrig angemessen. Was niedrig angemessen ist, wird mit der Frage überprüft: »Was macht es aus, dass es noch eine ›Eins‹ ist?« Die Antwort auf die Frage wird dann noch einmal prozessiert. Gibt es noch eine Veränderung, dann machen wir weiter. Bleibt die Antwort unverändert, dann können wir davon ausgehen, dass die Belastung angemessen ist.

Als Letztes steht die Bearbeitung der Zukunftsprojektion an. Wir lassen die gewünschte bzw. wahrscheinliche Situation (Autofahren, Fliegen, sich Blut abnehmen lassen, etc.) imaginieren und fragen, ob die Vorstellung jetzt noch eine Belastung auslöst. Wenn dies der Fall ist, dann wird damit noch einmal EMDR durchgeführt. Die imaginierte Vorstellung wird als belastende Situation genommen, der Moment der größten Belastung als schlimmster Moment. Es wird die dazugehörige negative Kognition und die gewünschte positive Kognition erarbeitet, der VoC-Wert erfragt, dann die Gefühle, der SUD und das Körperempfinden. Die Phase 4 (Bewertung) verläuft im ersten Kanal wie gewohnt. Beim Zurückgehen zum Knoten müssen wir erfragen, welcher Moment jetzt bei der imaginierten Zukunftsprojektion die größte Belastung auslöst. Damit wird der nächste Kanal gestartet. Dieser Vorgang (Prozessieren bis zum Ende des Kanals und Zurückgehen zum Knoten) wird solange wiederholt, bis unter Stimulation der Knoten sich nicht mehr verändert. Dann Fragen wir nach dem SUD. Die Bearbeitung ist erst zu Ende, wenn die Belastung angemessen niedrig ist. Diese Einschätzung erfolgt wieder mit der Frage, was es ausmacht, dass es noch eine »...« ist. Bei der Zukunftsprojektion muss der SUD nicht 0 sein, sollte aber erfahrungsgemäß nicht über 3 liegen.

Dieses Ergebnis muss nun in der Realität überprüft werden. Wir fordern den Patienten auf, soweit dies möglich ist, die bisher vermiedene Handlung durchzuführen. Erst durch die Auflösung des Vermeidungsverhaltens zeigt sich, dass eine Bearbeitung erfolgreich war. Bei einer erfolgreichen Behandlung erwarten wir jetzt, dass die Situation ohne unangemessene Belastung bewältigt werden kann. Patienten beschreiben dies meist als ein Gefühl, ihr Umgang mit der bisher angstauslösenden Situation habe sich normalisiert.

Die Behandlung von Trauma bedingten Angststörungen mit EMDR muss weiter erforscht werden. Ich würde mich freuen, wenn dieser Artikel dazu beitragen kann, weitere Forschung und weitere Behandlungen zu initiieren.

Kapitel 10: Behandlung von Hörsturz und Tinnitus mit EMDR-Therapie

Fikret Zengin

Zusammenfassung

Es wurden 17 an Tinnitus leidende Patienten mit EMDR behandelt. Behandlung und die Kontrolluntersuchungen fanden in der Zeit von Juni 2002 bis Juni 2005 in meiner psychiatrischen und psychotherapeutischen Praxis in Solingen statt. Mit Ausnahme von zwei Patienten kamen alle Behandelten persönlich zur Kontrolluntersuchung im Folgejahr der Behandlung (88,2%). Es waren 14 Patienten 82,4% nach der fünfstündigen EMDR-Behandlung beschwerdefrei, drei beklagten weiterhin (eher geringe) Beschwerden, die durch zwei weitere EMDR-Therapiesitzungen zum Abklingen gebracht konnten. Ein Patient hatte nach Therapieabschluss einen Verkehrsunfall, der eine PTBS auslöste. Er wurde mit traumazentrierter Psychotherapie behandelt, die auch die Tinnitus-Symptome zum Abklingen brachte.

10.1 Einleitung

Der Hörsturz wird in der Literatur sehr unterschiedlich definiert. Er betrifft das plötzliche Auftreten der einseitigen Innenohrschwerhörigkeit, deren Genese nicht gesichert ist. Über die Ursachen des Hörsturzes wurde viel diskutiert. Bis jetzt wurde kein fachübergreifender Konsens für die Ätiologie des Hörsturzes gefunden. Nach meiner Erfahrung liegt es daran, dass die Somatiker den psychischen Anteil nicht ausreichend berücksichtigen. Die Psychosomatiker sehen den somatischen Teil als nicht so wichtig an. Man sollte bei der Entstehung des Hörsturzes jedoch beide Seiten sehen und entsprechend behandeln. Der

Körper, die Seele und das soziale Leben beeinflussen sich gegenseitig. Hier ist es wichtig, das bio-psychisch-soziale Verständnis zu berücksichtigen.

Steinriede beschrieb verschiedene pathophysiologische Tinnitusmodelle. Er fasste zusammen (Steinriede 2002):

> »Die für die Umwandlung von akustischen Informationen in Nervenaktionspotenziale verantwortlichen Sinneszellen, also Haarzellen, können durch eine Vielzahl innerer und äußerer Ursachen geschädigt werden. Sie erfüllen dann ihre Aufgabe fehlerhaft, so dass neben einem möglichen Hörverlust auch elektrische Fehlentladungen entstehen können, die über den Hörnnerven zum zentralen auditorischen System weitergeleitet werden. Dort wird diese Information als akustisches Signal fehlinterpretiert, somit als Ohrgeräusch bewusst gemacht. Wahrnehmung und Evaluation der tinnitusspezifischen Aktivitäten finden im auditiven Kortex statt.«

Nach heutiger Literatur wird als Hauptauslöser des idiopathischen Hörsturzes und Tinnitus der sogenannte »Dysstress« angenommen. Die körperliche Stressreaktion wird durch ein kompliziertes Zusammenspiel zwischen dem zentralen und dem vegetativen Nervensystem sowie dem Hormonsystem entladen. Der Neokortex ist zuständig für die bewusste Wahrnehmung und alle kognitiven Prozesse. Der präfrontale Kortex ist für das Verhalten zuständig. Das limbische System besteht aus Thalamus, Hypothalamus und Amygdala. Der Thalamus ist die erste Schaltstelle für die Verarbeitung von sensorischen Informationen. Die Amygdala hat eine zentrale Bedeutung für die Entstehung von Emotionen. Der Hypothalamus reguliert vegetative Funktionen. Der Hirnstamm ist der phylogenetisch älteste Teil des Gehirns. Hier werden die willkürliche und unwillkürliche Motorik gesteuert. Im Hirnstamm befindet sich der Locus coeruleus (blauer Kern), der ein kleines Zellkerngebiet im Übergang vom Gehirn zum Rückenmark ist (Kaluza 2005). Die Nervenzellen produzieren etwa drei Viertel des gesamten Noradrenalins im Gehirn, einem der wichtigsten Neurotransmitter, der auch bei der Auslösung der Stressreaktion eine entscheidende Rolle spielt. Diese Strukturen haben Verbindungen zum auditiven Kortex und können die direkte Wahrnehmung des Tinnitus beeinflussen. Damit können Stress, Depressionen, Schlaflosigkeit, Angst, Verspannungen u. a. einen verstärkenden Einfluss auf den Tinnitus ausüben.

10.2 EMDR-Therapie

Francine Shapiro hatte beobachtet, dass spontane wiederholte Augenbewegungen auf belastende Gedanken eine Desensibilisierungswirkung ausüben können (Shapiro 2000). Bei der Arbeit mit 70 Freiwilligen, die nicht an krankhaften Symptomen litten, erwies sich die Anwendung der Augenbewegungen als unterschiedlich wirksam. Mithilfe dieser ersten Experimente entwickelte Shapiro das Verfahren weiter, um seine Wirkung so zu maximieren, dass es sich für den Einsatz bei einer klinischen Population eignete. Eine kontrollierte Untersuchung mit 22 unter PTBS-Symptomen leidenden Teilnehmern (Shapiro 1989) zeigte, dass EMDR sich sehr gut zur Desensibilisierung, zur kognitiven Restrukturierung und zur Eliminierung starker, durch ein traumatisches Erlebnis hervorgerufener Intrusionen, eignete (Shapiro 1998a).

Die Behandlung seelischer Traumata mit EMDR basiert auf der Hypothese, dass jedes seelische Traumasymptom auch eine physiologische Komponente hat. Es wird postuliert, dass das traumatische Ereignis die biochemische Balance des Informationsverarbeitungssystems zum Entgleisen bringt. Diese biochemische Entgleisung blockiert das Informationsverarbeitungssystem bei dem Streben nach einer adaptiven Lösung. Stattdessen scheinen Wahrnehmung, Gefühle, Gedanken und Sinngebung, die von diesem Ereignis herrühren, regelrecht im Nervensystem stecken geblieben zu sein. Die stecken gebliebenen Informationen werden bei seelischen Erkrankungen wie der posttraumatischen Belastungsstörung vielmehr in Form von intrusiven Gedanken, Flashbacks und Alpträumen reaktiviert.

Die Augenbewegungen im EMDR schaffen offensichtlich eine Gegenwirkung zu diesen physiologischen Prozessen. Durch sie wird die exzitatorische/inhibitorische Balance wiederhergestellt, was eine Desensibilisierung, Weiterverarbeitung und adaptive Integration der eingefrorenen Informationen ermöglicht. Das führt zur Auflösung der charakteristischen Symptome der PTBS, wie ich auch selber bei vielen Patienten beobachtet und festgestellt habe. Bisher wurde EMDR bei PTBS, aber auch bei Angst- und Panikstörungen, Zwangsstörungen, Somatisierungsstörung und Sucht angewendet, ebenso im Coaching.

Im meinem Fall wandte ich die EMDR-Therapie bei Tinnitus-Patienten an und entwickelte dabei eigene Protokolle. Nach meinem Wissen gibt es bisher keine Studie für die Anwendung der EMDR-Therapie bei Tinnitus.

10.3 Aufbau der Untersuchung

Zur Anwendung der EMDR-Therapie bei Hörsturz und Tinnitus kam ich zufällig. Ich führte sie bei einem Patienten durch, der mehrmals traumatisiert wurde und an PTBS, Depression, Angst- und Panikstörung sowie Somatisierungsstörungen (unterschiedliche Schmerzen und Tinnitus) litt. Während der dritten Sitzung sagte er, dass der Druck in den Ohren und die Ohrengeräusche wie Druck im Ballon abnehmen würden. Bei der fünften Sitzung war beides abgeklungen. Diese

Erfahrung regte mich an, ein eigenes Therapieprotokoll für Tinnitus-Patienten zu entwickeln und es mit meinen psychiatrischen und psychotherapeutischen Patienten zu erproben.

10.3.1 Erhebungssituation und Versuchpersonen

In die EMDR-Therapie wurden 17 Patientinnen und Patienten aufgenommen, die an Hörsturz und Tinnitus litten. Sie waren zumeist auch wegen (anderer) psychiatrischer und psychosomatischer Beschwerden in meiner Behandlung, fünf davon ausschließlich wegen des Tinnitus. Von den 17 Patienten waren 10 Männer (58,82%), die Altersverteilung lag zwischen 25 und 64 Jahren (siehe Tabelle 2). Die Behandlungen und die Kontrolluntersuchungen/Katamnese fanden von Juni 2002 bis Juni 2005 statt. Alle Patienten wurden nach Abschluss der Behandlung im Abstand von einem Jahr zu Nachuntersuchungen eingeladen. Zur Kontrolluntersuchung kamen 15 Patienten (88,23%) die anderen beiden (ein Mann, eine Frau) meldeten sich zum angefragten Zeitpunkt telefonisch an und sagten, dass sie keinen Tinnitus mehr hätten.

Altersgruppe	Geschlecht		Gesamt
	m.	*f.*	
25–34	2	1	3
35–44	2	4	6
45–54	3	2	5
55–64	3	–	3
Gesamt	10	7	17

Tab. 2: Verteilung der Patienten nach Geschlecht und Altersgruppen

10.3.2 Ablauf der Behandlung

Bei der EMDR-Therapie traumatisierter Patienten wird die traumatische Erinnerung bearbeitet, indem man den Patienten auffordert, sich einen oder mehrere der folgenden Aspekte bewusst zu vergegenwärtigen:

➢ eine bildhafte Repräsentanz der Erinnerung,
➢ eine mit der Erinnerung verbundene negative Selbsteinschätzung,

- mit der Erinnerung verbundene Sinneswahrnehmungen und
- Körpererinnerungen.

Bei der EMDR-Therapie von vier Tinnitus-Patienten wurden die traumatische Erinnerung, wie oben dargestellt wurde, bearbeitet. 13 Patienten haben keine traumatische Erinnerung angegeben.

Negative Selbsteinschätzung
Für die Verteilung der negativen Selbsteinschätzung (in Bezug auf den Tinnitus) der 17 Tinnitus-Patienten (nach Geschlecht) siehe Tabelle 3.

Beschreibung der negativen Selbsteinschätzung	Geschlecht		Gesamt
	m.	*f.*	
Ich bin hilflos.	4	2	6
Ich bin ohnmächtig.	1	1	2
Ich habe die Kontrolle verloren.	3	3	6
Ich kann es (den Tinnitus) nicht aushalten.	2	1	3
Gesamt	10	7	17

Tab. 3: Beschreibung der negativen Selbsteinschätzung nach Geschlecht

Positive Kognition
Die Patienten wurden von mir aufgefordert, ihre positive Kognition zu beschreiben.

»Wenn Sie Tinnitus wahrnehmen und erleben, wie würden Sie jetzt gerne über sich denken?« Die Beschreibung der Patienten über positive Kognitionen ist in der Tabelle 4 zu sehen.

Beschreibung der positiven Kognition	Geschlecht		Insgesamt
	m.	f.	
Ich bin in der Lage, es zu bewältigen.	4	3	7
Ich habe die Kontrolle.	4	1	5
Es ist vorbei.	2	2	4
Ich kann mit dem Tinnitus umgehen.	-	1	1
Gesamt	10	7	17

Tab. 4: Beschreibung der positiven Kognition

Skalierung

Es wurde eine Skalierung durchgeführt. Sie umfasst SUD-Skala (Subjectiv Units of Disturbance, Grad der Belastung) und VoC-Skala (Validity of Cognition, Stimmigkeit der Kognition) (Tabellen 5 und 6).

SUD

0=keine Belastung/neutral; 10=höchste Belastung

VoC-Skala

1=vollkommen falsch; 7=vollkommen wahr

Skalierung SUD	Geschlecht		Gesamt
	m.	*f.*	
10	5	3	8
9	3	2	5
8	1	1	2
7	1	1	2
6	-	-	-
Gesamt	10	7	17

Tab. 5: Angaben der Patienten über die Skalierung der Belastung (SUD)

Skalierung VoC	Geschlecht		Gesamt
	m.	*f.*	
1	4	2	6
2	3	4	7
3	2	1	3
4	1	-	1
5	-	-	-
Gesamt	10	7	17

Tab. 6: Angaben der Patienten über die Stimmigkeit der positiven Kognition (VoC)

Dreizehn (76,4%) Patienten haben keine traumatische Erinnerung genannt. Deswegen wurden die Patienten aufgefordert, die gegenwärtige Situation zu beschreiben, es wurden folgende Symptome von ihnen beschrieben:

- Druck in den Ohren,
- Ohrgeräusch,
- Brummen,
- Rauschen,
- Klingeln,
- Pfeifen,
- Hörminderung,
- Unruhe,
- Konzentrationsschwäche,
- Druck im Kopf,
- Spannungen im Bereich des Nackens und des Kopfes.

Die Patienten wurden dann aufgefordert, sich den Druck in Ohren so vorzustellen, wie Druck (Luft) in einem Ballon, der ein Ventil hat. Sie können dieses Ventil so drehen, wie sie es wollen. Der Patient sollte die negative Kognition wiederholen, gleichzeitig den Druck in Ohren spüren und mit seinen Augen den Fingern folgen. Alternative Stimuli (Gebrauch von links-rechts wechselndem Fingertippen) wurden ebenfalls durchgeführt. Mit der Anwendung der EMDR-Therapie klangen die Symptome ab und die Patienten entwickelten Selbstkontrolle und erlebten positive Selbsteinschätzung. Die Skalierung der Belastung (SUD) lag bei allen Patienten bei 0. Dann wurde das Verankern fortgesetzt. Es wurde ein Körpertest durchgeführt. Mit jedem Patienten wurden insgesamt fünf derartige EMDR-Therapie-Sitzungen durchgeführt.

10.3.3 Katamnese des Therapie-Erfolges

Wie oben beschrieben, fanden die EMDR-Tinnitus-Therapien zwischen Juni 2002 und Juni 2005 statt. Alle Patienten wurden ein Jahr nach Therapieende zu einer Kontrolluntersuchung eingeladen.

Behandlungsjahr	2002	2003	2004
Anzahl an Patienten	6	6	5
Katamnesejahr	2003	2004	2005
Zur Nachuntersuchung erschienen	5	5	5
Andere Nachrichten	1 Telefon	1 Brief	–
Beschwerdefrei	4 (SUD 0)	5 (SUD 0)	5 (SUD 0)

Tab. 7: Ergebnisse der Kontrolluntersuchungen

Im Jahr 2002 wurden sechs (vier Männer, zwei Frauen) Patienten behandelt. Eine Patientin kam 2003 nicht zur Kontrolluntersuchung, sie rief an und sagte, dass sie nicht mehr unter Tinnitus leide.

Fünf Patienten (vier Männer, eine Frau) kamen zur Kontrolluntersuchung. Der Belastungsgrad SUD bei drei Patienten (zwei Männer, eine Frau) betrug 0, bei einem Patienten betrug der SUD 2, bei dem anderen 3. Mit beiden Patienten wurden zwei zusätzlich EMDR-Therapiesitzungen durchgeführt, sodass die Skalierung SUD (Grad der Belastung) auf 0 sank.

Im Jahr 2003 wurden sechs (vier Männer, zwei Frauen) Patienten behandelt. Ein Patient schickte einen Brief, dass er keine Beschwerden mehr habe, ohne selber zur Kontrolluntersuchung zu kommen.

Fünf Patienten kamen 2004 zur Nachuntersuchung. Der SUD bei vier Patienten lag bei 0. Ein Patient habe fünf Monaten nach Behandlungsabschluss einen Verkehrsunfall gehabt. Er litt an PTBS. Bei ihm wurde eine traumazentrierte Psychotherapie (Stabilisierung, EMDR, Skane-Technik) durchgeführt. Sein Zustand hat sich aufgrund der Behandlung stabilisiert, sodass die Symptome einer posttraumatischen Belastungsstörung (Intrusionen, Angst, Übererregung, u.a.) und Tinnitus abklangen.

Im Jahr 2004 wurden fünf Patienten (zwei Männer, drei Frauen) behandelt. Alle Patienten kamen im Jahr 2005 erneut zur Kontrolluntersuchung. Sie hatten keine Tinnitusbeschwerden. Der Grad der Belastung war bei 0.

10.4 Ausblick

Nach heutiger Literatur wird als Hauptauslöser des idiopathischen Hörsturzes und des Tinnitus Dysstress angenommen. Das bio-psycho-soziale Modell postuliert, dass der Körper, die Seele und das soziale Leben sich gegenseitig beeinflussen. Die Hypothese basiert darauf, dass dieser neue, durch Stress entstandene Zustand zur Störung der Balance des Informationsverarbeitungssystems führt. Damit können Stress, Depressionen, Schlaflosigkeit, Angst, Verspannungen u.a. einen verstärkenden Einfluss auf den Tinnitus ausüben. Ferner machte ich die Erfahrung, dass Patienten, die an Tinnitus leiden, sich dem Tinnitus gegenüber hilflos und ohnmächtig fühlen. Sie haben die Kontrolle über sich verloren.

Durch die EMDR-Therapie wird die exzitatorische/inhibitorische Balance bei Tinnitus-Patienten wiederhergestellt, was eine Desensibilisierung, Weiterverarbeitung und adaptive Integration der eingefrorenen Informationen ermöglicht. Dadurch entwickeln die Patienten bessere Selbstwertgefühle, sodass sie wieder Kontrolle über sich bekommen. Dies führt nach meiner Beobachtung zur Auflösung der charakteristischen Symptome des Tinnitus.

10.5 EMDR-Protokoll für Tinnitus-Patienten

Dieses Protokoll wurde aus dem Protokoll der EMDR-Therapie mit PTBS modifiziert.

1. Beschreibung des Hörzustandes

Bitte beschreiben Sie Ihre gegenwärtige Situation: Was spüren/erleben Sie in Ihren Ohren? Häufige Beschreibungen: Druck in den Ohren, Ohrgeräusch,

Brummen, Rauschen, Klingeln, Pfeifen, Hörminderung, Unruhe, Konzentrationsschwäche, Druck im Kopf, Spannungen im Nacken- und Kopfbereich.

2. Negative Kognition (NK)
Mit welchen Worten können Sie am besten Ihre negative Einstellung zu sich selbst, wenn Sie dieses Ohrgeräusch haben, beschreiben, die Sie jetzt im Augenblick spüren?

3. Positive Kognition (PK)
Wenn Sie den Tinnitus wahrnehmen und erleben, wie würden Sie jetzt gerne über sich denken?

4. VoC (Stimmigkeit der Kognition)
Wenn Sie an den Tinnitus denken, wie zutreffend fühlt sich diese positive Selbsteinschätzung (PK wiederholen) jetzt auf einer Skala von 1 bis 7 an, wenn völlig falsch 1 und völlig richtig und stimmig 7 ist?

5. Emotionen/Gefühle
Wenn Sie sich den Tinnitus zusammen mit dem negativen Satz (NK wiederholen) vorstellen, welche Gefühle kommen dabei jetzt in Ihnen auf?

6. SUD (Grad der Belastung)
Auf einer Skala von 0 bis 10, wo 0 keine Belastung oder neutral und 10 die für Sie maximal vorstellbare Belastung darstellt, wie belastend fühlt es sich jetzt an?

7. Was spüren Sie in Ihrem Ohr (Ihren Ohren)?

8. Desensibilisierung/Reprozessierung
Diese unterscheidet sich von klassischer EMDR-Therapie: Der Patient wird aufgefordert, sich den Druck in den Ohren so vorzustellen wie Druck (Luft) in einem Ballon, der ein Ventil hat. Er kann dieses Ventil so drehen, wie er es will. Der Patient sollte die negative Kognition wiederholen, gleichzeitig den Druck in Ohren spüren und mit seinen Augen den Fingern folgen.

Alternative Stimuli (Gebrauch von links-rechts wechselndem Fingertippen) haben sich ebenfalls bewährt.

EMDR-Therapie kann so lange fortgesetzt werden, bis die Symptome abklingen und die Patienten Selbstkontrolle und die positive Selbsteinschätzung erleben (Skalierung von SUD bei 0, Skalierung von VoC bei 6–7).

9. Verankerung
Fortsetzung des Verankerns.

10. Ohren-Test
Es wird ein Ohrentest durchgeführt. Der Patient wird aufgefordert festzustellen, ob er in seinem Ohr etwas spürt oder nicht. Positive, angenehme Empfindungen verstärken. Bei Missempfindungen setzen Sie das Reprozessieren bis zum Verschwinden der Missempfindungen fort.

11. Abschluss
Kurze Nachbesprechung.

Kapitel 11: CravEx®-Reprozessierung des Suchtgedächtnisses mit der EMDR-Methode

Michael Hase

11.1 Einleitung

Das Konzept eines Suchtgedächtnisses ist im Tiermodell experimentell unter anderem von Wolffgramm dargestellt und von Boening aus klinischer Perspektive unter Berücksichtigung neurowissenschaftlicher Erkenntnisse beschrieben worden (Heyne/May et al. 2000; Wolffgramm/Galli et al. 2000b; Boening 2001; Spanagel 2001). Hieraus lassen sich Überlegungen für die Behandlung Abhängiger ableiten. Im Tiermodell ließen sich die Ansätze in erfolgreiches therapeutisches Handeln umsetzen (Wolffgramm 2000a; Wolffgramm 2004). Die von Wolffgramm vorgeschlagene biologische Therapie der Rückprägung zeigte auch in einer ersten Studie an Opiatabhängigen eine Überlegenheit gegenüber dem Standardvorgehen (Wolffgramm 2002). Die Rückprägung nutzt die Gabe von Steroiden, um das Gehirn in einen lernbereiten Zustand zu versetzen, sodass eine folgende Übersättigung mit der Droge und anschließendes Rausschleichen die vorherige Information löscht. Im Tierexperiment sind abhängige Ratten nach einer Rückprägung zu 100% abstinent. Die Verhältnisse beim Menschen sind naturgemäß komplizierter und menschliches Verhalten ist mehrfach determiniert. Daher lassen sich die Ergebnisse nicht eins zu eins auf den Menschen übertragen.

Schon früh in der Entwicklung der EMDR-Methode hat Shapiro auf den Einsatz in der Behandlung von abhängigen Menschen hingewiesen (Shapiro/Vogelmann-Sine et al. 1994). Ihre Überlegungen orientieren sich allerdings überwiegend an der Komorbidität von Traumafolgestörung und Abhängigkeit. Die mittlerweile vorgelegte Theorie des Suchtgedächtnisses legt einen neuen, innovativen Ansatz nahe, nämlich eine Reprozessierung dieses maladaptiven

Gedächtnisses mit EMDR zu versuchen. Die Arbeiten von Wilson et al. mit Phantomschmerzpatienten, also am Schmerzgedächtnis, mögen als Beispiel dienen (Wilson/Tinker et al. 1997; Wilson/Becker et al. 2000). Wenn eine Reprozessierung des Suchtgedächtnisses versucht wird, was wäre zu erwarten? Eine gelungene Reprozessierung sollte zu einer Verringerung des Suchtdruchks (Craving) führen. Diese ließe sich mit einem geeigneten Messinstrument darstellen. Ein solches Messinstrument liegt mit der Obsessive-Compulsive-Drinking-Scale in deutscher Übersetzung vor (Mann 2000). Selbst wenn das Konzept des Craving und die Bedeutung kritisch diskutiert wird (Tiffany/Carter et al. 2000) möchte ich Craving als bewusstseinsnahen Indikator des neurobiologischen Prozesses der Abhängigkeit verstehen und im beschriebenen Sinne nutzen. Im Prozess der Durcharbeitung sollten sich die von Wolffgramm beschriebenen Inhalte, präparatorisches Verhalten, Antizipation der Drogenwirkung und Drogenwirkung selbst, zeigen und verändert werden können. Eine Aktivierung des Suchtgedächtnisses erfolgt über das Ansteuern von Erinnerungen an Rückfallsituationen oder von erlebtem Suchtdruck. Denn im Rückfall oder bei Erleben von Suchtdruck sollte das Suchtgedächtnis aktiv sein. Diese Vorüberlegungen führten zu der Konzeption einer Pilotstudie, deren Daten ich anschließend kurz darstellen möchte.

11.2 Eine Pilotstudie

Die teilnehmenden Patienten wurden aus dem Patientengut einer offen geführten Entgiftungsstation für Abhängige von Alkohol und legalen Drogen an einem Landeskrankenhaus für die Studie gewonnen. Die dort behandelten Patienten entsprechen dem Patientengut einer an der Pflichtversorgung teilnehmenden Institution im mittelstädtisch und ländlich geprägten Versorgungsgebiet. Patienten, die über Suchtdruck berichteten und zur Mitarbeit in der Studie bereit waren, wurden – bedingt durch die Woche ihrer Aufnahme – entweder der Behandlungsgruppe oder der Kontrollgruppe zugeteilt. Die Gruppen umfassten jeweils 15 Patienten. Die Patienten der Behandlungs- und Kontrollgruppe unterschieden sich nur minimal hinsichtlich der Dauer ihrer Erkrankung, der Anzahl vorheriger Entgiftungen und Entwöhnungen und ausgewählter Parameter (Alter, DES, BDI, STAI, PTSS-10, MALT, OCDS-Score zum Zeitpunkt des Abschlusses der somatischen Entgiftung). Auch in der Häufigkeit komorbider Diagnosen ergab sich kein signifikanter Unterschied. Die Verteilung der komorbiden Diagnosen entsprach dem Üblichen.

ICD-10 F	32.0	32.1	32.2	40.1	41.0	43.1	43.21	60.31	60.8
EMDR	1	1	1	0	1	4	1	3	0
TAU	0	0	0	1	0	5	1	2	1

Tab. 8: Komorbide Diagnosen in Behandlungs- und Kontrollgruppe (TAU)[28]

Das stationäre Therapieprogramm ist im Sinne der qualifizierten Entgiftung umfangreich und enthält diverse einzel- und gruppentherapeutische Angebote. Die Kontrollgruppe erhielt das reguläre Therapieprogramm. Die Behandlungsgruppe erhielt ergänzend zum Therapieprogramm der Entgiftungsstation zwei bis drei EMDR-Sitzungen, im Mittel 2,3 Sitzungen, von jeweils 60 Minuten Dauer. Grundlage der Behandlung mit EMDR war das Arbeitsblatt (Worksheet) mit den Phasen 3–7 im Ablaufschema der EMDR-Methode. Es wurde lediglich der SUD gemäß dem Vorschlag von Popky durch eine subjektive Bestimmung des empfundenen Verlangens nach der Droge auf einer Skala von 0 (kein Verlangen) bis 10 (maximales Verlangen) ersetzt (Vogelmann-Sine/Sine et al. 1998). Popky schlägt hierfür den Begriff Level of Urge (LoU) vor. Targeterinnerungen der Arbeit waren Erinnerungen an Rückfallsituationen oder an starkes Verlangen nach der Droge. Der OCDS wurde direkt nach Abschluss der somatischen Entgiftung und vor der EMDR-Behandlung (Prä) sowie am Ende der stationären Behandlung (Post) einen (P1M) und sechs (P6M) Monate nach Abschluss der Behandlung gemessen. Im Folgenden stelle ich Ergebnisse der Behandlungs- und Kontrollgruppe dar.

Der Suchtdruck, gemessen mit der Obsessive Compulsive Drinking Scale in der deutschen Übersetzung (OCDS-G), lag bei der Therapiegruppe vor der Behandlung im Mittel bei 21 mit einer Standardabweichung von 4,94. In der Kontrollgruppe betrug der OCDS-Score im Mittel 21,5 bei einer Standardabweichung von 6,27. Beide Gruppen unterscheiden sich nur wenig. Nach im Mittel 2,3 EMDR-Interventionen am Suchtgedächtnis zeigte die Therapiegruppe eine Reduktion des OCDS-Scores um 10,5 Punkte – die Kontrollgruppe nur um 1,16 Punkte. Der Unterschied in der Reduktion des Cravings zwischen der EMDR-Gruppe und der Kontrollgruppe betrug also 9,83 Punkte gemessen mit der OCDS.

Der entscheidende Parameter in der Studie ist der OCDS-G-Wert, da sich hier das Craving abbildet. Zu Beginn der Behandlung fand sich kein signifikanter Unterschied des OCDS-G Wertes zwischen der Behandlungsgruppe

28 Legende: ICD-10 F 32.0: milde depressive Episode, 32.1: mittelschwere depressive Episode, 32.2: schwere depressive Episode, 40.1: soziale Phobie, 41.0: Panikstörung, 43.1: posttraumatische Belastungsstörung, 43.21: Anpassungsstörung, 60.31: emotional instabile Persönlichkeitsstörung vom Borderline-Typ, 60.8: andere spezifische Persönlichkeitsstörung.

und der Kontrollgruppe (M=20,4; s=4,6/M=20,3; s=6,3). Zum Ende der Behandlung zeigte sich eine Verringerung des OCDS-G-Wertes in beiden Gruppen als Auswirkung der Behandlung. Der OCDS-G betrug zum Ende der Behandlung im Mittel (M) in der Behandlungsgruppe 9,5 (s=4,2) und in der Kontrollgruppe 18,7 (s=6,9) Die Differenz des OCDS-G-Wertes vom Beginn zu Ende der Behandlung (Prä/Post) betrug in der Behandlungsgruppe -10,86 und in der Kontrollgruppe -1,4. (siehe Abbildung 21).

Es findet sich also ein deutlicher Unterschied zwischen den Gruppen. Die Veränderung des OCDS-G-Wertes in der Kontrollgruppe vom Beginn zum Ende der Behandlung bedeutet keinen statistisch signifikanten Unterschied (p=.290). Die Veränderung in der Behandlungsgruppe Prä/Post ist hingegen statistisch signifikant (p<.05). Im Verlauf finden sich zu den folgenden Messzeitpunkten einen Monat nach Ende der Behandlung (P1M) und sechs Monate nach Ende der Behandlung (P6M) weitere Veränderungen. Einen Monat nach Ende der Behandlung reichten 13 Patienten der Behandlungsgruppe und elf Patienten der Kontrollgruppe den OCDS-G und den Fragebogen ein. Der OCDS-G-Wert stieg in der Behandlungsgruppe an (M=13,7/s=5,7). Dies bedeutet jedoch weiterhin eine statistisch signifikante Abnahme (p<.05) gegenüber dem Ausgangswert. In der Kontrollgruppe stieg der OCDS-G-Wert ebenfalls an (M=20,9/s=11). Damit liegt der OCDS-G Wert hier über dem Wert der ersten Messung.

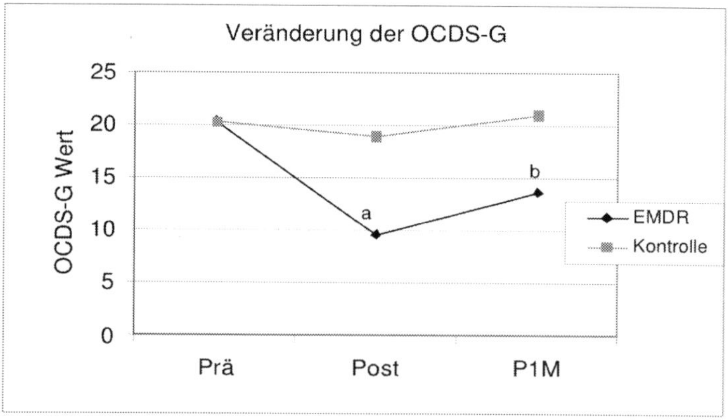

Abb. 21: Veränderung der OCDS-Werte
a=statistisch signifikanter Unterschied zum Wert vor der Behandlung (p <.05); b=statistisch signifikanter Unterschied zum Wert vor der Behandlung (p <.05)
OCDS=Obessive compulsive drinking scale
P1M =Ein-Monats-Katamnese

Um die Auswirkungen der Behandlung auf der Verhaltensebene zu untersuchen, wurde die Rückfallhäufigkeit der Behandlungs- und der Kontrollgruppe verglichen. Die Definition der Rückfälligkeit folgt dem Katamnesestandard DGSS-4. Es wurde nicht zwischen Ausrutscher und Rückfall unterschieden, sondern jeder Trunk als Rückfall gewertet. In der Auswertung gemäß dem Katamnesestandard DGSS-4 können auch die Daten zum Messzeitpunkt sechs Monate nach der Behandlung ausgewertet werden, weil die Patienten, von denen keine Daten zu erhalten sind, als Rückfall gezählt werden. Somit wird für jeden Patienten eine Aussage, »rückfällig« oder »nicht rückfällig«, getroffen. In der Behandlungsgruppe sind einen Monat nach Ende der Behandlung sieben Patienten, in der Kontrollgruppe elf Patienten gemäß dem Standard DGSS-4 als rückfällig zu zählen. Zum letzten Messzeitpunkt waren zehn Patienten der Behandlungsgruppe und 15 Patienten der Kontrollgruppe gemäß dem Katamnesestandard DGSS-4 als rückfällig zu werten (siehe Abbildung 22).

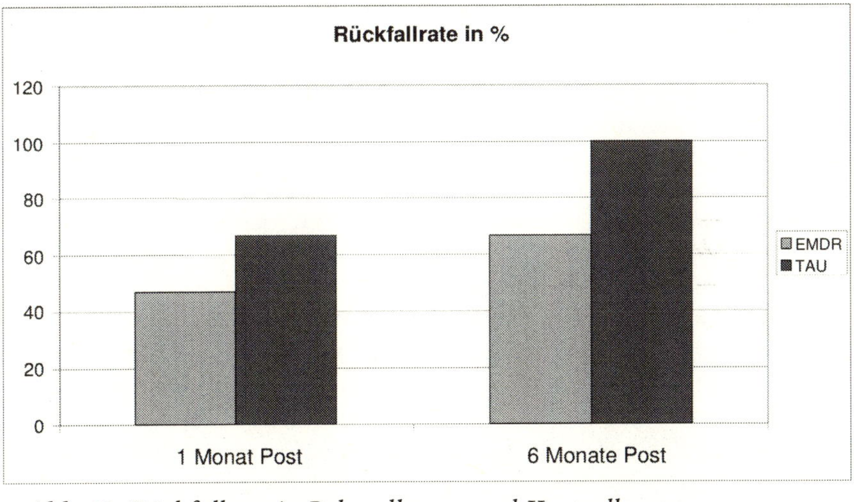

Abb. 22: Rückfallrate in Behandlungs- und Kontrollgruppe

Zum ersten und zweiten Katamnesezeitpunkt, einen und sechs Monate nach Abschluss der Behandlung, findet sich also jeweils ein Unterschied in der Anzahl rückfälliger Patienten zwischen der Behandlungs- und der Kontrollgruppe. Zum zweiten Katamnesezeitpunkt ist der Unterschied nach Fischers Exakt-Test statistisch signifikant ($p <.05$).

Diese Studie hat sicherlich ihre Grenzen. Es handelt sich um eine hypothesengeleitete Kontrollgruppenstudie (Phase 2) mit der Absicht, die Möglichkeit der Reprozessierung der maladaptiven Gedächtnisform des Suchtgedächtnisses unter Anwendung der psychotherapeutischen Methode EMDR zu prüfen. Die Ergebnisse überraschen zwar in ihrer Deutlichkeit, jedoch sind auch methodische Mängel zu berücksichtigen. In einer Folgestudie sollten Behandelnde und Untersucher getrennt werden. Eine aktive Kontrollgruppe ist wünschenswert.

11.3 Weitere Erfahrungen

Wenn auch bisher eine Studie zur Überprüfung der Ergebnisse noch nicht realisiert werden konnte, arbeiten doch mehrere EMDR-Therapeutinnen und -Therapeuten mit diesem Ansatz. Aus dem regelmäßigen Austausch und weiteren eigenen Beobachtungen möchte ich über Erfahrungen mit der Anwendung des EMDR-Ansatzes CravEx® bei der Abhängigkeit von Alkohol und auch illegalen Drogen berichten. Es scheint eine abgegrenzte Bearbeitung eines Suchtgedächtnisses möglich zu sein. Auch bei komorbiden Patienten ist bei entsprechender Fokuswahl eine Aktivierung von Traumamaterial vergleichsweise selten. Die EMDR-Prozesse in der Arbeit mit Erinnerungen an Rückfallsituationen oder starkes Craving scheinen eher körperorientiert zu sein. Initial im Prozess auftretendes Wohlgefühl scheint bei Alkoholabhängigen eher der auftauchenden Erinnerung an Drogenwirkung zu entsprechen. Daher sollte dieses Material in der Stimulation gehalten werden. Eine Verwechselung mit neutralem bis positivem Material des Kanalendes ist bei genauer Beobachtung des Prozesses durchaus vermeidbar.

Im AIP-Modell des EMDR wird die nicht ausreichend verarbeitete Erinnerung als ein Paket aller somatischen, kognitiven und affektiven Komponenten gesehen. Daher wäre beim Suchtgedächtnis auch Craving als ein Teil der Erinnerung zu erwarten. Ebenfalls wird die Erinnerung an Drogenwirkung als Teil des Suchtgedächtnisses im Prozess auftauchen. Dies könnte verschiedene Implikationen haben:

Der Prozess der Durcharbeitung würde durch die Drogenwirkung gefärbt. Bei sedierenden Drogen wäre der Prozess eher gedämpft. Bei aktivierenden Drogen wäre mehr Bewegung zu erwarten. In der Tat erlebe ich in der Arbeit mit Alkoholabhängigen eine »alkoholisch« anmutende Reaktion im Prozess. Kollegen berichten über Unruhe bei der Arbeit mit Ecstasy-Abhängigen bzw. die typischerweise als »breit« benannte Zustandsform in der Arbeit mit Heroinabhängigen.

Die biochemische Wirksamkeit der Droge könnte sich abbilden. Erste Erfahrungen scheinen in diese Richtung zu deuten und eine höhere Therapiedosis z.B. in der Arbeit am Ecstasy-Gedächtnis nahezulegen. Konkret bedeutet dies, dass zur Reduktion des Craving beim Ecstasy-Abhängigen das Dreifache an Sitzungen notwendig sein könnte und zwischen den Sitzungen mit Craving im Sinne des Nachprozessierens gerechnet werden muss.

Wenn auch aufgrund der Ergebnisse aus der Grundlagenforschung (Heyne/Wolffgramm 1998) von gleichen Prinzipien bei der Bildung des Suchtgedächtnisses ausgegangen werden kann, bedeutet dies noch nicht, dass auch die Durcharbeitung im EMDR-Prozess in gleicher Weise möglich ist. Wie schon oben ausgeführt, gibt es Hinweise auf die Möglichkeit einer Verarbeitung der vermutlich impliziten Erinnerung »Suchtgedächtnis« bei Alkohol, Opiaten und Psychostimulantien, aber auch Hinweise auf Unterschiede hinsichtlich Therapiedosis und Prozessverlauf. Ob auch Nikotin, Cannabis und andere Drogen Erfolg versprechend therapeutisch angegangen werden können, muss derzeit noch offen bleiben. Aus den Niederlanden wurden erste positive Ergebnisse mit Nikotinabhängigen berichtet. Dies deckt sich auch mit eigener Erfahrung. Eine Erweiterung des Ansatzes auf nicht-stoffgebundene Abhängigkeit scheint prinzipiell denkbar. Hier sind allerdings die Erfahrungen bisher spärlich. Erste Erfahrungen bei Bulimie und pathologischem Kaufen scheinen ermutigend. Hier scheint mir aber der Hintergrund biografischer Erfahrung von größerer Bedeutung und in der Therapieplanung zu berücksichtigen.

11.4 Der Weg zu einem »Standardprotokoll Abhängigkeit«

In der EMDR-Methode ist der Begriff Protokoll mit einer speziellen Bedeutung versehen. Ein Protokoll ist ein Behandlungsplan, der vorgibt, an welchem Material in welcher Reihefolge gearbeitet werden sollte. Der Plan zur Behandlung der einfachen posttraumatischen Belastungsstörung (PTBS) ist derzeit am besten mit Daten unterlegt. Die Arbeit im Standardprotokoll zur Behandlung der posttraumatischen Belastungsstörung verlangt mehr als die Arbeit an alten Erinnerungen. Ein »Standardprotokoll Substanzabhängigkeit« berücksichtigt also analog Vergangenheit, Gegenwart und Zukunft. EMDR-Interventionen zielen nicht nur auf die Durcharbeitung der Erinnerung, an die Aktivierung des Suchtgedächtnisses, sondern auch auf die gegenwärtigen Manifestationen, z.B. die Trigger und die für die Zukunft notwendigen Verhaltensänderungen, die zur Abstinenz beitragen. In der Behandlung eines 57-jährigen alkoholabhängigen Mannes mit einer hohen Rückfallfrequenz trotz mehrfacher stationärer Entwöhnungsbehandlung zeigte sich die Notwendigkeit, im Standardprotokoll zu arbeiten. Nach zwei Sitzungen der Reprozessierung von Erinnerungen an Rückfall bzw. erlebtes Craving war eine Reduktion des OCDS-Wertes von 27 auf 5 Punkte zu verzeichnen. Aber erst nach der Reprozessierung von Triggern und einer Zukunftsprojektion in drei weiteren Sitzungen fiel der OCDS-Wert auf 0 und blieb auch in der Katamnese sechs Monate nach Abschluss der Behandlung auf 0. Der Patient blieb sechs Monate abstinent. In dem CravEx®-Manual ist die Entwicklung eines »Standardprotokolls« angelegt. Arbeitsblätter zur Behandlungsplanung, Ressourcenstärkung und Durchführung der Reprozessierung sind als Hilfen für die praktische Arbeit gedacht. Das CravEx®-Manual ist über HHP-Deutschland/Trauma-Aid gegen eine Spende erhältlich.

Kapitel 12: Migräne und EMDR? – Eine Kasuistik

Michael Schütz

Ich habe den Titel Migräne und EMDR mit einem Fragezeichen versehen. Es ist eine für mich noch offene Frage. Sicher bedarf es im Rahmen einer Migräneattacke zunächst einer geeigneten medikamentösen Strategie. Genauso klar ist aber auch, dass Migränepatienten unter emotionalen Belastungen mit einer Zunahme der Attackenfrequenz reagieren, was man als einen Hinweis auf versagende Kompensationsmechanismen interpretieren kann. Der Zusammenbruch der physiologischen Regulationsvorgänge im Migräneanfall und das Einsetzen der Migränepathophysiologie hat etwas Traumatisches und die pharmakologischen Modelle der Prophylaxe benutzen ja auch den Begriff der »Stabilisierung«, die dem Ziel dienen soll, das neuronale und das vasale System vor Dekompensationen zu schützen.

So liegen die Fragen nah, ob nicht auch Stabilisierungstechniken aus der Traumatherapie in der Behandlung von Migränepatienten hilfreich sein können und ob und inwieweit Arbeit an emotionalem Belastungsmaterial die selbstorganisatorische Entwicklung von Heilungsprozessen fördert.

Die Kasuistik zeigt, dass die erste Frage bei meiner Patientin – wie auch bei anderen Patientinnen – bejaht werden kann. Zur eindeutigen Beantwortung der zweiten Frage ist die Kasuistik allerdings nicht geeignet. Es ist gar nicht zur Anwendung eines Standardprotokolls gekommen. Die Einführung des »Sicheren Ortes« in die Therapie hat aber einen Heilungsprozess angestoßen, den ich schildern möchte.

Wenn es sich also auch beim vorgestellten Fall nicht um eine Behandlung nach dem EMDR-Standardprotokoll handelt, so kann man doch von einer am bipolaren Modell orientierten Traumatherapie sprechen. Ich möchte anhand der Kasuistik zeigen, wie sich durch den Aufbau eines therapeutischen Bipols, wie es Plassmann (2007) nennt, therapeutische Prozesse induzieren lassen und dadurch Heilungsvorgänge, die wiederum eine mentale Reorganisation in Gang setzen. Die Behandlung der Migränesymptomatik findet dabei im Hintergrund statt.

Dabei habe ich von der sprachlich begabten Patientin viel über diese inneren Prozesse lernen können, die sie sehr gut benennen und beschreiben kann.

Kasuistik

Die damals 49-jährige Frau U. hatte sich primär im Juli 2005 wegen einer akuten depressiven Symptomatik vorgestellt: Ihr sei oft übel, sie leide unter Schwindel und Antriebsmangel, sei völlig aus der Bahn geworfen: »Mein ganzes Lebensgefüge ist weg. Ich zweifle an mir selbst.« Ihre Migräne habe sich erheblich verschlechtert (z.Zt. 2 Anfälle/Woche), wie immer, wenn sie vermehrt unter »emotionalem Stress« leide. Sie habe dann heftige, über zwei Tage anhaltende Attacken, bei denen sie oft auch Mühe habe zu sprechen, ihr fielen dann die Worte nicht ein, das Denken falle ihr schwer, es sei wie eine »ölige Suppe im Kopf«. Vorher aber jagten sich die Gedanken in tausendfacher Geschwindigkeit wie ein Schwungrad. »Ich habe 5000 Einzelteile im Kopf, tanze auf 25 Hochzeiten, ein splittriger Zustand.« Das sei dann eine »mentale Migräneattacke«.

Es sei viel zusammengekommen: Ihre Tochter sei wegen einer Borderline-Störung stationär in die Psychiatrie aufgenommen worden und habe den Kontakt abgebrochen. Zur gleichen Zeit sei ihr Vater an einem Herzinfarkt verstorben (Anfang 2005) und sie hätten ihr Haus verkaufen müssen, weil sie mit ihrem Geschäft Insolvenz habe anmelden müssen. Sie müsse daher mit ihrem Mann zur Mutter zurückziehen, was sie fürchte, da ihr Verhältnis schwierig sei.

Frau U. wuchs als erstgeborene Tochter mit einem jüngeren Bruder und einer jüngeren Schwester auf. Die Beziehung zum Bruder sei bis heute besser als zur Schwester. Er habe an einer Legasthenie gelitten, sei oft von der Mutter so heftig geschlagen worden, dass sie Angst um dessen Leben gehabt habe. Die Schwester, eine Akademikerin, sei das »Engelchen« gewesen und sei bevorzugt worden. Die Mutter sei herrschsüchtig, entwertend in Bezug auf alles, was die Patientin mache. Der Vater hingegen sei schwach gewesen: Er war zunächst Handwerker, musste dann aber sein Geschäft aufgeben und arbeitete dann außerhalb. Er habe getrunken, was zu zusätzlichen Spannungen führte, die Mutter habe dann immer mit Auszug gedroht.

Mit zwei oder drei Jahren sei sie zur Oma in eine entfernte Großstadt abgegeben worden, warum wisse sie nicht, vielleicht wegen der Geburt des Bruders. Als Kind sei sie zum Mittagsschlaf gezwungen worden, es wurde dunkel gemacht, sie habe damals immer unter Ängsten gelitten.

Frau U. hat zunächst das Gymnasium besucht, musste es jedoch mit der mittleren Reife verlassen, es sei nicht genügend Geld da gewesen. Dies habe sie sehr gekränkt und sie sei damals sehr traurig gewesen: »Ich hatte so einen Spaß am Lernen«. In ihrer ersten Ausbildung erkrankt sie an einer Colitis, die mit Ende der Ausbildung sistiert.

Richtig gut sei es ihr ergangen, als sie die Ausbildung zur Pharmareferentin in einer Großstadt beginnt. Es sei eine neue Welt für sie gewesen. Sie habe rasch einen beruflichen Aufstieg vollzogen, viel verdient und eine große Befreiung verspürt. Sie heiratet 1980 einen Ingenieur. Sie habe sich anfangs gut mit ihm verstanden, er habe sie bei der Renovierung ihres Bauernhauses unterstützt, das sie sich in jener Zeit angeschafft hatte. Mit der Geburt ihrer ersten Tochter 1983 (die zweite wird 1984 geboren) habe sie dann aber ihren Beruf aufgegeben (»Mein größter Fehler«), obwohl sie besser verdient habe als ihr Mann. Da er aber studiert hatte, habe seine Familie darauf bestanden. Er arbeite jetzt in einer entfernten Stadt (wie auch der Vater zuletzt) und sie fühle sich von ihm in keiner Weise unterstützt. Schon damals nicht, auch nicht als sie ein Geschäft eröffnet hatte, er erwarte immer nur, dass sie Geld heranschaffe. Er lasse sich bis heute von seiner Mutter lenken, die sich in ihr Leben – z. B. in ihre Urlaubspläne – einmische, und von der sie sich nicht geschätzt fühle. Dies beträfe z. B. auch ihre Hundeschule, mit der sie versuche, jetzt wieder beruflich Fuß zu fassen. Die Ausbildung zur Hundetrainerin habe sie bereits 2000 abgeschlossen. Da ihr Geschäft immer schlechter gelaufen sei, habe sie im vergangenen Jahr Insolvenz anmelden müssen. Mit dem Verkauf ihres Hauses könne sie ihre finanziellen Verbindlichkeiten gerade so ausgleichen, sie habe aber das Gefühl, einen letzten Bereich ihrer Sicherheit und Unabhängigkeit damit aufzugeben. Gleichzeitig gingen die beiden Töchter aus dem Haus, die erstgeborene Tochter erkrankte und brach die Verbindung zu ihr ab, darüber hinaus starb ihr Vater. Die Beziehung zu ihrem Mann beschränke sich auf das Organisatorische, seine mangelnde Unterstützung und Entwertung hätten dazu geführt, dass sie sich von ihm zurückzog. Zwischenzeitlich sei er ihm Rahmen einer Darmerkrankung auch depressiv gewesen und psychotherapeutisch behandelt worden. Positiv berichtet Frau U. von den Erfahrungen in ihrer Hundeschule, hier erlebe sie Anerkennung und Bestätigung.

Weitere somatische Erkrankungen als die oben berichteten bestehen oder bestanden nicht, auch haben bisher keine psychotherapeutischen Behandlungen stattgefunden. Sie sei nur einmal zu einem Gespräch bei dem Behandelnden ihres Mannes gebeten worden. Damals habe sie sich bloßgestellt gefühlt.

Frau U. erscheint von der ersten Stunde an hoch motiviert zu einer Behandlung, sie ist intensiv bemüht, einen guten Kontakt herzustellen, eine »gute Patientin« zu sein. Ich merke, wie sie sich anstrengt, dabei aber auch ängstlich wirkt. Ich spüre, wie sie leidet, aber auch ihre Überforderungstendenz. Sie ist intelligent, sprachlich begabt und es gelingt ihr überraschend schnell, Zusammenhänge zwischen ihrer aktuellen Lebenssituation und früheren biografischen Erfahrungen herzustellen. Es fällt eine Tendenz zur Rationalisierung und in Bezug auf ihre Versorgungs- und Abhängigkeitsbedürfnisse zur Verleugnung und Reaktionsbildung auf. Dabei zeigen sich zwanghafte, zur Überforderung neigende Persönlichkeitszüge. In den typischen Konfliktsituationen, in der Begegnung mit kontrollierenden und entwertenden (mütterlichen) Objekten zeigen sich heftige Affekte von Hilflosigkeit und ohnmächtiger Wut, die im Sinne einer Wendung gegen sich selbst zu depressiven Dekompensationen führen können. Auch die rezidivierende Kopf- und Bauchschmerzsymptomatik kann in diesem Zusammenhang verstanden werden.

Affektiv wirkt sie oft – insbesondere zu Stundenbeginn – sehr angespannt, rasch beginnt sie bei Thematisierung der belastenden Erfahrungen zu weinen, dabei sichtlich angestrengt weiter zu lächeln, sich »erwachsen« zu präsentieren, die Affekte auszuklammern. Ähnlich geht sie mit körperlichen Symptomen wie »Bauchweh« oder Kopfschmerzen um, wenn diese in den Stunden auftauchen.

Frau U. wuchs in einer emotional wenig tragfähigen und traumatisierten Primärfamilie auf, die sie als atmosphärisch aggressiv-gespannt zwischen den Eltern beschreibt, geprägt von einer entwertend und gewalttätig erlebten Mutter (»Ich hatte Angst, die schlägt meinen Bruder tot.«) und dem wenig präsenten, trinkenden Vater. Dieser wiederum kam traumatisiert aus dem Zweiten Weltkrieg zurück, wie auch ein Onkel, der in ihrem Leben aber noch eine wichtige Rolle spielen wird. Auch die 1935 geborene Mutter ihrerseits musste traumatische Erfahrungen als Kind bewältigen: Der Vater war im Krieg und in Gefangenschaft, die Familie wurde ausgebombt, sie wurde als älteste Tochter in die Versorgung der vier Geschwister eingebunden.

Die männlichen Bezugspersonen (Vater, Onkel, Bruder) werden als überwiegend schwach und hilflos erlebt, nicht in der Lage, im Sinne einer (frühen) Triangulierung Frau U. bei der Bewältigung der abhängigen Beziehungsmuster zur Mutter ausreichend zu unterstützen. So verhindert in ihrem Erleben die Mutter ihre schulische Entwicklung, will sie zu Berufen überreden, die ihr nicht zusagen, schreibt ihr bis ins Erwachsenenalter die Kleidung vor, ein Muster, was sich auch in der Beziehung zur Schwiegermutter wiederholt. Ihr Streben nach Autonomie führt dennoch zu einer zunächst beruflich sehr positiven Entwicklung, diese wird aber durch die Eheschließung und eigene Mutterschaft erneut unterbrochen. (Hier deuten sich auch ihre eigenen Ambivalenzen bei der Geburt der ersten Tochter an.)

Auch in der Ehe wiederholt sich damit das gleiche Muster: Der Entwick-

lungsschritt wird nicht unterstützt, sie muss ihre Entwicklung opfern, ihr Mann erweist sich als nicht stark und hilfreich genug. Sie opfert ihre Autonomie (zunächst ihren Job, dann das Haus), muss zurück ins jetzt vaterlose Mutterhaus (Tod des Vaters 2005). In dieser Situation sucht sie therapeutische Hilfe; Ausdruck ihres Wunsches nach väterlicher Unterstützung. So ist die Übertragung auch zunächst durch eine eher idealisierende Haltung geprägt. Im Hintergrund werden die negativen Übertragungsaspekte aber in ihren Ängsten vor therapeutischer Bloßstellung, wie im Gespräch mit dem Psychologen ihres Mannes, durchaus deutlich.

So scheint sie auch sehr bemüht, sich als autonom und unabhängig zu präsentieren, da sie im Sinne einer negativen Übertragung die Fremdbestimmung durch einen Therapeuten fürchten muss, worin sich die Sorge widerspiegelt, erneut die Erfahrung machen zu müssen, dass ihre Entwicklungswünsche nicht gesehen und gefördert werden und sie sich einem fremden Ideal unterwerfen muss.

Frau U. löst in der Gegenübertragung neben zunächst eher mütterlich-fürsorglichen Gefühlen in Anbetracht des depressiven Leides auch Zweifel aus, ob eine analytische Behandlung geeignet ist bzw. ob Frau S. ausreichend Entwicklungspotential hat. Daher wurde auch zunächst eine Kurzzeittherapie zur Kriseninterventíon und Prüfung der Indikation zur Langzeittherapie vereinbart. Diesem Zweifel in der Gegenübertragung scheinen aber auch die Erfahrungen der Patientin zu entsprechen, dass väterliche Objekte den entwertenden mütterlichen Objekten nicht standhalten können. Sie entziehen sich durch Alkoholismus, Depression, bleiben selbst gebunden an entwicklungshemmende Introjekte, so der Vater und ihr Mann.

Auffallend sind die Heftigkeit der Affekte bei der Thematisierung der belastenden Beziehungsmuster und die Neigung der Patientin, diese Belastung zu ignorieren. Möglicherweise entspricht ihr Umgang mit Hunden auch dem Wunsch, einen konstruktiveren Umgang mit eigener Triebhaftigkeit aber auch mit traumatisierenden Affekten zu entwickeln.

Die Gefühle haben etwas überwältigendes, Frau U. vergleicht sie einmal mit einer Tsunami-Welle, und sie gehen einher mit sich überschlagenden Gedanken, die erst durch eine Migräneattacke gestoppt werden. Hier zeigt sich auch der entlastende Charakter der Migräne, eine Art letzter Reizschutz. Dabei erinnert der Rückzug ins dunkle Zimmer andererseits an das durch die Mutter verordnete Zwangsritual des Mittagschlafes. Das »Sich-Überschlagen« der Gedanken, die »mentale Migräneattacke«, wie sie es nennt, kann man auch in den Stunden beobachten, v. a. zu Beginn, wenn sie in Hochgeschwindigkeit anfängt, ihre Beobachtungen, Gedanken und Erinnerungen zu berichten. Ihre Atmung stockt dann oft, ist unregelmäßig und sie wirkt angespannt.

Im Verlauf der ersten Therapiestunden tauchen jedoch auch die Ressourcen der Patientin auf: Sie erlebt gerade die Klärung der biografischen Zusammenhänge, die Thematisierung der Affekte (und der damit verbundenen Körpersymptome) hilfreich im Umgang mit den aktuellen Beziehungsproblemen. Dabei hat sich die Reflexion der Übertragungssituation als klärend und Distanz schaffend bewährt. Durch diesen Vorgang wird der Prozess entschleunigt, er schafft die Möglichkeit zum Innehalten, zum Atemholen. Gesundes wird dann fühlbar.

So berichtet sie, dass die Erinnerung an diese nachdenklichen Momente in der Therapie ihr geholfen habe, in der Beziehung zur Mutter gerade beim Wiedereinzug mehr Distanz zu entwickeln, sich z. B. bei der Einrichtung und Gestaltung nicht ständig Vorschriften machen zu lassen. Auch zur Schwiegermutter sei sie auf Distanz gegangen und ihre Tätigkeit als Hundetrainerin hat sie gegen entwertende Widerstände ausgebaut.

Einmal berichtet Frau U. davon, wie belastend es für sie sei, wenn von ihr bis dahin ausgeblendete Erinnerungen auftauchten oder die Affekte zu Erinnerungen erschienen, die bis dahin verborgen gewesen seien. So sei ihr klar geworden, dass sie einmal im Urlaub in S. mit den Eltern nach einem heftigen Streit mit der Mutter eine Migräneattacke erlitten habe. An den Streit habe sie sich gar nicht mehr erinnern können, sie habe immer gedacht, es habe an einem Likör gelegen, den sie nicht vertragen hatte.

Die Erinnerung an den Affekt, der mit dieser Situation verbunden war, könne eine große »innere Schwärze« auslösen, aus der sie nicht mehr herauskomme. Im Erzählen tauchen in der Stunde genau diese depressiven Symptome auf.

Zitat: »Ich erinnere die Emotion und dann ist das Ganze nicht mehr zu steuern.«

Die positiven Erfahrungen aus anderen Besuchen in dieser Stadt seien dann verschwunden: »Meine Mutter schafft es, in die Risse zu stoßen.«

Bei der anschließenden Reflexion dieses von der Patientin bereits sprachlich eingeleiteten Prozesses, der einen Somatisierungsvorgang mit der zugrunde liegenden emotionalen Erfahrung in Zusammenhang bringt, erinnert die Patientin jetzt spontan Positives: Spätere Besuche in derselben Stadt, einen Ausstellungsbesuch mit freundlichen Bildern, wodurch sich ihre Stimmung sofort bessert. Bedeutsam erscheint mir an dieser Szene auch, dass Frau U. solche Erkenntnisse zwischen den Stunden alleine entwickelt. Außer dem Belastenden ist offenbar auch das Heilsame mittlerweile präsent.

Therapieverlauf

Die Vorbereitung dieses Kapitels hat mich Einiges von dem miterleben lassen, was die Patientin beschreibt. Bei der Durchsicht meiner Aufzeichnungen bin ich auch auf »tausend Szenen« gestoßen, eine überbordende Fülle von Material, was noch einmal einer ordnenden Prozedur unterworfen werden wollte. Ein ähnliches Phänomen erlebe ich in den meisten Stunden mit Frau U. gerade zu Beginn. Sie hat immer viel zu erzählen, hat gearbeitet zwischen den Stunden, als habe sie Angst, die Zeit könne nicht reichen. Es hat einer gewissen Zeit bedurft, bis sie die wohltuende Entschleunigung durch Innehalten und Nachfragen als hilfreich erlebte. Mittlerweile ist ihr klar geworden, dass »Geschwindigkeit in die Krise führt«.

Ich habe mich auf fünf relevante Szenen aus der Behandlung beschränkt, die angestoßen wurden, wie ich meine, durch urlaubsbedingte Unterbrechungen. Frau U. fielen gerade zu Beginn der Behandlung die Unterbrechungen schwer. Die positive Übertragung ließ sie die Unterbrechung als drohenden Verlust erleben, was sie gleichzeitig aber auch ängstigte, da sie fürchtete, sich damit von einem kontrollierenden und entwicklungshemmenden Objekt abhängig zu machen.

ERSTE SZENE: *Sie berichtet in der ersten Stunde nach einer Urlaubsunterbrechung von dem gerade vollzogenen Umzug ins Haus ihrer Mutter. Sie habe wenig Raum, »Ich lebe in einem Provisorium«. Ihr Mann sei aggressiv, sie könne es nicht mehr ertragen, sie habe das Gefühl, immer depressiver zu werden, »Ich hätte mich umbringen können«. Sie komme heute mit Bauchschmerzen in die Stunde, müsse oft an die Tochter denken, wobei sich deren Gesicht zu einer Fratze verzerren würde.*

Ich bin in Sorge, teile ihr dies mit wie auch meine Überlegungen, dass gerade zum Zeitpunkt des Umzugs – also der räumlichen Annäherung an die Mutter, der in der Realität die Annäherung an das negative mütterliche Introjekt in der Therapie entspricht – eine Unterbrechung der Therapie in der Tat ungünstig war, und schlage ihr vor, darüber nachzudenken, was in dieser Situation helfen könne. Sie wirkt hilflos und ratlos, sie wünsche sich mehr innere Stabilität. Ich schlage ihr daher vor, die Stabilisierungsübung des »Sicheren Ortes« mit ihr einzuüben. Es gelingt ihr sehr rasch, ein inneres Bild wachzurufen, das mit angenehmen Empfindungen von Sicherheit verbunden ist.

Sie erzählt mir von einer Nordsee-Insel, wo sie regelmäßig ihren Urlaub verbringen, sofort tauchen Bilder von Dünen und Strand auf, von Sonne, Wärme, von plätscherndem Wasser. Sie verbindet diesen Ort mit der Farbe Blau, präzisiert später »Sommerblau«.

Doch schon bei ihren Schilderungen schiebt sich eine negative Erfahrung ein, sie berichtet von einem heftigen Streit zwischen ihr und ihrem Mann, der sich dort ereignete.

Dennoch kann die Übung durchgeführt werden, auch die Verankerung gelingt, am Ende der Stunde fühlt sich Frau U. deutlich entlastet, selbst die Bauchschmerzsymptomatik ist abgeklungen.

Ich bin gespannt auf die nächste Stunde, etwas besorgt, gehe eher davon aus, dass noch weitere Stabilisierungsübungen nötig sein werden. Frau U. begegnet mir aber erstaunlich gefasst. Die Gespräche brächten sie zum Nachdenken, sie entdecke Zusammenhänge, das helfe ihr, Abstand zu den Belastungen zu bekommen. Sie stellt Zusammenhänge her zwischen den aggressiven Ausbrüchen ihres Mannes und denen der Mutter, wenn diese ihren Bruder geschlagen habe (sie habe damals die Ohrfeigen des Bruders regelrecht gespürt), und den aggressiven Ausbrüchen ihres Mannes, wie sie sie auf der Insel erlebt hatte. Es sei ihr klar geworden, dass sie Todesängste ausgestanden habe als Kind. Vermutlich sei auch das der Grund, warum sie mit dem Insel-Bild nicht ungestört würde arbeiten können.

Die Klärung dieser Zusammenhänge verringere aber ihre Anspannung. Allerdings habe sie auch festgestellt, dass an solchen Erfahrungen noch eine ganze Kette von anderen Erfahrungen hängen könne, das sei wie ein »blubbernder Topf« und sie müsse versuchen, zwischen den Stunden den Deckel auf dem Topf zu halten. Durch mein Nachfragen gelinge ihr dies in den Stunden gut, sie komme dann gedanklich in Bewegung und könne die schreckliche Lähmung überwinden. Sie wolle reden, müsse die Übung in der Stunde nicht mehr machen.

Die ZWEITE SZENE *beschreibt nun, wiederum nach einer Urlaubspause, wie Frau U. diese Erkenntnisse weiterentwickelt, denen sie bereits sprachlich Ausdruck verliehen hatte. Sie berichtet von einem erneuten Aufenthalt auf der Insel, wo es wiederum zu einer Auseinandersetzung zwischen ihr und ihrem Mann gekommen war. Wieder sei sie in einen Lähmungszustand verfallen, sei völlig verkrampft gewesen und habe nur mit Schmerzen im Bett gelegen. Sie habe dann darüber nachgedacht, dass sie etwas ändern wolle, habe sich an unsere Gespräche erinnert und sei aus dem Schlafzimmer ausgezogen, habe auch die Türen geschlossen, sodass sie einen eigenen Raum für sich bekommen hatte.*

Wir identifizieren diesen Vorgang als einen hilfreichen Distanzierungsschritt und überlegen gemeinsam, wie diese Erkenntnis auch in den Stunden umgesetzt werden kann, z. B. durch Beschränkung auf ein Thema, wie ich ihr vorschlage. Hier tauchen erste negative Gegenübertragungsaspekte auf: Frau U. fürchtet zunächst, dass ich ihr damit sagen wolle, sie rede zuviel, das sei dann wie eine Ohrfeige ihrer Mutter. Nach der Stunde entwickelt sie eine Migräne. Hier zeigt sich, wie schmal der Grat noch ist zwischen Heilungsvorgängen und retraumatisierenden Prozessen. Ich werde von ihr wahrgenommenen als ein kontrollierendes und destruktives Objekt, das über ihre Erfahrungen und Gefühle, ihr Denken verfügen will wie die Mutter oder auch der Ehemann, der in ihrem Computer ohne ihr Wissen »herumstöbert«. In den Folgestunden gelingt es aber, den Konflikt zu klären, sodass Frau U. sagen kann: »Durch das Aussprechen wird der Kopf frei.«

Die DRITTE SZENE *stammt vom Ende der Kurzzeittherapie, wieder vor einer Urlaubspause, aber auch vor der Umwandlung in eine analytische Langzeittherapie. Frau U. zieht Bilanz. Ihre Migräne habe sich schon reduziert, noch immer gerate sie aber in diese Löcher, aus denen sie nur schwer wieder herauskomme. Sie überlege, ob eine zweite Wochenstunde ihr helfen könne, wenn eine Langzeittherapie genehmigt sei. Ich bestätige sie in ihrer Einschätzung einer insgesamt positiven Zwischenbilanz und signalisiere ihr ebenfalls, dass ich mir eine zweite Stunde als hilfreich vorstellen könne. Wir müssten aber darauf achten, ob durch eine zweite Stunde nicht die Geschwindigkeit und Intensität der Belastungsthemen – mehr als es für sie gut ist – zunähme.*

Es tritt eine Schweigephase ein, nach der sie berichtet, dass sie einen neuen Sicheren Ort gefunden habe. Sie habe gemerkt, dass es mit der Nordsee-Insel nicht funktionieren würde. Ihr sei Südfrankreich eingefallen, die Provence. Dort sei sie schon vor ihrer Ehe einmal gewesen. Sie habe sich daran erinnert und habe Marcel Pagnols »Eine Kindheit in der Provence« aus dem Bücherschrank geholt und – wie sie betont – »mitten am Tag« gelesen. Sie verbindet hiermit positive Erfahrungen an die Schulzeit, ihren Musikunterricht, die Flötengruppe, die sie organisiert hat und einen Aufenthalt dort, wenn dieser auch gegen Widerstände der Mutter mit entsprechenden Schuldgefühlen ihrerseits verbunden gewesen sei. (Die Mutter hatte mit »Herzrhythmusstörungen« reagiert, für die sie Frau U.'s Reise verantwortlich gemacht hatte.) Auch hier scheint also positive Erinnerung zwar kontaminiert, es kommt aber nicht mehr zur Zerstörung der positiven Erfahrungen. Frau U. will es auch nicht mehr zulassen:

»Ich will mir das nicht mehr gefallen lassen!«

In den Folgestunden beginnt sie sich vermehrt mit Themen weiblicher Entwicklung zu beschäftigen. Die Rolle der Vatergestalten wird inhaltlich bedeutsamer. Sie erinnert ihre ersten Kontakte zu Jungen oder auch durchaus positive Erfahrungen mit dem Vater, mit dem sie zusammen handwerklich arbeitete. Sie erzählt von ihrem Onkel, der ihr die von ihr heiß geliebten Märchenschallplatten und ihre Lieblingspuppe geschenkt hatte. Diese Erzählungen und Geschichten sind immer sehr dicht und reichhaltig, aber auch Gratwanderungen: Die positiven Erfahrungen werden schnell überlagert von negativen Ereignissen und Kränkungen durch die Mutter, aber auch aggressiven Verhaltensweisen von Männern.

Zitat: »Ich gehe auf einem Grat entlang. Auf der einen Seite ist alles weiß und hell, auf der anderen schwarz und dunkel.«

Dies führt in den Stunden immer wieder zu erheblichen Belastungen, und wenn es uns nicht gelingt, dies früh genug zu erkennen, folgen Migräneattacken zwischen den Stunden. Immer öfter aber ist es möglich, diesen Prozess durch Reflexion zu erkennen, zu benennen und allein durch die Erinnerung an ihren neuen Sicheren Ort zu unterbrechen. Noch braucht sie meine Aktivität, um die Aufmerksamkeit auf diese Vorgänge zu fokussieren. Sie berichtet dann, dass – wie im Vorfeld einer Migräne – »die Gedanken mit hoher Geschwindigkeit und Wucht kommen«. Sie merkt aber auch, dass dieses reflektierende Vorgehen für sie hilfreich ist:

Zitat: »Ich will mehr darauf achten, was mir gut tut.«

Frau U. beginnt, eine Fähigkeit und ein Gefühl dafür zu entwickeln, wo die Grenzen ihrer Belastbarkeit liegen, was ihr gut tut und was ihr schadet. Es tauchen neue Ressourcen und Kräfte auf.

Der Märchengestalt Schneewittchen hat sie in ihrer Fantasie »einen Körper« gegeben, »nicht so flach wie auf den Bildern«. Die immer wieder gehörten Geschichten haben sie getröstet. Sie berichtet, dass sie begonnen hat, sich auch im Alltag mehr Zeit zu nehmen. Sie hält eine Mittagspause ein, wenn sie Feierabend hat, geht sie nicht mehr ans Telefon und dass sie am Ende der Therapiestunden nicht mehr so erschöpft sei wie zu Beginn der Therapie.

In einer der letzten Stunden vor der Sommerpause – die VIERTE SZENE *– beschäftigt sie sich mit der Frage, ob sie in der Pause noch einmal »als Erwachsene die Märchen lesen soll«. Sie fürchtet, dass sie dadurch aber von negativen Affekten überflutet werden könne, wie es ihr einmal beim Hören der Oper »Hänsel und Gretel« erging, als sie das Abendlied hörte, in dem von den Schutzengeln gesungen wird, die das schlafende Kind behüten. Sie habe heftig weinen müssen, weil sie gemerkt habe, was sie damals alles vermisst hatte und welche Ängste sie als Kind erlebte. Frau U. ist wieder sehr bewegt und weint, ich merke, wie sie ihre Belastungsgrenze wieder überschreitet.*

Ich frage sie, was aus den Schutzengeln geworden sei.

Jetzt erinnert sie, wie ihr das Ritual des immer wieder Hörens der Märchenplatten des Onkels geholfen habe. Der Onkel habe ihr die Platten gegen den ausdrücklichen Wunsch der Mutter geschenkt.

Ich vermute, dass die regelmäßigen Therapiestunden etwas von dieser Funktion übernommen haben, und sage ihr, dass Märchen von kindlichen Ängsten und deren Überwindung erzählen, ihnen sprachliche Gestalt geben, wie es ja auch in den Therapiestunden geschieht, die jetzt unterbrochen werden durch die Urlaubspause.

Sie denkt an die Lieblingspuppe, die so weich war wie »das runde, weiche, warme Hausmädchen«, von dem sie zeitweise versorgt worden sei, ihre Schutzengel.

Die Stimmung in der Stunde hat sich in diesem Moment grundlegend geändert.
Sie fragt sich, wie sie anstehende Urlaubspausen gestaltet. Sie will sich mit Literatur zum Thema Emotion beschäftigen und überlegt, selbst ein Buch über die Behandlung von verhaltensgestörten Hunden zu schreiben. Sie habe festgestellt, dass auch bei gestörten Hunden im Grunde ein emotionales Problem bestehe, das aus der Beziehung zwischen Hund und Halter resultiere.

Die FÜNFTE SZENE *stammt aus der ersten Stunde nach der letzten Sommerpause. Frau U. berichtet, dass es ihr gut gegangen sei. Erstmals habe sie spontan einen Hotelurlaub gemacht, sie habe die Entlastung genossen, nicht wie sonst im Ferienhaus für alles verantwortlich zu sein. Außerdem sei sie in den Schwarzwald gefahren, »Richtung Süden« – dabei anknüpfend an gute Erfahrungen als Jugendliche mit ihrer Musikgruppe.*

Einmal sei es im Rahmen eines Konfliktes mit ihrem Mann um eine Grußkarte an die Mutter, die sie nicht schreiben wollte, zu einer Krise gekommen. Kopfschmerzen hätten eingesetzt. Sie schildert dann genau den Ablauf: Erst habe sie gedacht, dass wieder der ganze Urlaub durch dieses Ereignis negativ werden würde. Ihr Gedanke: »Du entkommst den negativen Dingen durch einen Ortswechsel nicht, diese negativen Einflüsse werden das Positive zerstören.«

Dann habe sie gemerkt, wie sie mit diesen Gedanken andere negative Gedanken angestoßen habe – »1000 Querverbindungen« – und dass das gradlinig zu einer Migräne führen würde. Nun habe sie sich an Therapiestunden erinnert, an die vielen Dinge, die wir in diesem Zusammenhang besprochen hätten, und sie habe an ihren Sicheren Ort gedacht. Ihre innere Farbe habe sich geändert, das Schwarz sei verschwunden und der Druck habe nachgelassen und es sei nicht zu einer Migräne gekommen.

Diskussion

Die Behandlung von Frau U. ist noch nicht abgeschlossen, die Gefahr der Affektüberflutung in kritischen Situationen besteht nach wie vor, wie die letzte Episode zeigt. Dennoch hat sich einiges verändert. Sie kann den Prozess beobachten, in Sprache übersetzen und stößt auf eigene Lösungsideen. Ihre Stimmung hat sich deutlich gebessert, sie wird nicht mehr suizidal. Die Migränefrequenz ist von zwei Attacken pro Woche auf ein bis zwei in zwei Monaten reduziert. Es gelingt ihr besser, selbstfürsorglich mit sich und mit ihren Kräften umzugehen. Beruflich hat sie neu fußgefasst mit ihrer Hundeschule, sie ist mittlerweile eine gefragte Referentin auf Ausbildungsseminaren geworden und veranstaltet auch selbst Seminare.

Zentrales Problem für Frau U. ist die Gebundenheit an ein negatives mütterliches Introjekt, das ihre Autonomie einschränkt und ihr Denken und Fühlen beeinträchtigt bzw. deren Entwicklung und Wahrnehmung blockiert. Hintergrund sind die teilweise traumatischen Erfahrungen in der Biografie, die durch den Konflikt mit ihrer Tochter aktualisiert wurden und auch in Therapiestunden jeweils mit großer Heftigkeit auftauchen und die durchaus vorhanden Ressourcen der kreativen Patientin dann blockieren. Hier besteht dann die Gefahr, dass sich das ursprüngliche Traumaschema in der Therapie reinszeniert: Die Annäherung an das emotionale Belastungsmaterial führt in der Therapie zur Symptomverstärkung, wenn der traumatisierende Prozess nicht unterbrochen wird. Hier bedarf es dann der Fokussierung auf den heilsamen Pol, also die Ressourcen der Patientin. Erstaunlicherweise reicht dies bei Frau U. aus, um den Selbstheilungsprozess in Gang zu setzen. Es beginnt in der Stunde und setzt sich zwischen den Stunden fort. Sie überrascht mich immer wieder mit ihrer Fähigkeit, Lösungen zu finden, Ideen zu entwickeln, die sie dann wie Geschenke in die nächste Stunde mitbringt.

Dabei ist mir beim Schreiben klar geworden, dass auch in den fünf Szenen eine Entwicklung zu beobachten ist. In der ersten Szene ist es im Rahmen einer Therapiepause noch zu einer schweren depressiven Krise gekommen. Die Einführung des Sicheren Ortes als Ausdruck einer Fokussierung auf den Entlastungspol des therapeutischen Prozesses setzt jetzt den selbstorganisatorischen Heilungsprozess in Gang.

In der zweiten Szene hat Frau U. das Abstandsprinzip als heilsames Muster für sich entdeckt. Sie verlässt das gemeinsame Schlafzimmer, macht die Tür zu, wonach es ihr in der dritten Szene gelingt, ihren noch instabilen, negativ kontaminierten ersten Sicheren Ort zugunsten eines noch besser gesicherten Ortes zu verlassen. Hiermit einhergehend tauchen positive Erinnerungen und innere Gestalten, die »Schutzengel« auf.

In der vierten Szene bereitet sie sich auf die Therapiepause vor. Sie will ihre intellektuellen Fähigkeiten benutzen, auf ausreichend Abstand achten und sie weiß um ihren neuen Sicheren Ort. Sie kann vorausplanen, Strategien entwickeln, »Probehandeln«.

Die abschließende fünfte Szene zeigt, wie sie dies in der Praxis, wie sie betont »ganz spontan« – auch konkret räumlich – umgesetzt hat.

Betrachtet man diese Prozesse vor dem Hintergrund der Migräneanamnese und der Entwicklung der Attackenfrequenz, so liegt folgende Überlegung nahe: In der Migräneattacke brechen relevante Ich-Funktionen zusammen. Die Aufmerksamkeit, die rezeptiven Funktionen sind überfordert, das Denken und Handeln ist erheblich beeinträchtigt. Der Patient ist auf seine vegetativen Funktionen zurückgeworfen. Frau U. beschreibt diesen Vorgang in der Begegnung mit den nicht integrierten, überflutenden Affekten, die allein durch die intellektuellen Funktionen nicht mehr kontrollierbar sind. Dabei handelt es sich um depressive, ängstliche und aggressive Affekte.

In der Übertragungsdimension bildet sich das pathologische Muster eingangs darin ab, dass sie auch mir eine Fülle an Material zu verarbeiten gibt, über das ich mir den Kopf zerbreche. Sie will sich als fleißige Patientin präsentieren, die nicht »hysterisch rumheult«. Sie will also Affekte aus der Arbeit heraushalten, weil sie unerträglich sind. Ihre erste Frage im Rahmen der Erstvorstellung war denn auch eine intellektuelle Frage: Sie wolle wissen, was eine Borderline-Störung sei und wie sie sich der Tochter gegenüber verhalten müsse. Dies folgt dem bekannten Muster: intellektualisieren und handeln, aber nicht fühlen. Vermutlich wiederholt sich hier die Erfahrung mit der ebenfalls traumatisierten Mutter, insbesondere die depressiven Gefühle und Ängste mussten durch Aktivität gebunden werden.

Frau U. gelingt es im Rahmen des therapeutischen Geschehens zunehmend besser, diese Affekte auf dem Hintergrund der Beziehungen zu den Primärobjekten zu verstehen, sie auszudrücken und ihnen Gestalt zu geben, sie zu integrieren, wodurch die Somatisierungsvorgänge weniger werden können. Sie kann ihnen früher Raum geben, sodass sie sich vor Überforderungen ihrer Wahrnehmungsfunktionen besser schützen kann. Der Sichere Ort und seine Entwicklung schafft Distanz, stellt einen ersten Zugang zu einem verbesserten Reizschutz dar und baut so der Überforderung und Überlastung vor.

Für Frau U. ist die Mitgestaltung des therapeutischen Prozesses von großer Bedeutung, ihre Ressourcen brauchen Raum. Dass die traumatherapeutische Arbeit im engeren Sinne sich lediglich auf die einmalige Anwendung der Stabilisierungsübung »Sicherer Ort« beschränkte, sehe ich in diesem Zusammenhang. Der therapeutische Prozess hat sich in der Patientin selbstständig weiterentwickelt, weil sie über ein kreatives Potential verfügt, was wirksam werden möchte, auch ohne EMDR-Standardprotokoll. Es werden weitere Ressourcen und »innere Helfer« aktiv und zwar oft auch außerhalb der Therapiestunden. Frau U. bringt sie mir dann als »Geschenk« immer mit, die Therapiestunde wird zum Raum, diese Entwicklungen mit ihr gemeinsam anzuschauen. Mein Interesse und meine Freude an dieser Entwicklung fördern wiederum den selbstorganisatorischen Heilungsprozess.

Die Intensität des Belastungsmaterials ist weiterhin stark und es bedarf in den Stunden regelmäßig der Reflexion, ob die Belastungsgrenze erreicht ist. Der therapeutische Rahmen muss die emotionale Regulation fördern, um die Integrationsfähigkeit der Patientin zu unterstützen, »sodass sich das Emotionale, das Ordnende und das Symbolisierende verbinden können« (Plassmann 2007), damit desintegrierte affektive Erfahrungen ihren Platz im biografischen Narrativ finden können.

Kapitel 13: Psychoanalyse und EMDR

Reinhard Plassmann

13.1 Einleitung

Gibt es Gründe, sich mit dem Verhältnis dieser beiden Methoden zu beschäftigen? Ich meine ja.

Ein einfacher Grund ist der, dass zahlreiche Analytiker die EMDR-Ausbildung absolviert haben und mit der Methode arbeiten. Ich bin einer davon. Ein zweiter Grund ist, dass Psychoanalytiker heute sehr häufig traumatisierte Patienten bekommen und EMDR ist ein wissenschaftlich sehr gut untersuchtes modernes traumatherapeutisches Verfahren, sodass wir sicher sein können, es mit einer sorgfältig konzipierten und evaluierten Methode zu tun zu haben, deren Kenntnis der Analytikerin bei der schwierigen Behandlungsarbeit nutzen kann. Ein dritter Grund ist, dass EMDR strikt *prozessorientiert* konzipiert ist. Die Methode und der Therapeut induzieren jenen Vorgang, in dem krankmachendes psychisches Material zu etwas nicht mehr Krankmachendem transformiert wird. Die Technik, mit der das geschieht, ist natürlich von der psychoanalytischen Arbeitsweise sehr verschieden, die genaue Untersuchung dieser Technik und des zugrunde liegenden Prozessmodells mag aber unser Prozesswissen erweitern. Dies war für mich das Hauptmotiv gewesen für eine Arbeit mit EMDR.

13.2 Das Psychoanalytische Prozessmodell

Vom Prozessmodell der Psychoanalyse, also von dem, was wir *Durcharbeiten* nennen, möchte ich nur einige wenige Dinge in Erinnerung rufen.

Freud hat in seiner Arbeit von 1914 über Erinnern, Wiederholen, Durcharbeiten die Entwicklung der psychoanalytischen Technik zusammengefasst und dabei den Begriff des Durcharbeitens eingeführt. Das Durcharbeiten war also ein Begriff im psychoanalytischen Modell, der jenen Heilungsvorgang bezeichnet, in dem das Krankmachende seine Wirkung verliert.

Nach René Roussillon (2007) lassen sich in Freuds Arbeiten und in anderen psychoanalytischen Arbeiten zum Thema Durcharbeiten drei Teil-Prozesse begrifflich trennen:

- Bewusstwerdung
- Aneignung
- Transformation

In seiner kurzen Arbeit von 1914 äußert sich Freud sehr klar zur Bewusstwerdung. Sie macht seiner Überzeugung nach den Kern des Heilungsvorgangs aus. Nur gelingt, wie er feststellt, das Bewusstmachen verdrängter Erinnerungen in der psychoanalytischen Kur häufig nicht. Es kommt stattdessen – daher der Titel der Arbeit – zum Wiederholen als Ersatz von Erinnerungen. Übertragung ist eine Spielart des Wiederholens und auch dem Bewusstmachen der Übertragung stellen sich mächtige Widerstände entgegen. An dieser Stelle führt Freud den Begriff des Durcharbeitens ein. Die Widerstände müssen *durchgearbeitet* werden, stellt er fest. Er führt diesen Begriff mit einem fast hörbaren Seufzen ein und in einer sehr ungewöhnlichen Stilfigur. Damit, dass das Verdrängte bewusst werden solle, sei eigentlich alles über die psychoanalytische Technik gesagt und zum Thema des Durcharbeitens äußere er sich nur deshalb, weil die Arbeit schließlich so heiße.

Das Durcharbeiten bestehe nun daraus, dass auch die Widerstände durch Deuten bewusst gemacht werden und im Vorgang der Bewusstwerdung ihre blockierende Wirkung verlieren. In seiner Arbeit »Hemmung, Symptom und Angst« (1926) ergänzt er in einem kleinen Absatz, dass die Quelle dieser Widerstände offenbar nicht nur im Ich zu suchen ist, sondern auch im Unbewussten. Durch sorgfältiges Deuten und Bewusstmachen der Widerstände beginnt der Analysand dann ein neues Verhältnis zum Verdrängten aufzubauen. Hierfür scheint mir Roussillons Begriff der *Aneignung* gut geeignet, den Freud allerdings nicht verwendet.

Wozu sich Freud in diesen Arbeiten nicht äußert, ist der Prozess der *Transformation,* also jene qualitativen Veränderungen des krankmachenden Materials im Heilungsprozess. Es wäre nun eine sehr reizvolle Aufgabe, alle psychoanalytischen Metapsychologien daraufhin zu untersuchen, welche Vorstellungen sie von jenem Transformationsprozess entwickelt haben. Insbesondere in Bions Arbeiten würden wir dabei fündig werden. Ich möchte hier aber, durchaus meiner eigenen Vorliebe folgend, beispielhaft für modernere Entwicklungen des psychoanalytischen Arbeitsmodells Ralf Zwiebels Aufsatz über die *problematische Situation* erwähnen, in dem er den Transformationsprozess in ständigem Bezug auf klinisches Material neu modelliert (Zwiebel 2004).

Zwiebels Kernaussagen sind:

- Die Transformationsarbeit findet *intersubjektiv* zwischen beiden Beteiligten statt, der Analysandin und der Analytikerin. Das postklassische psychoanalytische Modell des Durcharbeitens ist also *intersubjektivistisch.* Der Heilungsprozess besteht daraus, dass das krankmachende Material verstehbar, also bewusst wird.
- Dieser Transformationsprozess durch Verstehen ist kein rein kognitiver Vorgang, sondern im Kern ein emotionaler. Eine desintegrierte emotionale Erfahrung wird in gemeinsamer Arbeit so verändert, dass sie dem Denken zugänglich wird und sich die Integration, also die Aneignung, vollzieht. Zwiebel stützt sich hier unter anderem auf Arbeiten von Moser.
- Transformation und Aneignung scheitern regelmäßig und notwendigerweise in der Arbeit an schwierigem emotionalem Material. Diesen Zustand in der Analyse nennt Zwiebel in seiner ihm eigenen völlig unprätentiösen Sprache *die problematische Situation.* Sie fühlt sich so an: »Im Zentrum steht das Gefühl, die aktuelle Situation mit dem Patienten in seiner Bedeutung nicht mehr ausreichend zu verstehen: Die Anspannung und der Druck steigen, die Verbindungen zwischen den Einfällen und Erzählungen bleiben rätselhaft und verwirrend und es entstehen emotionale Reaktionen wie Langeweile, Gefühle der Hilflosigkeit und Ohnmacht, Verwirrung, angestrengtes Nachdenken, Rückzug in eigenes Fantasieren, Ärger, sexuelle Erregungen, Körpersymptome, etc.« (Zwiebel 2004, S. 852f.).

Zwiebels Modell des psychoanalytischen Heilungsprozesses enthält also alle drei Teilprozesse: Transformation, Aneignung, Bewusstwerdung.

Natürlich gehört in diese Kurzübersicht über psychoanalytische Heilungsmodelle auch das *Mentalisierungskonzept* der Londoner Gruppe um Peter Fonagy (2004).

Es ist den Modellen der modernen Traumatherapie sehr nahe, weil es in den Mittelpunkt des Transformationsprozesses die Emotionen und Affekte stellt, deren normale Reifung eben im namengebenden Vorgang der Mentalisierung geschieht. Mentalisierung ist die Bildung von Repräsentanzen, erforderlich dafür ist *sichere Bindung.* Oder umgekehrt: Sichere Bindung ist jener Rahmen, der den Bewusstwerdungs-, Aneignungs- und Transformationsprozess des emotionalen Materials ermöglicht.

Als ich begonnen habe, mich mit EMDR zu befassen, war ich ungefähr auf diesem Stand. Mein eigener Beitrag zu diesen Themen waren einige Arbeiten über Deutungstechnik bei traumatisierten Patienten gewesen, weil mir evident geworden war, dass wir bei Traumatisierten nicht auf einen normal funktionsfähigen, seelischen Mentalisierungsapparat vertrauen können. Es war immer klarer geworden, dass in der Arbeit mit Traumatisierten, mit Borderlinepersönlichkeiten und auch mit psychosomatisch Kranken die Restitution des beschädigten Verarbeitungsapparates Vorrang hat, bevor das Material inhaltlich gedeutet werden konnte. Ich hatte deshalb das *Begriffspaar von Inhaltsdeutung und Prozessdeutung* eingeführt (Plassmann 1996).

Nun wurde deutlich, dass die gleiche klinische Herausforderung, vor der wir in der psychoanalytischen Arbeit mit diesen Patienten stehen, statt mit analytischen Mitteln auch mit einem anderen Setting, einer anderen Technik und einem anderen Modell beantwortet werden kann, nämlich den Konzepten der modernen Traumatherapie. Ich will versuchen, Ihnen die klinischen Phänomene, den Modellkorpus und die Technik der modernen Traumatherapie vorzustellen, damit wir im Anschluss diskutieren können, was die Psychoanalyse von der modernen Traumatherapie in ihr Modell und ihre Technik aufnehmen kann und wie die moderne Traumatherapie dadurch gewinnt, dass sie von Analytikern ausgeübt wird.

13.3 Das Prozessmodell der modernen Traumatherapie

Ich schildere eine der ersten EMDR-Sitzungen, an der ich als Beobachter teilgenommen habe.

Der 59-jährige Herr K. hatte sein Berufsleben als Kunsthistoriker verbracht. Er liebt seinen Beruf, lehrt gerne, er ist ohne Frage ein begabter und tüchtiger Mensch. Er hatte gelernt, mit bestimmten Symptomen zu leben, unter denen er seit Jahrzehnten litt und von denen er selten sprach. Er war phasenweise schwer depressiv und litt seit 25 Jahren, seit dem Tod seines Vaters, an schweren Alpträumen, in denen er gejagt wurde und die regelmäßig mit seinem Tod endeten.

Eine nahe Angehörige, Psychotherapeutin von Beruf, empfahl ihm eine stationäre Psychotherapie. Sie, ebenso wie er, wusste von seinen schwersten traumatischen Kindheitserlebnissen. Er kam mit der Frage, ob ihm mit Psychotherapie zu helfen sei.

Wir erfuhren folgende Geschichte:

Auf der Flucht vor der russischen Front waren seine Eltern und er, noch kein Jahr alt, von Soldaten verfolgt worden. Die Eltern flüchteten in ein Gewässer, wo sie sich im Schilf versteckten. Der Vater drückte den Jungen, weil dieser vor Angst schrie, unter Wasser, um Entdeckung durch die Soldaten zu verhindern. Er berichtet: »Als die Soldaten weg waren, zog mich der Vater aus dem Wasser. Die Eltern hielten mich für tot. Der Vater wollte weiter und meine Leiche liegen lassen, die Mutter bestand darauf meinen Leichnam mitzunehmen, um mich anständig beerdigen zu können. Ich wurde in Tücher gewickelt, Stunden später kam ich zu mir, atmete wieder, lebte wieder. Ich habe mit meinem Vater nie darüber gesprochen. Er war ein harter Mann, der trank, schrie und brutal schlug.«

Diese Geschichte bildet einen Belastungspol von kaum erträglicher Intensität. Was uns (und dem Patienten) Mut gemacht hat, war die Bereitschaft dieses Mannes, alles, was er an Energie, Belastbarkeit und Vertrauen hatte, einzusetzen. Dies war nicht wenig.

Bei Herrn K. folgte auf die Stabilisierungsphase eine 90-minütige Traumaexpositionssitzung für das Ertränkungstrauma, in dem die ihm präsenten Bilder, Gefühle und Gedanken fokussiert wurden. Er prozessierte dieses Trauma in mehreren Durchläufen, die in der EMDR-Terminologie als Kanäle bezeichnet werden.

In den Pausen zwischen den einzelnen Sets (das Reprozessieren mit Augenbewegungen wird in kurzen Abschnitten von wenigen Minuten Dauer, Set genannt, aufgeteilt) sprach er sehr aufgewühlt von seinen Körpergefühlen: wie Strom, eine Art Spannung, sehr unangenehm und dabei immer seine Gewissheit: Es ist gut so, ich lasse es geschehen.

Gegen Ende der Sitzung breiteten sich zunehmend positive Empfindungen aus, er sprach von Wärme im Körper, atmete ruhig und frei, auch meine eigene Gegenübertragungsspannung ließ fühlbar nach. Er begann eher im Erzählton, d. h. aus sicherem Abstand, zu sprechen. Gegen Ende der Sitzung kehrte er nochmals zum belastenden Ausgangsmaterial zurück und ein tiefes befreiendes Lachen kam auf. Er atmete eine Zeit lang tief und ruhig durch, schaute uns dann direkt und klar an und sagte: Da bin ich wieder.

Ich sehe diesen Mann noch vor mir am Ende dieser Sitzung: Etwas erschöpft, völlig ruhig, völlig präsent, wie er in tiefer Verwunderung seine Körpergefühle beschrieb: freie Atmung und warmes Gefühl im Bauch, ein Glücksgefühl. Den Schluss dieser Sitzung bildete die Vermessung beider Pole, er schätzte die Kohärenz des Positiven (VoC) als vollständig ein, den Belastungsgrad auf der 1–10-Skala (SUD) auf 0.

Die folgenden Tage dienten der Nacharbeit und der erneuten Organisation des Ressourcenpols. Er malte viel, ging spazieren, genoss die Natur.

In einer zweiten Sitzung berichtete er, er empfinde die Arbeit an diesem Ertränkungstrauma als abgeschlossen. Er könne daran denken, ohne sich belastet zu fühlen. Er sagte: »Ich habe ein Recht zu leben, weil ich da bin.«

Weitere Expositions-Sitzungen haben nicht stattgefunden.[29]

Nehmen wir an, wir würden mehrere hundert solcher Sitzungen miterleben, sei es als Beobachter oder als Therapeuten, dann entstehen Prozessmodelle, mit denen wir uns jetzt als Nächstes beschäftigen können.

Meine Ausgangshypothese ist: Es gibt nur einen Heilungsprozess. Gleich welches Modell, welche Methode und welche Technik wir verwenden, immer ist das Ziel, diesen im Menschen angelegten Heilungsprozess zu induzieren. Also müssen die verschiedenen Arbeitsmodelle und Praxeologien auch Vergleichbarkeiten aufweisen. Beginnen wir mit dem grundlegendsten und wichtigsten Modellbestandteil.

Das Prozessmodell der modernen Traumatherapie ist *selbstorganisatorisch.* Francine Shapiro, die Entdeckerin des EMDR, hatte beobachtet, wie spontan aufgetretene Augenbewegungen ihre eigene emotionale Belastung sehr stark reduziert hatten. Aus Gründen, die wir nicht genau kennen, muss ihr praktisch schlagartig klar gewesen sein, dass sie in diesem Moment einem spontanen Selbstheilungsprozess begegnet war, der selbstorganisatorisch ablief. Es war eine Zustandsveränderung in ihr selbst, die ihr Organismus vollzogen hatte, weil günstige Rahmenbedingungen hierfür vorhanden waren oder besser gesagt, weil Shapiro den Ablauf nicht behindert hatte. Sie hatte zugelassen, was der Organismus selbst tun wollte.

Sie beschreibt (Shapiro 1998a), dass sie eine sehr starke emotionale Belastung erlebt hat, die spontan durchprozessiert wurde und danach kaum noch fühlbar war. Die feste Überzeugung, dass Selbstheilungssysteme hierzu fähig sind, prägt das gesamte spätere Werk von Shapiro. Sie kannte ihr Ziel. Sie hat zunächst mit Freunden und Bekannten experimentiert, konnte ihre eigene Erfahrung reproduzieren, hat dann sehr rasch mit Schwersttraumatisierten gearbeitet, wobei sich wiederum die hohe Wirksamkeit der selbstorganisatorischen Heilungsprozesse zeigte, auf die sie zufällig gestoßen war (Shapiro 1989).

Auch wenn der Begriff der Selbstorganisation nicht explizit zum Modellkörper der Psychoanalyse gehört, so ist der Gedanke der Selbstregulation auch in der Geschichte der Psychoanalyse schon früh aufgetaucht. Als einer der ersten nahm C.G. Jung an, dass die menschliche Psyche zur Selbstregulation imstande sei und sich durch Selbstregulation auch heile (Kast 2006). Auch Wilhelm Reich, ein weiterer psychoanalytischer Pionier, war zutiefst

29 Überarbeitete Version einer Kasuistik aus Plassmann (2007).

überzeugt, der Organismus besitze eine ihm eigene Fähigkeit zur Selbstregulierung (Randolph 2006).

13.4 Behandlungstechnische Prinzipien

13.4.1 Prozessfokussierung

Dieser mentale Transformationsprozess ist also kein Mysterium, sondern offenbar eine natürliche Fähigkeit, sie wurde evolutionär entwickelt, weil der menschliche Organismus, der tierische natürlich auch, sie zum Überleben benötigt. Keine Psychotherapieschule darf sich zum Inhaber dieses Prozesses erklären. Ganz im Gegenteil sollte man die klinischen Beobachtungen in den verschiedenen Therapieformen miteinander und mit den neurobiologischen und – wenn man möchte – auch mit quantenphysikalischen Forschungsergebnissen vergleichen. Aus der Annahme eines selbstorganisatorischen Heilungsprozesses ergibt sich ein zentrales behandlungstechnisches Prinzip der modernen Traumatherapie. Sie ist prozessfokussiert:

Es interessiert in der prozessorientierten modernen Traumatherapie zunächst nicht das Was, also die Inhalte, die in der Arbeit auftauchen, sondern in erster Linie das Wie, der Prozess. Man weiß, dass sich die Blockierung von emotionalem Material unter bestimmten Umständen in der Therapiestunde lösen kann, wenn ein Prozess beginnt, der das blockierte Material in einen qualitativ anderen Zustand überführt, der dann weniger oder nicht mehr krankmachend wirkt, unter anderem deshalb, weil die Energie, die für das Aufrechterhalten der Blockierung erforderlich war, nicht mehr aufgebracht werden muss.

Im Standardprotokoll des EMDR laufen vor unseren Augen oft mit großer Geschwindigkeit solche Prozesse ab, danach ist das reprozessierte Material nicht mehr im gleichen Zustand wie vorher, es fühlt sich für die Patientin völlig anders an. Das EMDR hat natürlich diesen Reorganisationsprozess weder erfunden noch geschaffen, noch entdeckt, sondern lediglich diesen Prozess als Ziel unserer Arbeit definiert und eine Technik beschrieben, die den Reorganisationsprozess induzieren kann.

Hier berühren sich die Modelle der Psychoanalyse und des EMDR offensichtlich. Ralf Zwiebel stellt detailliert die Transformationsarbeit dar, die vom analytischen Paar geleistet wird, auf diesen Prozess richtet sich die Aufmerksamkeit des Psychoanalytikers in erster Linie. Bei gut fließendem Prozess ergibt sich das Verständnis der Inhalte mit vergleichsweise wenig Mühe. Ich persönlich mache in psychoanalytischen Behandlungen ständig die Erfahrung, dass unsere Kompetenz als Psychoanalytiker in erster Linie in der Prozessfokussierung und Prozessinduktion liegt. Die Deutung des Materials beherrschen die Patienten fast ebenso gut wie wir selbst, auch wenn sie selbstverständlich für das, was ihnen klar wird, ihre eigene Sprache und nicht den Begriffskorpus der Psychoanalyse verwenden.

Die problematische Situation ist dann der Moment des stagnierenden Transformationsprozesses, Hauptaufgabe des Psychoanalytikers ist es also, diesen Moment des stockenden Prozesses zu bemerken und Mittel zu seiner Überwindung zu finden.

Ein Unterschied ist deutlich: Psychoanalyse ist in ihrem neueren Konzept ein bifokales Geschehen zwischen zwei Subjekten, während EMDR den Heilungsprozess bisher eher in der Patientin sieht, allerdings vom Therapeuten unterstützt. Zunehmend wird aber auch im EMDR der intersubjektive Prozess bemerkt und modelltheoretisch beschrieben, häufig natürlich unter Verwendung der bewährten psychoanalytischen Modelle, da ja viele EMDR-Therapeuten analytisch ausgebildet sind. Dies führt nun nicht dazu, dass die EMDR-Methode als Analyse weitergeführt wird, vielmehr entwickelt das EMDR Techniken, auch mit Übertragungsmaterial zu arbeiten. Wir sprechen dann von *intratherapeutischem Material* (Plassmann 2007), welches ebenso reprozessiert wird wie jede andere Symbolisierungsform traumatischer Komplexe.

13.4.2 Die Rolle der Emotionen

Was sehen wir, wenn wir solche mentalen Transformationsprozesse in traumtherapeutischen Sitzungen genau beobachten?

Das EMDR und die moderne Traumatherapie haben uns mit größter Eindringlichkeit gezeigt, dass im Kern des Belastungsmaterials *negative Emotionen* stehen.

Es scheint sich hier um ein generelles Phänomen zu handeln. Überstarke negative Emotionen, wodurch auch immer entstanden, sind bis in die Gegenwart von der normalen seelischen Verarbeitung ausgeschlossen. Stattdessen sind andere, provisorische Verarbeitungsformen entstanden, die wir Krankheiten nennen: PTBS, Essstörungen, Süchte, alle Formen psychosomatischer Erkrankung. Es sind *traumareaktive Schemata*, die dazu gebraucht werden, überstarke negative Emotionen einzukapseln.

Diese Erfahrung in der modernen Traumatherapie hat auf mich persönlich eine sehr starke Wirkung gehabt. Ich sehe auch in analytischen Behandlungen, wie sich die Assoziation von den Emotionen her entwickelt und ich sehe, wie bei zu starken Emotionen der Mentalisierungsprozess stockt. Man denkt, was man fühlt.

In der Reaktion auf beliebige Ereignisse geht die *emotionale Reaktion* sowohl dem Bewusstsein wie auch der Handlung voraus (Gazzaniga/LeDoux 1978; Spitzer 2006a). Nachgewiesen ist die immer gleiche Reihenfolge: Eine unbewusste emotionale Reaktion wird in einem zweiten Schritt vom Bewusstsein integriert, d.h. mit explizitem Wissen verknüpft, in das Selbstbild der Person eingefügt und zu einem mehr oder weniger komplizierten, noch unbewussten Plan entwickelt, der dann noch mit einer Erklärung versehen wird. Die Willensfreiheit des Menschen ist dadurch nicht aufgehoben. Gerade die evolutionäre Neuheit von »Bewusstsein« als Entscheidungsinstanz schafft die Freiheit, einem primär unbewussten emotionalen Impuls zu folgen oder nicht (Kandel 2006, Seite 417).

Man sieht das in jeder Therapiestunde. In der Annäherung an emotionales Material tauchen Sätze, Geschichten, Argumente auf. Es ist wichtig zu wissen, dass sie etwas Sekundäres sind. Erst wird gefühlt, dann gedacht. Auch der Körper hat bis dahin längst reagiert.

Diesen Überlegungen folgend wird klar, dass wir in der Therapie, mit welcher Methode auch immer wir arbeiten, mit dem *emotionalen System* unserer Patienten zu tun haben. Die jetzt in der Stunde präsenten Emotionen, seien sie bewusst oder nicht, sind das Material, mit dem wir arbeiten, ihre erfolgreiche Transformation vom krankmachenden zum nicht krankmachenden Zustand ist das Ziel.

Dies nötigt oder erlaubt (je nachdem, wie man persönlich auf Emotionen eingestellt ist) den Therapeuten, sich auf die Wahrnehmung von Emotionen zu fokussieren. Dies wiederum geht nur über die Schulung des *eigenen* emotionalen Apparats, der das einzige ist, was wir in der konkreten Behandlungsstunde als Wahrnehmungsinstrument zur Verfügung haben.

Diese Erkenntnis ist von großer Tragweite. In der therapeutischen Situation, ganz gleich mit welcher Technik wir arbeiten, kommunizieren *zwei emotionale Systeme*, das der Patientin und das der Therapeutin. Ziel ist natürlich, dies auf eine heilsame Weise zu tun. Vorbild werden wie immer die natürlichen Prozesse sein, also das, was im Zustand der sicheren Bindung zwischen dem Kind und seinem erwachsenen Gegenüber möglich wird. Das emotionale System des Therapeuten bildet den Rahmen, damit das emotionale System des Patienten die Transformation vollzieht.

In der Geschichte der Psychotherapie und Psychoanalyse hat es mehrfach Anläufe gegeben, den Emotionen jenen zentralen Platz im psychischen Geschehen zu geben, der ihnen nach heutigen Erkenntnissen zukommt. Freud hat sich nie eindeutig festgelegt in seiner Auffassung von der Natur und Funktion der Emotionen und Affekte (Haas 1997; Henseler 1989; V. Kast 2006).

Die psychoanalytische Metapsychologie hat aber in den Arbeiten der Londoner Gruppe diesen Schritt zum emotiozentrischen Modell der menschlichen Entwicklung und der Psychotherapie konsequent vollzogen:

> »Wir verstehen unter Mentalisierung nicht lediglich einen kognitiven Prozess: Sie beginnt vielmehr mit der ›Entdeckung‹ der Affekte, in der und durch die Beziehung zu den Primärobjekten. Aus diesem Grund konzentrieren wir uns auf das Konzept der ›Affektregulierung‹, das in vielen Bereichen der Entwicklungstheorie und der Psychopathologietheorie eine wichtige Rolle spielt (Vergleich Clarkin/Lenzenweger 1996). Die Psychotherapie von Patienten, deren frühe Erfahrungen die Mentalisierungsfähigkeit beeinträchtigten, muss sich unserer Ansicht nach darauf konzentrieren, den Aufbau dieser interpersonalen Interpretationsfähigkeit zu unterstützen. Man könnte sogar die gesamte psychotherapeutische Arbeit als eine Aktivität konzeptualisieren, die speziell auf die Wiederherstellung dieser Funktion zielt« (Fonagy et. al. 2004).

Die Kongruenz des neueren psychoanalytischen und des traumatherapeutischen Modells ist deutlich und wird nach meinem Dafürhalten den Diskurs auch über Behandlungstechniken ermöglichen, die sich daraus ableiten.

Sehr nützlich wäre bei dieser Fortentwicklung der psychoanalytischen Metapsychologie eine begrifflich klare Abgrenzung und Unterscheidung zwischen *Trieben und Emotionen.* Emotionen sind einfache, grundlegende Bausteine des psychischen Systems, sie sind gleichsam die Atome oder Moleküle. Triebe hingegen sind biologisch determinierte komplexe Muster, die sich aus vielen verschiedenen Elementen zusammensetzen, aus Emotionen, physiologischen Reaktionen, Verhaltensmustern, Interaktionsmustern, Objektschemata und Gedankeninhalten. Es ist weithin üblich, das Konzept des Triebs als etwas Anachronistisches zu betrachten, was nach meinem Dafürhalten der Sache nicht gerecht wird. Freud hat sich überwiegend mit Trieben beschäftigt, nicht mit Emotionen, das Triebkonzept ist aber keineswegs ein überholter Vorläufer, der von der Emotionsforschung abgelöst worden wäre. Nach meinem Dafürhalten sollte die Unterscheidung zwischen Trieben und Emotionen beibehalten werden und auch den Trieben die wissenschaftliche Aufmerksamkeit gegeben werden, die ihnen zusteht.

13.4.3 Die Arbeit mit Ressourcen

Die moderne Traumatherapie sieht den Heilungsprozess als eine Wechselwirkung zwischen *Traumaschemata und Heilungsschemata,* die jeweils im Kern aus Emotionen bestehen, negativen Emotionen wie Furcht, Scham, Schuld,

Ekel im Traumabereich und positiven Emotionen wie Stolz, Freude, Neugier im positiven Bereich.

Dieses Modell entstammt klinisch-empirischer Beobachtung. Man könnte es so schematisieren:

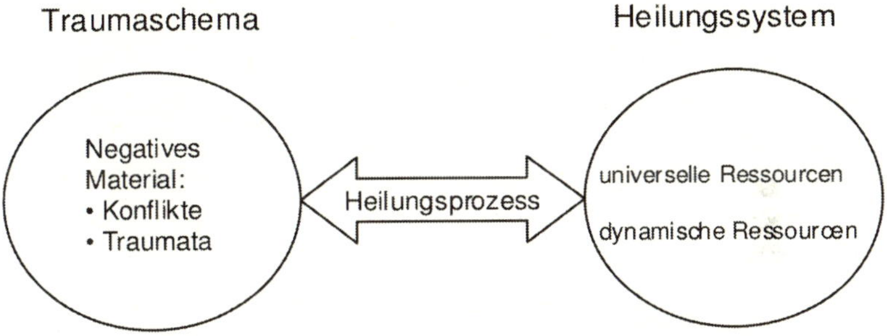

Abb. 23: Modell Traumaschema/Heilungsschema

Bei Kontakt mit dem emotionalen Traumamaterial taucht, so können wir klinisch beobachten, stets auch positives emotionales Material auf. Seine Wirksamkeit und Stärke entscheiden, ob der Transformationsprozess gelingt. Daraus leiten sich die in der modernen Traumatherapie allgegenwärtigen Techniken der *Ressourcenorganisation* und *Stabilisierung* ab. Beide Begriffe gibt es im psychoanalytischen Theorie- und Technikkorpus nicht explizit. Ich bin der Meinung, dass sie nützlich wären und zwar in ihren psychoanalyse-spezifischen Ausprägungen, also als *psychoanalytische Stabilisierungstechnik.*

Implizit arbeiten wir längst so. Wir fördern als Hauptressource die Fähigkeit zur Symbolbildung, welche es vermag, aus niedrig symbolisiertem Material, welches beispielsweise nur in der Körperrepräsentanz erscheint, höher symbolisiertes Material werden zu lassen, welches dann auch im Traum, in der Inszenierung, in der Übertragung und schließlich im Bewusstsein und in der Sprache erscheint. Modelltheoretisch und behandlungstechnisch steht nun an, diese Bipolarität auch in die psychoanalytische Arbeitsweise aufzunehmen und positive Emotionen und die daraus entstandenen heilungskompetenten Schemata als Motoren des Mentalisierungsprozesses zu erkennen, zu würdigen, zu unterstützen und zu deuten. Wir sind gut beraten, in der psychoanalytischen Arbeit nicht nur negatives, also krankmachendes Material zu beachten, sondern in bipolarer Arbeitsweise mit genau gleich großer Aufmerksamkeit das positive emotionale Material zu erfassen und zu fördern. Dies könnte vielleicht mit einer solchen Deutung geschehen: »Die *Freude* am klaren Verstehen scheint Ihnen bei der Beschäftigung mit dem negativen Material zu helfen und Sie schienen gerade beim Nachdenken sehr *stolz* zu sein, auf das, was Ihnen eben klar geworden ist.« Dies wäre eine Prozessdeutung, die dadurch stabilisiert, dass sie auf Ressourcen fokussiert: Freude, Verstehen, Nachdenken, Stolz.

Das EMDR und die moderne Traumatherapie haben andere, spezielle Techniken entwickelt. Dazu zählen die systematische bipolare Fokussierung auf positive Heilungsschemata und natürlich auch die namensgebende Methode der Arbeit mit Augenbewegungen. Der Effekt dieser eigentümlichen Technik ist mittlerweile gut genug erforscht (Sack 2007). Es handelt sich hier nicht um eine Skurrilität, sondern um die Induktion einer natürlichen menschlichen Fähigkeit. Natürlich werden wir in der Analysestunde niemals mit Augenbewegungen arbeiten, aber wir können sie interessanterweise, natürlich nur bei Behandlungen im Sitzen, als spontanes Phänomen beobachten. Bei vielen Menschen beginnen bei konzentrierter und heilsamer Beschäftigung mit ihren Traumaschemata spontan schnelle bilaterale Augenbewegungen. Aus dem REM-Schlaf war dies längst bekannt, natürlich aber der direkten Beobachtung der Psychoanalytikerin dort nicht zugänglich. Der Sinn dieses natürlichen Geschehens, das EMDR hat das weder entdeckt noch erfunden, sondern lediglich nutzbar gemacht, beruht wahrscheinlich darauf, dass mit den Blickrichtungen jeweils mentale Subsysteme assoziiert sind. Die Augenbewegungen scheinen einen rhythmischen Wechsel zwischen diesen Subsystemen zu bewirken und dies wiederum scheint förderlich, Blockaden zu lösen und Transformation zu erzeugen.

13.4.4 Die Arbeit mit Körperrepräsentanzen

Es ist in Traumatherapien vollkommen evident, dass starke emotionale Erregung fast immer zunächst körperlich auftaucht. Blockiertes emotionales Material wird in der Therapie häufig zunächst in körperlicher Repräsentanz wahrgenommen und behandelt, also als Muskelverspannung und vegetative Erregung wie im vorgestellten Fallbeispiel. Wenn wir Verbindung zu den emotionalen Prozessen unserer Patienten aufnehmen, dann werden körperliche Repräsentanzen wie beispielsweise Muskelverspannungen, Atemstörungen, Schwindel, Tinnitus, Herzrhythmusstörungen zu völlig natürlichen Erscheinungsformen emotionaler Belastung. Der Sprung ins Körperliche ist nicht mehr geheimnisvoll. Alles Psychische ist in seinen Ursprüngen immer körperlich (Geissler/Heisterkamp 2007).

In diesem Punkt weichen das Arbeitsmodell der Psychoanalyse und das der modernen Traumatherpapie erheblich voneinander ab. Wir sind es nicht gewohnt, das unbewusste emotionale Material in körperlicher Repräsentanz entgegen zu nehmen. Das hieße, in der Analysestunde nicht nur auf freie Assoziation, sondern genauso aufmerksam auf spontane Körperrepräsentanzen zu fokussieren: »Wie fühlen Sie sich gerade, während Sie von diesen Dingen sprechen, was macht der Bauch, was das Herz, was die Atmung?« Die Psychoanalyse leidet hier an Freuds Diktum vom »rätselhaften Sprung ins Körperliche« (Freud 1895). Neurobiologisch ist aber die Entstehung der Körperrepräsentanzen weitgehend aufgeklärt (Kandel 2006). Mittlerweile ist neurobiologisch nachgewiesen, dass der Mensch auf eine Wahrnehmung *zuerst* körperlich reagiert, noch bevor Emotionen entstehen und lange bevor Bewusstsein entsteht (Damasio 2003).

Wir nähern uns also dem Punkt, den Freud im Abriss der Psychoanalyse 1933 vorhergesagt hat: Psychoanalyse und Neurobiologie nähern sich an.

13.5 Schluss

Ich fasse zusammen. Die moderne Traumatherapie und die Psychoanalyse arbeiten klinisch weitgehend mit denselben Patienten. Die meisten sind komplex traumatisiert, viele sind Borderline strukturiert, die meisten sind instabil. Ihre Fähigkeiten zur Transformation, Aneignung und Bewusstmachung des krankmachenden mentalen Materials sind desorganisiert. Aus dieser Gemeinsamkeit des Gegenstandes resultieren sehr deutlich kongruente modelltheoretische Weiterentwicklungen und auch etliche Elemente der Behandlungstechnik weisen direkte Entsprechungen auf. Psychoanalytiker können deshalb die moderne Traumatherapie als Anregung nutzen, die eigenen Modelle und Behandlungstechniken weiterzuentwickeln, ebenso wie in EMDR-Behandlungen Übertragungsprozesse zunehmend sorgfältig beachtet werden.

Literatur

Agras, W.S.; Walsh, T.; Fairburn, C.G.; Wilson, G.T. & Krarmer, H. (2000): A multicenter comparison of cognitive-behavioral therapy and interpersonal psychotherapy for bulimia nervosa. Archives of General Psychiatry 57, 459–466.

Ainsworth, M.D.S.; Blehar, M.C.; Waters, E. & Wall, S. (1978): Patterns of attachment. A psychological study of the strange situation. Hillsdale (NJ) (Lawrence Erlbaum).

Akselrod, S.; Gordon, D.; Ubel, F.A.; Shannon, D.C.; Berger, A.C. & Cohen, R.J. (1981): Power spectrum analysis of heart rate fluctuation: a quantitative probe of beat-to-beat cardiovascular control. Science 213, 220–222.

American Psychiatric Association (1994): S. 427f.

Andrade, J.; Kavanagh, D. & Baddeley, A. (1997): Eye-movements and visual imagery: a working memory approach to the treatment of post-traumatic stress disorder. British Journal of Clinical Psychology 36 (Pt 2), 209–223.

Antonowski, A. (1997): Salutogenese. Zur Entmystifizierung der Gesundheit. Tübingen (dgvt-Verlag).

Armstrong, M.S. & Vaughan, K. (1996): An orienting response model of eye movement desensitization. Journal of Behavior Therapy and Experimental Psychiatry 27, S. 21–32.

Bailey, C.H. & Kandel, E.R. (1993): Structural changes accompanying memory storage. Annu. Rev. Physiol. 55, S. 397-426.

Barrowcliff, A.L.; MacCulloch, M.J. & Gray, N.S. (2001): The de-arousal model of eye movement desensitization and reprocessing (EMDR), Part III: Psychophysiological and psychological concomitants of change in the treatment of posttraumatic stress disorder (PTSD) and their relation to the EMDR protocol. Paper presented at second annual meeting of the EMDR Europe, London.

Beebe, B.; Jaffe, J.; Lachmann, F.; Feldstein, S.; Crown, C. & Jasnow, M. (2002): Koordination von Sprachrhythmus und Bindung. In: Brisch, K.-H.; Grossmann, Klaus E.; Grossmann, K. & Köhler, L.: Bindung und seelische Entwicklungswege. Stuttgart (Klett-Cotta Verlag).

Bergmann, U. (2000): Further thoughts on the neurobiology of EMDR: the role of the cerebellum in accelerated information processing. Traumatology 6.

Birbaumer, N. & Schmidt, R. (1996): Biologische Psychologie. Heidelberg (Springer).

Bode, S. (2005): Die vergessene Generation. München (Piper).

Boening, J. A. (2001): »Neurobiology of an addiction memory.« Journal of Neural Transmission 108(6), 755–65.
Bongartz, W. & Bongartz B. (1998): Hypnosetherapie. Göttingen (Hogrefe).
Bowlby, J. (1975): Bindung. Eine Analyse der Mutter-Kind-Beziehung. Frankfurt (Fischer).
Brazelton, B. T. (2008): Der kompetente Säugling – sein mächtiger Einfluß auf die Eltern-Kind-Bindung. In: Brisch, K.-H. & Hellbrügge, Th.: Bindung, Neurobiologie und Gene. Stuttgart (Klett-Cotta).
Brisch, K. H. (2002): Bindung und seelische Entwicklungswege. Stuttgart (Klett-Cotta).
Cacioppo, J. T.; Berntson, G. G.; Binkley, P. F.; Quigley, K. S.; Uchino, B. N. & Fieldstone, A. (1994): Autonomic cardiac control. II. Noninvasive indices and basal response as revealed by autonomic blockades. Psychophysiology 31, 586–598.
Capra, F. (2000): Das Tao der Physik (Scherz-Verlag).
Clarkin, J. F. & Lenzenweger, M. F. (1996): Major Theories of Personality Disorder. New York (Guilford).
Damasio, A. R. (2003): Der Spinoza-Effekt. Berlin (List).
DGS (2001): »Dokumentationsstandards III für die Evaluation der Behandlung von Abhängigen.« Sucht 47 (Sonderheft 2).
DSM-III-R (1987): American Psychiatric Association, S. 250f.
Dyck, M. J. (1993): A proposal for a conditioning model of eye movement desentization treatment of posttraumatic stress disorder. Journal of Behavior Therapy and Experimental Psychiatry 24, 201–210.
EMDR-Institut Deutschland: Manual zum Fortgeschrittenen Seminar in der EMDR-Methode.
Emerson, Wilhelm R. & Internationale Studiengemeinschaft für prä- und perinatale Psychologie und Medizin (Hrsg.) (2000): Behandlung von Geburtstraumata bei Säuglingen und Kleinkindern: Gesammelte Vorträge von William Emerson 1996. Heidelberg.
Erdmann, C. (2005): Die Beeinflussung chronischer Schmerzen durch psychologische Schmerztherapieverfahren und EMDR.
Fairburn, C. G.; Norman, P.; Welch, S. L.; O'Connor, M. E.; Doll, H. A. & Peveler, R. C. (1995): A prospective study of outcome in bulimia nervosa and the long-term effects of three psychological treatments. Archives of General Psychiatry, 52, 304–312.
Foa, E. B., & Kosak, M. J. (1986): Emotional processing of fears: Exposure to corrective information. Psychological Bulletin 99, 20–35.
Foa, E. B., Steketee, G. & Rothbaum, B. O. (1989): Behavioral/cognitive conceptualizations of post-traumatic stress disorder. Behavior Therapy 22 (2): 155–176.
Foa, E. B. & McNally, R. J. (1996): Mechanisms of change in exposure therapy. In: Rapee, R. M. (Hrsg.): Current controversies in the anxiety disorders. New York (Guilford Press), S. 329–343.
Foa, E. B.; Keane, T. M. & Friedman, M. J. (2000): Effective treatments for PTSD. New York (Guilford Press).
Fonagy, P.; Gergely, G.; Jurist, E. L. & Target, M. (2004): Affektregulierung, Mentalisierung und die Entwicklung des Selbst. Stuttgart (Klett-Cotta).
Freud, S. (1895): Entwurf einer Psychologie. GW Nachtragsband, S. 373–486.
Freud, S. (1914): Erinnern, Wiederholen und Durcharbeiten. GW X, S. 126–136.
Freud, S. (1933): Hemmung, Symptom und Angst. GW XIV, S. 111–205.
Gazzaniga, M. S. & LeDoux, J. E. (1978): The Integrated Mind. New York (Plenum).
Geissler, P. & Heisterkamp, G. (2007): Psychoanalyse der Lebensbewegungen. Wien (Springer).
Grand, D. (2003): Natural Flow EMDR: Clinical, Creative & Performance Enhancement with EMDR. Unveröffentlichtes Arbeitspapier anlässlich des Hydra-EMDR-Retreats des Instituts für Traumatherapie (O. Schubbe).

Grant, M. & Threflo C. (2004): EMDR in the Treatment of Chronic Pain. EMDRIA Deutschland Rundbrief Nr. 4, S. 37–52.

Grawe, K. (2004): Neuropsychotherapie. Göttingen (Hogrefe).

Greenspan, Stanley I. & Shenker, Stuart G. (2007): Der erste Gedanke. Frühkindliche Kommunikation und die Evolution des menschlichen Denkens. Weinheim/Basel (Beltz).

Grossmann, K.E. (2000): Verstrickung, Vermeidung, Desorganisation: Psychische Inkongruenzen als Folge von Trennung und Verlust. In: Opher-Cohn, I.; Pfäfflin J.; Sonntag, B.; Klose B. & Pogany-Wendt P. (Hrsg.): Das Ende der Sprachlosigkeit. Auswirkungen traumatischer Holocaust-Erfahrungen über mehrere Generationen. Gießen (Psychosozial-Verlag).

Grossmann, K.E. & Grossmann, K. (2004): Bindungen – Das Gefüge psychischer Sicherheit. Stuttgart (Klett-Cotta).

Hekmat, H. (1994): Pain ameliorating effect of eye movement desensitization. Journal of Behavior Therapy and Experimental Psychiatry 25(2), 121–9.

Haas, J.-P. (1997): Bions Beitrag zu einer psychoanalytischen Theorie der Emotionen. Jb. d. Psa. 38, 137–193.

Haken, H. & Schiepek, G. (2005): Synergetik in der Psychologie. Göttingen (Hogrefe).

Hazan, C. & Shaver, P.R. (1987): Romantic love conceptualized as an attachment process. Journal of Personality and Social Psychology 52, 511–524.

Henseler, H. (1989): Zur Entwicklung der psychoanalytischen Affekttheorie. Zeitschrift für psychoanalytische Theorie und Praxis IX 1, 3–16.

Heppt, W. (1997): Nasale Hyperreaktivität. HNO-Klinik (4). Karlsruhe, 187-201.

Heyne, A. & Wolffgramm, J. (1998): The development of addiction to damphetamine in an animal model: same principles as for alcohol and opiate. Psychopharmacology (Berl) 140(4), 510–8.

Heyne, A.; May, T. et al. (2000): Persisting consequences of drug intake: towards a memory of addiction. Journal of Neural Transmission 107(6), 13–38.

Hofmann, A. (2004): EMDR in der Therapie psychotraumatischer Belastungssyndrome. Stuttgart (Georg Thieme Verlag).

ICD-10 (2006): S. 253f. Köln (Deutscher Ärzteverlag).

Jacobi, C.; Thiel, A. & Paul, T. (1996): Kognitive Verhaltenstherapie bei Anorexia und Bulimia nervosa. Weinheim (Beltz).

Jaffe, J.; Beebe, B.; Feldstein, S.; Crown, C. & Jasnow, M. (2001): Rhythms in dialog of infancy: Coordinated timing and social development. In: Overton, W.F. (Hrsg.): Monographs of the Society for Research in Child Development BD. 265 Blackwell Boston MA.

Janet, P. (1889): L'automatism psychologique. Paris (Alcan).

Kaluza, B. (2005): Stressbewältigung. Heidelberg (Springer).

Kandel, E. (2006): Auf der Suche nach dem Gedächtnis. München (Siedler Verlag).

Kaspers F. (2005): Psychologische Aspekte der Allergischen Rhinitis. Zeitschrift für Klinische Psychologie und Psychotherapie 2005, 3; 155–64.

Kast, V. (2006): Der andere Analytiker. Gehirn und Geist 9/2006, 26–30.

Klimek, L. et al. (1998): Allergische Rhinitis. Stuttgart (Schattauer Verlag).

Klaus, Marshall H. & Phyllis, H. (2003): Das Wunder der ersten Lebenswochen. München (Mosaik Verlag).

Köpp, W. & Jacobi, G.E. (2000): Beschädigte Weiblichkeit. Essstörungen, Sexualität und sexueller Mißbrauch. Kröning (Asanger).

LeDoux, J. (2001): Das Netz der Gefühle. Wie Emotionen entstehen. München (dtv).

Linden, M. (2005): Die Posttraumatische Verbitterungsstörung. Psychoneuro 2005, 31(1); 21–24.

Linehan, M.M. (1996): Dialektisch Behaviorale Therapie der Borderline-Persönlichkeitsstörungen. München (CIP-Medien).

Lovett, Joan (1999): Small Wonders. Healing childhood Trauma with EMDR. New York (The Free Press).
Lyons-Ruth, K. & Block, D. (1996): The disturb caregiving system: Conceptualizing the impact of childhood trauma on maternal caregiving behavior during infancy. Meeting oft he Society for Research in Child Development: Defining the Caregiving System (Symposium, Chairman: J. Salomon), New Orleans.
MacCulloch, M.J. & Feldman, P. (1996): Eye movement desensitisation treatment utilises the positive visceral element of the investigatory reflex to inhibit the memories of post-traumatic stress disorder: a theoretical analysis. British Journal of Psychiatry 169, 571–579.
Main, M. (2002): Organisierte Bindungskategorien von Säugling, Kind und Erwachsenem. In: Brisch, K.H. et al. (2002): Bindung und seelische Entwicklungswege. Stuttgart (Klett-Cotta Verlag).
Mann, K. & Ackermann, K. (2000): Die OCDS-G: Psychometrische Kennwerte der deutschen Version der Obsessive Compulsive Drinking Scale. Sucht 46(2), 90–100.
Maxfield, L. (2002): Commonly asked questions about EMDR and suggestions for research parameters. In: Shapiro, F. (Hrsg.): EMDR as an integrative psychoptherapy approach. American Psychological Association. Washington, DC, S. 393–418.
McDermott, I. & O'Connor, J. (2002): NLP und Gesundheit: Die offenen Geheimnisse der Gesunden. Kirchzarten (VAK Verlags GmbH).
Murray, L. (1991): Intersubjectivity, object relations theory, an empirical evidence from mother-infant interactions. Infant mental health journal 12.
Nord, C.; Höger, D. & Eckert, J. (2000): Bindungsmuster von Psychotherapeuten. Persönlichkeitsstörungen 4, 76–86.
Obrist, P.A. (1981): Cardiovascular psychophysiology. New York (Plenum).
Ogden, P. & Minton, K. (2000): Sensorimotor Psychotherapy: One Method for Processing Traumatic Memory. Traumatology VI (3), article 3.
Panksepp, J. (1998): Affektive Neuroscience. New York (Oxford University Press).
Pesso, A. (2006): Dramaturgie des Unbewussten und korrigierende Erfahrungen: Wann ereignen sie sich? Bei wem? Und wo? In: Marlock, G. & Weiss, H. (Hrsg.): Handbuch der Körperpsychotherapie. Stuttgart (Schattauer Verlag).
Piontelli, Alessandra (1996): Vom Fetus zum Kind: Die Ursprünge psychischen Lebens. Eine psychoanalytische Beobachtungsstudie. Stuttgart (Klett-Cotta).
Plassmann, R. (1996): Körperpsychologie und Deutungstechnik: Die Praxis der Prozeßdeutung. Forum der Psychoanalyse 12, 19–30.
Plassmann, R. (2002): Psychotraumatologie der Essstörungen. Vortrag Herbsttagung 2002 im Psychotherapeutischen Zentrum 97980 Bad Mergentheim, 18./19.10.2002.
Plassmann, R. & Seidel, M. (2003): EMDR in der Gruppe bei Essstörungen: das Ressourcenverankerungsprotokoll. In: Forum für Kinder- und Jugendpsychiatrie und Psychotherapie Jg. 13(3).
Plassmann, R. (2005): Inpatient Psychotherapy with EMDR for Patients with Eating Disorders. Vortrag auf der EMDRIA-Tagung. Brüssel, 12.06.2005.
Plassmann, R. (2006): Mikrotraumatologie und Körper. In: Geissler, P. (2007): Körper, Imagination und Beziehung in der Traumatherapie. Gießen (Psychosozial-Verlag).
Plassmann, R. (2007): Die Kunst des Lassens. Psychotherapie mit EMDR für Erwachsene und Kinder. Gießen (Psychosozial-Verlag).
Randolph, M. (2006): Vitalität. In: Marlock & Weiß (Hrsg.): Handbuch der Körperpsychotherapie. Stuttgart (Schattauer Verlag), S. 469–478.
Reich, G. & Cierpka, M. (Hrsg.) (1997): Psychotherapie der Eßstörungen. Stuttgart (Thieme).
Rogers, S. & Silver, S.M. (2002): Is EMDR an exposure therapy? A review of trauma protocols. Journal of Clinical Psychology 58, 43–59.

Roussillon, R. (2007): Perlaboration et Ses Modélles. Vortrag auf der IPV-Tagung. Berlin, 27.07.07.
Rubino, G.; Barker, C.; Roth, T. & Fearson, P. (2000): Therapist empathy and depth of interpretation in response to potential alliance ruptures. Psychother Res. 10, 408–420.
Sack, M. (2007): Aktuelle Befunde zu Wirkfaktoren der EMDR-Behandlung. Vortrag auf der Herbsttagung des Psychotherapeutischen Zentrums Bad Mergentheim, 14.–15.09.07.
Safer, D.L.; Telch, C.F. & Agras, W.S. (2001): Dialectical behavior therapy for bulimia nervosa. American Journal of Psychiatry 158, 632–634.
Sander, L. (1977): The regulation of exchange in the infant-caretaker system and some aspects of the context-content relationship. In: Lewis, M. und Rosenblum, L. (Hrsg.): Interaction, Conversation, and the Development of Language. New York (Wiley).
Schiepek, G. (Hrsg.) (2003): Neurobiologie der Psychotherapie. Stuttgart (Schattauer).
Schiepek, G. (2004): Neurobiologie und Psychotherapie. Stuttgart (Schattauer).
Schmid-Schönbein, A.; Perlitz, V.; Cotuk, B.; Jaeger, C.; Heidtmann, H. & Hektor, J. (1999): Physiologische Synergetik von den Wurzeln bei Charles Sherrington über den Stamm Hermann Haken zu den Verzweigungen in den Lebenswissenschaften. In: Kröger, F. & Petzold, E.R. (1999): Selbstorganisation und Ordnungswandel in der Psychosomatik. Frankfurt (VAS).
Schmidt-Traub, S. (1991): Anxiety and immunologic disorder: phobia, generalized anxiety syndrome and panic attacks from the psychoimmunologic viewpoint with the intention of generating hypotheses. Zeitschrift für Psychologie mit Zeitschrift für angewandte Psychologie 1991, 199(1), 9–34.
Schubbe, O. (2004): Traumatherapie mit EMDR. Göttingen (Vandenhoeck & Ruprecht).
Schultze-Werninghaus, G. & Ring, J. (1997): Allergie: Aktuelles zur Epidemiologie – Qualitätssicherung-Jubiläen. 9. Mainzer Allergie-Workshop. Allergo J, 1997.
Servan-Schreiber, D. (2004): Die neue Medizin der Emotionen. Stress, Angst, Depression: Gesund werden ohne Medikamente. München (Kunstmann Verlag).
Shapiro, F. (1989): Efficacy of the eye movement desensitization procedure in the treatment of traumatic memories. Journal of Traumatic Stress Studies 2, 199–223.
Shapiro, F.; Vogelmann-Sine, S. et al. (1994): Eye movement desensitization and reprocessing: treating trauma and substance abuse. Journal of Psychoactive Drugs 26(4), 379–391.
Shapiro, F. (1995): Eye movement desensitization and reprocessing. Basic principles, protocols and procedures. New York (Guilford Press).
Shapiro, F. (1998a): EMDR in Aktion. Die Behandlung traumatisierter Menschen. Paderborn (Junfermann Verlag).
Shapiro, F. (1998b): EMDR. Grundlagen und Praxis. Handbuch zur Behandlung traumatisierter Menschen. Paderborn (Junfermann).
Shapiro, F. (2000): Einführungsseminar in die EMDR-Methode.
Shapiro, F. (2001): Eye movement desensitization and reprocessing: Basic principles, protocols and procedures (2. Ed.). New York (Guilford Press).
Shapiro, F. (2003): EMDR als integrativer psychotherapeutischer Ansatz. Paderborn (Jungfermann).
Shaver, P.R.; Collins, N. & Clark, C.L. (1996): Attachment Styles and Internal Working Models of Self and Relationship Partners. In: Fletcher, G.J.O. & Fitness, J. (Hrsg.): Knowledge Structures in Close Relationships. Mahwah, New Jersey (Lawrence Erlbaum Associates), 25–62.
Simonton, C.; Matthews Simonton, S. & Creighton, J. (1982): Wieder gesund werden. Reinbek (Rohwolt).
Simonton, O.C. & Henson, R.M. (1998): Auf dem Wege der Besserung: Schritte zur körperlichen und spirituellen Heilung. Reinbek (Rowohlt).

Smith, E. & Grawe, K. (2005): Which therapeutic mechanisms work when? A step towards the formulation of empirically validated guidelines for therapists session-to-session decicions. Clinical Psychology and Psychotherapy 12, 112–123.

Solomon, J. & George, C. (1999): The measurement of attachment security in infancy an childhood. In: Cassidy, J. und P.R. Shaver (Hrsg.): Handbook of Attachment: Theory, Research and Clinical Applications. New York (Guilford Press), S. 287-316.

Spanagel, R. (2001): Gibt es ein Drogen- und Suchtgedächtnis? Hinweise aus der tierexperimentellen Untersuchung. Sucht 47(5), 365–367.

Spitzer, M. (2006a): Das neue Unbewusste I. Oder die unerträgliche Automatizität des Seins. Nervenheilkunde 2006, 25; 615–22.

Spitzer, M. (2006b): Das neue Unbewusste II. Kreativ denken und richtig entscheiden. Nervenheilkunde 2006, 25; 701–8.

Stekelenburg, J.J. & van Boxtel, A. (2002): Pericranial muscular, respiratory, and heart rate components of the orienting response. Psychophysiology 39, 707–722.

Steinriede, R. (2002): Medizinische Hypnose bei Tinnitus und Hörsturz. Heidelberg (Carl-Auer-Systeme Verlag).

Steins, G. & Remy, C. (1996): Selbstkonzept und Bedürfnis nach sozialer Anerkennung bei Bulimikerinnen. Zeitschrift für Psychologie 204, 187–198.

Steins, G.; Albrecht, M. & Stolzenburg, H. (2002): Bindung und Essstörungen: Die Bedeutung interner Arbeitsmodelle von Bindung für ein Verständnis von Anorexie und Bulimie. Zeitschrift für Klinische Psychologie und Psychotherapie 31(4), S. 266–271.

Stern, D (2005): Der Gegenwartsmoment. Frankfurt a.M. (Brandes und Apsel).

Stuart, S.; Pilkonis, P.; Heape, C.; Smith, K. & Fisher, B. (1990): The patient-therapist match in psychotherapy. Effects of security of attachment and personality style. Unpublished manuscript, University of Pittsburgh.

Tiffany, S.T.; Carter, B.L. et al. (2000): Challenges in the manipulation, assessment and interpretation of craving relevant variables. Addiction 95(2), 177–87.

Tinker, R. & Wilson, S. (2000): EMDR mit Kindern. Ein Handbuch. Paderborn (Junfermann Verlag).

van der Kolk, B. et al. (2000): Traumatic stress. Paderborn (Junfermann Verlag).

Van Etten, M. & Taylor, S. (1998): Comparative efficacy of treatments for posttraumatic stress disorder: a meta analysis. Clinical Psychology and Psychotherapy 5, 126–145.

Vogelmann-Sine, S.; Sine, L.F. et al. (1998): EMDR Chemical Dependency Treatment Manual. Honolulu, Hawaii.

Waadt, S.; Laessle, R.G. & Pirke, K.M. (1992): Bulimie – Ursachen und Therapie. Berlin (Springer).

Wietersheim, J. v.; Kordy, H. & Kächele, H. (2004): Stationäre psychoanalytische Behandlungsprogramme bei Essstörungen. In: Herzog, Münz, Kächele (2004): Essstörungen. Stuttgart (Schattauer).

Wilson, D.L.; Silver, S.M.; Covi, W.G. & Foster, S. (1996): Eye movement desensitization and reprocessing: effectiveness and autonomic correlates. Journal of Behavior Therapy and Experimental Psychiatry 27, 219–229.

Wilson, S.A.; Tinker, R.H. et al. (1997): Phantom limb pain treatment with EMDR. EMDR International Association Conference, San Francisco.

Wilson, S.A.; Becker, L.A. et al. (2000): EMDR treatment for phantom limb pain with brain imaging (MEG). EMDR International Association Conference, Toronto.

Wolffgramm, J. (2000a): Rückprägung als Ansatz einer kausalen Therapie der Opiatsucht. 13. wissenschaftliche Tagung der DG-Sucht, Würzburg, Germany, Deutsche Hauptstelle für Suchtgefahren.

Wolffgramm, J.; Galli, G. et al. (2000b): Animal models of addiction: models for therapeutic strategies? Journal of Neural Transmission 107(6), 649–68.
Wolffgramm, J. (2002): Bildung und Löschung des Suchtgedächtnis. Forensische Tage Lüneburg 2002, Reinstorf.
Wolffgramm, J. (2004): Lernen zu vergessen. Suchtforschung auf neuen Wegen. BMBF. Bonn, Bundesministerium für Bildung und Forschung, 46–49.
Wolpe, J. (1958): Psychotherapy by reciprocal inhibition. Stanford (Stanford University Press).
Zeilinger, A. (2005): Einsteins Schleier. Die neue Welt der Quantenphysik. München (Goldmann-Verlag).
Zwiebel, R. (2004): Der Analytiker als anderer. Überlegungen zum Einfluss der Person des Analytikers in der analytischen Praxis. Psyche 58, 836–868.

Die Autorinnen und Autoren

Thomas Burkart, Dipl.-Psych., Psychologischer Psychotherapeut. Ausbildung in Verhaltenstherapie (GAP, Frankfurt), Verhaltenstherapie-Supervisor (CIP, Bamberg) und anerkannter Supervisor der Psychotherapeutenkammer Baden-Württemberg. Ausbildungen in EMDR (EMDR-Institut Deutschland) und klinischer Hypnose (Zentrum für Angewandte Hypnose, Mainz). Leitender Psychologe des Psychotherapeutischen Zentrums Kitzberg-Klinik in Bad Mergentheim.

Claudia Erdmann, Dipl.-Psych., Psychologische Psychotherapeutin für Erwachsene, Kinder und Jugendliche, EMDR-akkreditierte Supervisorin. Ausbildungen in Verhaltenstherapie, klientenzentrierter Gesprächspsychotherapie, Systemischer Paar- und Familientherapie, Klinischer Hypnose, Psychologischer Schmerztherapie, EMDR. Niedergelassen in eigener Praxis in Berlin. Interessens- und Lehrgebiete: Psychotraumata, Allergologie, Psychoneuroimmunologie, Chronische Schmerzsyndrome, Krankheitsmodelle, Lösungsorientierte Methoden. Schwerpunkte der praktischen Arbeit: Förderung von Heilmustern, Ressourcen, Selbstgestaltung und Autonomie.

Michael Hase, Dr. med., Facharzt für Psychiatrie und Psychotherapie, arbeitete nach seiner Ausbildung in der Neurologie und Psychiatrie über fünfzehn Jahre als Oberarzt an der Psychiatrischen Klinik 1 am Niedersächsischen Landeskrankenhaus Lüneburg und baute dort den Behandlungsschwerpunkt Psychotraumatologie auf. Seit der Ausbildung in EMDR 1997 arbeitet er an der Integration psychotraumatologischer Ansätze und des EMDR in die klinische Psychiatrie, Psychosomatik und Psychotherapie der Regelversorgung, von der Behandlung akut traumatisierter Patienten bis hin zum EMDR in der Suchtkrankenbehandlung. Er berät die regionalen Beratungsstellen der Polizei und das Gesundheitszentrum der Justiz in Niedersachsen. Michael Hase präsentiert seit 1999 regelmäßig auf nationalen und internationalen Fachkonferenzen zum Thema Psychotraumatherapie und EMDR. Sein Forschungsschwerpunkt liegt derzeit in der Entwicklung eines EMDR-Protokolls zur Behandlung stoffgebundener Abhängigkeit. Seit August 2007 leitet er die Abteilung für Psychosomatik und Psychotherapie am Reha-Zentrum Berliner Tor GmbH in Hamburg.

Reinhard Plassmann, Prof. Dr. med., Nervenarzt, Facharzt für psychotherapeutische Medizin, Lehr- und Kontrollanalytiker (DPV) und EMDR-Therapeut. Er ist Ärztlicher Direktor des Psychotherapeutischen Zentrums Kitzberg-Klinik in Bad Mergentheim und Professor der Universität Kassel. Arbeitsschwerpunkt ist die stationäre Psychotherapie mit Erwachsenen und Kindern.

Christine Rost, Dr. med., geb. 1958 in Halle/Saale, Studium der Medizin an der Johann Wolfgang Goethe Universität in Frankfurt. Fachärztin für Gynäkologie und Geburtshilfe und Fachärztin für Psychotherapeutische Medizin. Ausbildung in EMDR 1992 und 1993 bei Francine Shapiro. EMDR Facilitator seit 1997, EMDR Supervisorin seit 2001, EMDR-Trainerin am EMDR-Institut Deutschland seit 2004. Traumatherapeutin und Ausbilderin der DeGPT in »spezieller Psychotraumatherapie«, Mitbegründerin des Zentrums für Psychotraumatologie Frankfurt a. M., niedergelassen als Psychotherapeutin in eigener Praxis in Frankfurt a. M.

Martin Sack, PD Dr. med., Facharzt für Psychosomatische Medizin, Oberarzt an der Klinik für Psychosomatische Medizin und Psychotherapie des Klinikums rechts der Isar der TU-München, Qualifikation spezielle Psychotraumatherapie (DEGPT), EMDR Supervisor.

Arbeits- und Forschungsschwerpunkte: akute psychische Traumatisierungen (z. B. Unfall, Gewalterfahrungen), komplexe Traumafolgestörungen und Dissoziative Störungen. Stationäre und tagesklinische Behandlung mit dem Schwerpunkt Ressourcenaktivierung auch für nicht-traumatisierte Patienten, Entwicklung und Evaluation von schonenden Traumatherapietechniken, Forschung zu Wirkfaktoren traumatherapeutischer Verfahren sowie zu stabilisierenden Behandlungstechniken, neurobiologische Forschung zum Zusammenhang von Stressregulation, Körperbeschwerden und psychischen Traumatisierungen.

Michael Schütz, Dr. med., Arzt für Neurologie und Psychiatrie, Arzt für Psychotherapeutische Medizin, Psychoanalyse. Langjährige leitende Tätigkeit in der psychosomatischen Rehabilitation mit den Arbeits- und Forschungsschwerpunkten (u. a.) Psychotherapie von Kopfschmerzen und Psychotherapie von Psychosen. Seit 2004 Psychoanalytiker in eigener Praxis.

Marion Seidel, Dr. med., Jahrgang 1955, Ausbildung zur Krankenschwester in der Kinder- und Jugendpsychiatrie, EMDR-Therapeutin und Supervisorin, Fachärztin für Psychotherapeutische Medizin, Fachärztin für Kinder- und Jugendpsychiatrie. Seit 2002 im Psychotherapeutischen Zentrum Bad Mergentheim als leitende Oberärztin tätig.

Fikret Zengin, Dr. med., Studium der Medizin 1978–1984 an der Dokuz Eylül Universität Izmir/Türkei, 1984/88 als Arzt in der Türkei tätig. 1989–1991 arbeitete er am Forschungsprojekt über Mentalität und Mentalitätswandel und Entwicklung der Emotionen an der Universität. 1991–1993 absolvierte er ein Zusatzstudium Gesundheitswissenschaften mit Schwerpunkt Management im Gesundheitswesen an der Universität Bielefeld. 1993–1998 machte er die Facharztausbildung im Bereich Psychiatrie und Psychotherapie in Deutschland. Seit 1998 ist er als niedergelassener Arzt für Psychiatrie und Psychotherapie in eigener Praxis mit Schwerpunkt Traumatherapie, Sexual- und Paartherapie in Solingen und Düsseldorf tätig. 2002–2004 absolvierte er eine Ausbildung für Coaching bei Personal Coaching in Berlin (Herr Olaf Georg Klein in Berlin). Seitdem ist er auch als Coach im Gesundheitsbereich tätig. EMDR-Therapeut.

Psychosozial-Verlag

Jean-Michel Quinodoz

Freud lesen

Eine chronologische Entdeckungsreise durch sein Werk

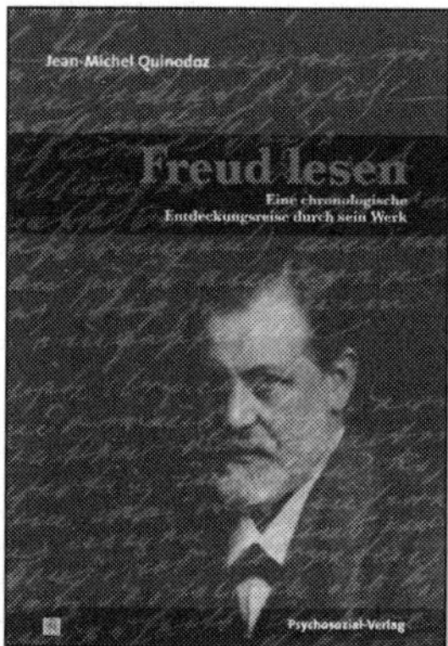

2011 · 477 Seiten · Broschur
ISBN 978-3-89806-782-9

Dieser Band ist eine leicht zugängliche Darstellung der gesammelten Werke Freuds. Jedes Kapitel befasst sich mit einer von Freuds Schriften und enthält wertvolle Hintergrundinformationen sowie relevante Details aus Biografie und Zeitgeschichte, eine Chronologie seiner Ideen und Beschreibungen von post-freudianischen Entwicklungen.

»Das Buch ist eine einzigartige Hilfe bei Lehre und Studium der Freud'schen Schriften. Es ist ebenso fantasievoll wie hilfreich, vor allem, was die Kontextualisierung der Werke anbelangt. Ein absolutes Muss für jeden, der sich ernsthaft mit der Psychoanalyse beschäftigt.«

Anne-Marie Sandler, Lehranalytikerin der Britischen Psychoanalytischen Vereinigung, London

George Makari

Revolution der Seele

Die Geburt der Psychoanalyse

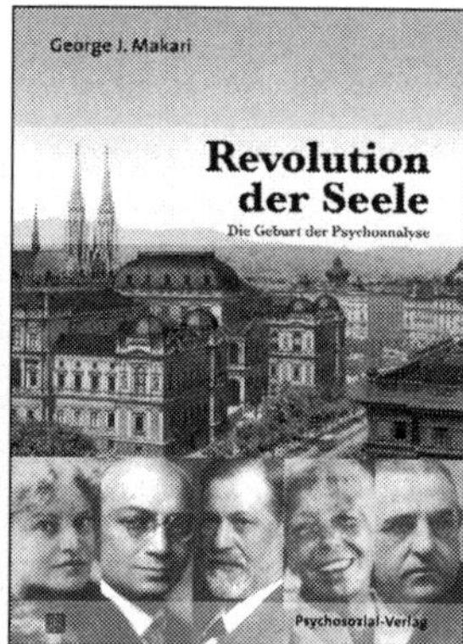

2011 · 648 Seiten · Gebunden
ISBN 978-3-8379-2039-0

Ausgezeichnet mit dem Gradiva Award 2009 als beste historische Arbeit und dem Heinz Hartmann Award 2009 als herausragendste Publikation, stellt Makari erstmals zusammenhängend die Geschichte der Psychoanalyse von ihren Anfängen 1870 bis zu ihrer Vertreibung aus Europa durch den Nationalsozialismus 1945 dar. Er erforscht gezielt die zentralen Probleme, die diese angehende Wissenschaft der Psyche in ihrer Entwicklung definierten, strukturierten und spalteten.

The New York Post: »Brilliant! Eine fesselnde, reichhaltige Geschichte voller faszinierender Charaktere und bunter Schauplätze.«

Paul Auster: »George Makari hat nichts Geringeres geschrieben als eine Geschichte des modernen Geistes.«

Walltorstr. 10 · 35390 Gießen · Tel. 0641-969978-18 · Fax 0641-969978-19
bestellung@psychosozial-verlag.de · www.psychosozial-verlag.de

Psychosozial-Verlag

Bertrand Cramer,
Francisco Palacio-Espasa

Psychotherapie mit Müttern und ihren Babys

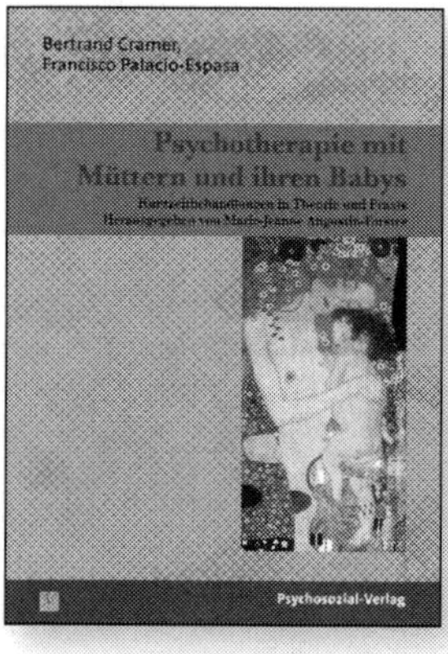

2009 · 393 Seiten · Broschur
ISBN 978-3-89806-822-2

Die Autoren legen in diesem Buch die Praxis der gemeinsamen Psychotherapien von Mutter und Kleinkind dar, deren Technik durch die frühen Psychopathologien bestimmt wird. Sie zeigen auf, dass die Dyade aus Mutter und Baby ein instabiles System ist, das für innere und äußere Einflüsse außerordentlich empfänglich ist und sich infolgedessen bestens für eine Praxis und Theorie psychischer Veränderung eignet. Im Laufe gemeinsamer Kurztherapien, deren Technik anhand von Fallgeschichten vorgestellt wird, lassen sich oft bedeutsame Veränderungen erreichen.

Diese Übersetzung ist eine wahre Bereicherung der Schriften zur frühkindlichen Psychoanalyse im deutschsprachigen Raum.

Terje Neraal,
Matthias Wildermuth (Hg.)

ADHS

Symptome verstehen – Beziehungen verändern

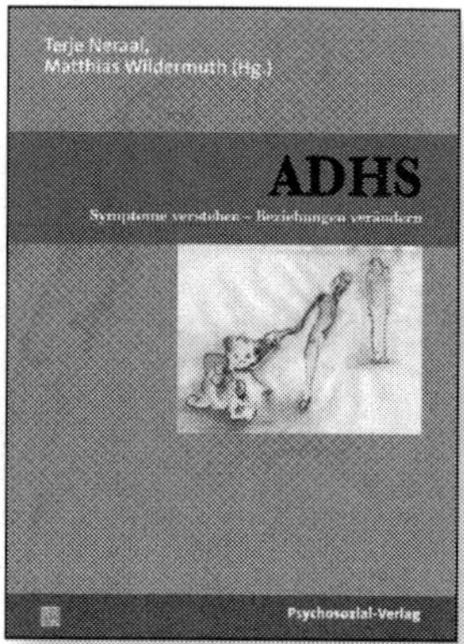

2. Aufl. 2011 · 94 Seiten · Broschur
ISBN 978-3-89806-749-2

Unaufmerksame, hyperaktive und impulsive Kinder teilen sich weniger über Worte als über ihr Verhalten anderen Menschen mit. Deshalb bleiben ihre Botschaften oft unerhört und rufen bei anderen Unverständnis und Hilflosigkeit hervor. Das Buch eröffnet über beziehungs- und familiendynamische Kenntnisse einen Zugang zur Innenwelt der Kinder mit ADHS. Zehn detaillierte Fallgeschichten beschreiben die bedürfnisangepasste, familientherapeutische Behandlungsarbeit. Anhand einer Studie an 93 nach diesem Modell behandelten Kindern wird gezeigt, dass eine medikamentöse Therapie mit Psychostimulanzien in der Regel überflüssig ist.